SHIYONG ZHUANKE HULI
JINENG YAODIAN

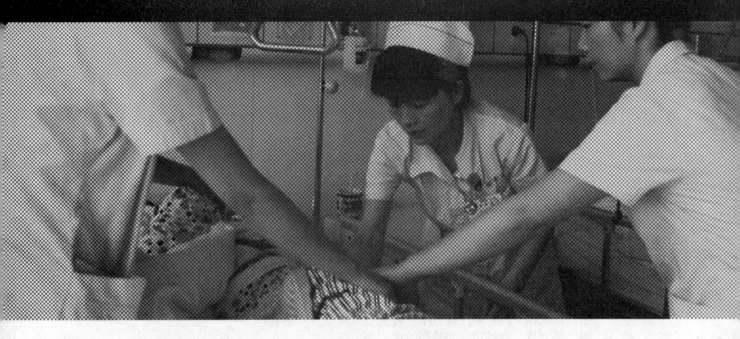

实用专科护理
技能要点

主编 高翔 卢彩平 姚良玉 等

吉林出版集团
吉林科学技术出版社

图书在版编目（CIP）数据

实用专科护理技能要点 / 高翔等主编. -- 长春：
吉林科学技术出版社, 2018.8
ISBN 978-7-5578-3180-6

Ⅰ.①实… Ⅱ.①高… Ⅲ.①外科学－护理学 Ⅳ.
①R473.6

中国版本图书馆CIP数据核字(2017)第229630号

实用专科护理技能要点

主　　编	高　翔　卢彩平　姚良玉　张菊香　吕丽萍　裴红艳
副主编	杨言慧　魏玲玲　张贤高　苗　新
	龚翠红　管静辉　闫　虹　李　赪
出版人	李　梁
责任编辑	赵　兵　张　卓
装帧设计	雅卓图书
开　　本	880mm×1230mm　1/16
字　　数	394千字
印　　张	12
版　　次	2018年8月第1版
印　　次	2018年8月第1次印刷

出　　版	吉林出版集团
	吉林科学技术出版社
地　　址	长春市人民大街4646号
邮　　编	130021
编辑部电话	0431-85635185
网　　址	www.jlstp.net
印　　刷	济南大地图文快印有限公司

书　　号	ISBN 978-7-5578-3180-6
定　　价	88.00元

前　言

　　护理工作是为保持和促进人们健康的服务职业，对患者的生命健康负有重大责任，护理工作必须体现以健康为中心的服务思想，对人民大众的健康负责，护理工作人员要不断提高技术水平和服务质量。近年来随着国民经济不断发展，护理业务范围也不断扩大和深入，护理分工越来越细，这就对护理人员的业务水平提出更高的要求。临床护理人员既要有扎实的理论知识，同时也要具备过硬的实践能力，本书正是在此背景下编写的。

　　《实用专科护理技能要点》一书构思新颖，框架统一，科学合理，重点突出，详细阐述了临床常见疾病的护理理论及实践，内容上力求先进性和科学性，突出实用性，希望能成为临床医护人员的一本工具书。参编的专家长期工作在繁忙的医、教、研第一线，在编写过程中付出了艰辛的劳动，并且得到了各级领导、专家和相关护士的大力支持和帮助，在此表示衷心的感谢。

　　由于参加编写的人员较多，文笔不尽一致，繁简程度也不尽相同，加之编者的水平有限，不足之处在所难免，望广大读者批评指正。

编　者
2018 年 8 月

目　录

第一章

呼吸系统疾病护理

第一节 呼吸系统专科诊疗技术与护理

呼吸是人的基本需要。无论是急性突发性呼吸困难，还是慢性持续性呼吸困难，都会导致机体缺氧而危及生命和健康。护士有责任采取有效措施，掌握改善呼吸功能的护理技术，以解除患者的痛苦，满足患者的需要。

一、吸痰法

吸痰法（aspiration）是指经口、鼻腔、人工气道将呼吸道的分泌物吸出，以保持呼吸道通畅，预防吸入性肺炎、肺不张、窒息等并发症的一种方法。临床上主要用于年老体弱、危重、昏迷及麻醉未清醒前等各种原因引起的不能有效咳嗽排痰者。

临床有电动负压吸引器吸痰法和中心吸引装置吸痰法。

（一）电动负压吸引器

1. 构造及作用原理

（1）构造：主要由马达、偏心轮、气体过滤器、压力表及安全瓶和储液瓶组成。安全瓶和储液瓶是两个容器，容量为1 000ml，瓶塞上有2根玻璃管，并有橡胶管相互连接。

（2）原理：接通电源后，马达带动偏心轮，从吸气孔吸出瓶内的空气，并由排气孔排出，这样不断地循环转动，使瓶内产生负压，将痰吸出。

2. 用物

（1）电动吸引器1台，多头电源插板。

（2）无菌治疗盘内放有盖容器2只（分别盛有无菌生理盐水和消毒吸痰管数根，成年人使用12～14号吸痰管，小儿使用8～12号吸痰管，气管插管患者使用6号吸痰管），无菌纱布，无菌止血钳或镊子，无菌持物钳置于盛有消毒液瓶内，弯盘。

（3）必要时备压舌板，开口器，拉舌钳，盛有消毒液的玻璃瓶（系于床栏）。

3. 操作方法

（1）检查吸引器各部连接是否完善，有无漏气：接通电源，打开开关，检查吸引器性能，调节负压。一般成年人吸痰负压0.3～0.4mmHg（0.040～0.053kPa），小儿吸痰0.25～0.3mmHg（0.033～0.040kPa），将吸痰管置于水中，试验吸引力，并冲洗皮管。

（2）将患者头部转向护士，并略有后仰：夹取纱布，吸痰管与玻璃接管另一侧连接。

（3）插入吸痰管：其顺序是由口腔前庭→颊部→咽部，将各部吸尽。如口腔吸痰有困难时，可由鼻腔插入（颅底骨折患者禁用），其顺序由鼻腔前庭→下鼻道→鼻后孔→咽部→气管（20～25cm），将分泌物逐段吸尽。若有气管插管或气管切开时，可由插管或套管内插入，将痰液吸出。昏迷患者可用压舌板或开口器先将口启开，再行吸引。

（4）吸痰时：吸痰管应自下向上，并左右旋转，以吸尽痰液，防止固定一处吸引而损伤黏膜，吸痰管取出后，吸水冲洗管内痰液，以免阻塞。

（5）吸痰中：随时擦净喷出的分泌物，注意观察患者呼吸频率的改变。在吸引过程中，如患者咳嗽厉害，应稍等片刻后再行吸出。

（6）吸毕：关闭吸引器开关，弃吸痰导管于小桶内，吸引胶管玻璃接头插入床栏上盛有消毒液瓶内备用，将患者口腔周围擦净。观察吸出液的量、颜色及性状，必要时做好记录。

4. 注意事项

（1）吸痰前，检查电动吸引器性能是否良好，连接是否正确。

（2）严格执行无菌操作：需分别由鼻、口腔、气管插管或气管套管内吸痰时，应各用1根吸痰管，防止上呼吸道感染播散到下呼吸道。每吸痰1次，更换1次吸痰管。

（3）插管时不可带负压，即反折吸痰管，吸痰动作轻柔，不可上下提插，避免损伤呼吸道黏膜。

（4）一次吸痰时间不应超过15s，吸引器连续使用时间不超过3min。

（5）痰液黏稠时，可使用蒸汽吸入，也可向气管插管或气管套管内滴入生理盐水或化痰药物，使痰稀释便于吸出。所用的吸痰管，其外径不得超过套管口径的1/2。

（6）储液瓶内的吸出液应及时倾倒，不应超过瓶的2/3，以免痰液吸入马达，损坏机器。储液瓶洗净后，应盛少量的水，以防痰液黏附于瓶底，妨碍清洗。

（二）中心吸引装置

利用管道通路到达各病室床单位，替代电动吸引器，较为普遍。中心吸引装置吸痰法操作方法如下。

1. 用物

（1）壁挂式吸引器。

（2）治疗盘内放：一次性带盖治疗碗3个（分别盛放试吸液、冲管液和无菌纱布），一次性PE手套，一次性吸痰管。

2. 操作方法

（1）备齐用物，携至床旁，检查壁挂式吸引器各管连接是否正确，吸气管和排气管是否接错。

（2）将吸引器后盖的两个挂孔对准固定在墙上的真空管路插孔挂牢，玻璃接管与吸引器导管连接。

（3）按增加的方向旋动调节手轮，仪器即可接通真空管路的负压。调节负压，一般成人吸痰负压0.04~0.05kPa，小儿0.03~0.04kPa。

（4）向患者解释，以取得合作，将患者的头侧转，面向护士，并略有后仰。戴上PE手套，吸痰管与玻璃接管另一侧连接。

（5）抽吸生理盐水润滑导管前端检查是否通畅，有无漏气，左手反折导管，右手拿取导管前端缓慢插入口、鼻腔，由深部向上提拉，左右旋转，吸净痰液。每次吸痰时间不超过15s，痰多者应间隔3~5min再吸。

（6）每次吸痰完毕，应用无菌生理盐水抽吸冲洗，以防导管被痰液阻塞。

（7）吸毕，关吸引管，按减少的方向把调节手柄旋转，切断瓶内及吸管的负压。

3. 注意事项

（1）吸痰前应检查吸引器效能是否良好，各种连接管连接是否严密、正确。

（2）吸痰时要遵守无菌操作的原则，各种无菌物、导管及无菌水均应定时更换，以防污染呼吸道。

（3）插入导管动作应轻稳，不可用力，减少导管在呼吸道黏膜上拖、拉，采取间断吸引，以保护呼吸道黏膜。

（4）两次吸引之间应重新给患者吸氧，以防血氧过低。发现阵发性咳嗽及心律失常应立即停止吸引。

二、氧气吸入疗法

氧是生命活动所必需的物质，如果组织得不到足够的氧或不能充分利用氧，组织的代谢、功能，甚至形态结构都有可能发生异常改变，这一过程称为缺氧。

氧气吸入疗法（oxygen therapy）是指通过给氧，提高动脉氧分压（PaO_2）和动脉血氧饱和度（SaO_2），增加动脉血氧含量（CaO_2），纠正各种原因造成的缺氧状态，促进组织的新陈代谢，维持机体生命活动的一种治疗方法。

（一）供氧装置

现在临床常用的供氧装置是中心供氧装置。供应站总开关控制，各用氧单位配氧气表，打开流量表即可使用。此法迅速、方便。

目前，也有一些基层医院或室外临时救护所不具备中心供氧的条件，可以选择氧气筒供氧，配备氧气压力装置表。

（二）供氧方法

1. 双侧鼻导管给氧法　将双侧鼻导管插入鼻孔内约 1cm，导管环固定稳妥即可。此法比较简单，患者感觉比较舒服，容易接受，因而是目前临床上常用的给氧方法之一。

2. 面罩法　将面罩置于患者的口鼻部供氧，用松紧带固定，再将氧气接管连接于面罩的氧气进孔上，呼出的气体从面罩两侧孔排出。由于口、鼻部都能吸入氧气，效果较好。调节氧流量每分钟 6 ~ 8L。可用于病情较重、氧分压明显下降者。

3. 头罩法　将患者头部置于头罩里，罩面上有多个孔，可以保持罩内一定的氧浓度、温度和湿度。头罩与颈部之间要保持适当的空隙，防止二氧化碳潴留及重复吸入。此法主要用于小儿。

4. 氧气枕法　氧气枕是一长方形橡胶枕，枕的一角有一橡胶管，上有调节器可调节氧流量，氧气枕充入氧气，接上湿化瓶即可使用。此法可用于家庭氧疗、危重患者的抢救或转运途中，以枕代替氧气装置。

（三）供氧浓度

空气中的氧含量为 20.93%，为达到治疗效果，吸入氧气的浓度必须高于空气中的氧气浓度。吸氧浓度可通过以下公式换算：

吸入氧浓度% = 21 + 4 × 氧流量（L/min）

氧气用量依病情而定，给氧浓度取决于缺氧状态，用鼻导管，成人轻度缺氧者，一般每分钟 1 ~ 2L；中度缺氧者每分钟 2 ~ 4L；重度缺氧者每分钟 4 ~ 6L。对于缺氧伴有二氧化碳潴留的患者，应控制氧流量每分钟 1 ~ 2L，以改善缺氧，同时又可避免二氧化碳潴留加重。对重度缺氧，不伴有二氧化碳潴留的患者，吸入氧浓度不需加以控制，通常达 35% 以上。高浓度吸氧时，常用间断给氧，如持续给氧的时间超过 24h，则浓度不超过 60% 为宜，以防发生氧中毒。

（四）注意事项

（1）用氧前，检查氧气装置有无漏气，是否通畅。

（2）严格遵守操作规程，注意用氧安全，切实做好"四防"，即防震、防火、防热、防油。

（3）使用氧气时，应先调节流量后应用。停用氧时，应先拔出导管，再关闭氧气开关。中途改变流量，先分离鼻导管与湿化瓶连接处，调节好流量再接上。以免一旦开关出错，大量氧气进入呼吸道而损伤肺部组织。

（4）用氧过程中，注意观察患者脉搏、血压、精神状态、皮肤颜色、呼吸方式等情况有无改善，衡量氧疗效果，同时可监测动脉血气分析判断疗效，根据变化及时调整用氧浓度。

（5）常用湿化液有蒸馏水；急性肺水肿用 20% ~ 30% 酒精，具有降低肺泡内泡沫的表面张力，使肺泡泡沫破裂、消散，改善肺部气体交换，减轻缺氧症状的作用。

三、吸入疗法

（一）氧气驱动雾化吸入

氧气驱动雾化吸入疗法是临床上一种较好的祛痰、消炎、局部用药手段。具有操作简单、药物直达病灶、局部病灶药物浓度高、安全性好、不良反应小等优点。

1. 原理　基本原理是利用高速氧气流通过毛细管口并在管口产生负压，将药液由相邻的管口吸出，所吸出的药液又被毛细管口高速的氧气流撞击成细小的雾滴，成气雾状喷出，随患者呼吸进入呼吸道而达到治疗的作用。

2. 目的

（1）治疗呼吸道感染，消除炎症，稀释痰液以有利于痰液的排出，治疗急、慢性呼吸道炎症。

（2）解痉平喘，改善通气功能，用于治疗哮喘。

3. 用物准备

（1）必备物品

1）雾化吸入器 1 套。

2）吸氧装置 1 套：吸氧装置和湿化瓶（不装水）。

3）10ml 注射器：用于抽吸药液。

4）药品：按医嘱备药。

（2）常用药物及其作用

1）湿化祛痰药：如 α–糜蛋白酶 2.5～5.0mg 加生理盐水 10ml 稀释后应用。

2）支气管扩张药：如异丙肾上腺素 0.25～0.50mg 加生理盐水 5～10ml；0.5% 非布丙醇加生理盐水 10ml；地塞米松 2～5mg 加生理盐水 5～10ml。

3）抗生素类药：常用药物有青霉素和庆大霉素。青霉素每次 5 万～10 万 IU，加生理盐水 5～10ml，注意应在皮试阴性的情况下应用；庆大霉素每次 4 万～8 万 IU，加生理盐水 10ml，以达到控制炎症的功效。

4. 操作方法

（1）按医嘱抽取药液，用蒸馏水稀释或溶解药物在 10ml 以内，注入雾化器的储液罐内。

（2）将雾化器储液罐与入管口旋紧连接，然后下端再与氧气装置的延长导管相连，注意连接应紧密，防止漏气。

（3）将洁净的口含嘴取出，与雾化器的吸入管口相连。

（4）调节氧气装置，储液罐有雾化液气体出现，下端无药液漏出，即雾化器安装完毕。

5. 注意事项

（1）在治疗前护士应详细介绍雾化吸入疗法的意义和方法、时间、效果及如何正确地配合，以达到最佳的治疗效果。

（2）操作时先检查雾化器各部件连接是否良好，有雾气出现时再让患者吸入。初次做此治疗，应教会患者使用方法：嘱患者漱口以清洁口腔，取舒适体位，最好采用半坐位或坐位，患者手持雾化器，用口完全含住雾化器吸嘴，紧闭口唇，用持雾化器的手堵住雾化器的开放端口，同时深吸气，可使药液充分达到支气管和肺内，吸入雾化液气后再屏气 1～2s，效果更好。

（3）吸入时间不宜过长，一般为 15～20min，氧流量不宜过大。

（4）治疗完毕，取下雾化器，关闭氧气，清理用物，协助患者漱口。每次要将储液罐、吸入管口、口含嘴冲洗干净，消毒后再用冷开水洗净，使患者能得到更好的休息。

（二）超声雾化吸入

超声波雾化器是应用超声波声能，将药液变成细微的气雾，由呼吸道吸入，达到治疗目的，其特点是雾量大小可以调节，雾滴小而均匀，药液随着深而慢的吸气被吸入终末支气管及肺泡。又因雾化器电子部分能产热，对雾化液有加温作用，使患者吸入温暖、舒适的气雾。

1. 超声波雾化器的结构

（1）超声波发生器：通电后输出高频电能。雾化器面板上操纵调节器有电源开关、雾化开关、雾量调节旋钮、指示灯及定时器。

（2）水槽与晶体换能器：水槽盛冷蒸馏水，其底部有一晶体换能器，接收发生器输出的高频电能，将其转化为超声波声能。

（3）雾化罐（杯）与透声膜：雾化罐盛药液，其底部是一半透明的透声膜，声能可透过此膜与罐内药液作用，产生雾滴喷出。

（4）螺纹管和口含嘴（或面罩）。

2. 原理　当超声波发生器输出高频电能，使水槽底部晶体换能器转换为超声波声能，声能振动并透过雾化罐底部的透声膜，作用于雾化罐内的液体，破坏了药液的表面张力和惯性，使药液成为微细的雾滴，通过导管随患者吸气而进入呼吸道。

3. 目的

（1）消炎、镇咳、祛痰。

（2）解除支气管痉挛，使气道通畅，改善通气功能。

（3）在胸部手术前后，预防呼吸道感染。

（4）配合人工呼吸做呼吸道湿化或间歇雾化吸入药物。

（5）应用抗癌药物治疗肺癌。

4. 使用方法

（1）接上电源，雾化储液罐与雾化器连接。

（2）将待吸入的药物放入储液罐。

（3）打开雾化器上的开关，嘱患者深呼气至残气位，张开口腔，张口咬住喷嘴，缓慢深吸气到肺总量时可屏气 4～10s，注意吸气时盖住储液罐上端开口，呼气时打开。

（4）持续雾化时间 10～15min。

5. 注意事项

（1）使用前，先检查机器各部有无松动、脱落等异常情况。机器和雾化罐编号要一致。

（2）水槽底部的晶体换能器和雾化罐底部的透声膜薄而质脆，易破碎，应轻按，不能用力过猛。

（3）水槽和雾化罐切忌加温水或热水。

（4）特殊情况需连续使用，中间须间歇 30min。

（5）每次使用完毕，将雾化罐和"口含嘴"浸泡于消毒溶液内 60min。

四、胸腔穿刺术

胸腔穿刺的目的是抽取胸腔积液送检，明确胸腔积液的性质，协助诊断；排除胸腔积液或积气，缓解压迫症状，避免胸膜粘连增厚；胸腔内注射药物，辅助治疗。适用于胸腔积液性质不明者；大量胸腔积液或气胸者；脓胸抽脓灌洗治疗或恶性胸腔积液者。

（一）术前准备

1. 患者准备　向患者解释操作的目的、术中可能产生的不适及注意事项。消除患者的紧张情绪，使其积极配合。穿刺部位经直接叩诊，或结合 X 线、超声检查确定。胸腔积液者，其穿刺点在患侧肩胛下第 7～9 肋间隙或腋中线 6～7 肋间隙；气胸者，取患侧锁骨中线第 2 肋间隙进针。

2. 用物准备　常规消毒治疗盘一套，无菌胸腔穿刺包（内有胸腔穿刺针或气胸针和与之相连的胶管、5ml 和 50ml 的注射器、7 号针头、血管钳、洞巾、纱布），1% 普鲁卡因或 20% 利多卡因针剂，1：1 000 肾上腺素，无菌手套，无菌试管，量杯等。

（二）术中配合

1. 体位　协助患者反坐靠背椅上，双臂平放于椅背上缘；危重患者取半卧位，上臂支撑头颈部，使肋间隙增宽。

2. 方法　常规消毒穿刺点皮肤，术者戴手套、铺洞巾，护士用胶布固定洞巾两上角，以防滑脱；打开利多卡因，供医生抽吸药液，进行逐层浸润麻醉直达胸膜。术者左手示指和拇指固定穿刺部位的皮肤和肋间，右手持穿刺针（将与之相连的胶管用血管钳夹紧），沿局麻处肋骨上缘缓慢刺入胸壁直到胸膜，将 50ml 注射器接上胶管，松开止血钳，抽取胸腔积液或气体，针筒抽满后再次用血管钳夹紧胶管，然后取下注射器，将液体注入弯盘中。术毕拔出穿刺针，穿刺点消毒后覆盖无菌纱布，稍用力压迫穿刺部位片刻，用胶布固定。

3. 术中的护理要点　操作中密切观察患者的脉搏、面色等变化，以判断患者对穿刺的耐受性。注意询问患者有无异常的感觉，如患者有任何不适，应减慢或立即停止抽吸。抽吸时，若患者突觉头晕、心悸、面色苍白、脉细、四肢发凉，提示患者可能出现"胸膜反应"，应立即停止抽吸，协助患者平卧，密切观察血压，防止休克。

（三）术后护理

（1）嘱患者半卧位或平卧位休息，观察呼吸、脉搏、血压等；注意观察穿刺点有无渗血或液体流出；注入药物者，嘱患者转动体位，以便药液在胸腔内混匀，并观察患者对注入药物的反应。

（2）记录抽出液体的色、质、量，及时送检标本。

（四）注意事项

（1）每次抽液、抽气时不宜过快、过多，以防胸腔内压骤然下降，发生肺水肿、循环障碍或纵隔移位等意外。首次抽液量不宜超过 600ml，之后每次抽液量不宜超过 1 000ml，诊断性抽液 50 ~ 100ml 即可。

（2）按需要留取胸腔积液标本，如需要，再注射药物。

（3）严格无菌操作。

五、胸腔闭式引流术

胸腔闭式引流指将胸膜腔内的气体或液体引流到体外，且引流系统与大气不相通。其主要目的是将胸膜腔内的气体或液体排出；重建胸膜腔内负压，促使肺复张；平衡胸腔两侧压力，预防纵隔移位及肺萎陷。

（一）适应证

无严格量化指标，近年来指征已放宽，其适应原则主要有：

（1）自发性气胸，肺压缩 >50% 者。

（2）外伤性血、气胸，尤其外伤较重者便于连续观察引流情况，以便及时处理。

（3）大量或持续胸腔积液，需要彻底引流，便于诊断治疗者。

（4）脓胸早期彻底引流，以利于炎症消散、肺复张。

（5）胸内手术后的引流。

（二）禁忌证

（1）非胸腔内积气或积液肺大疱、肺囊肿等。

（2）出血性疾病、接受抗凝治疗者。

（3）精神疾病或不合作者。

（4）局部皮肤感染者。

（三）并发症

（1）麻醉药过敏严重时可引起休克。

（2）胸膜反应头晕、面色苍白、出汗、心悸、胸部压迫感或剧痛、昏厥等。

（3）切口感染可导致胸腔感染。

(4) 出血可能导致血胸。

（四）胸腔引流管的安置部位

插管部位通常选择在患侧胸部锁骨中线第2肋间或腋前线第4~5肋间。可依据体征及胸部X线检查结果确定。如果为局限性气胸则需经X线检查定位后选择最佳插管部位。对于并发胸腔积液较多的气胸，插管的部位应选择在气液交界面，以利于排气同时排液。

（五）胸腔引流的装置

传统的胸腔闭式引流装置有3种，即单瓶、双瓶、三瓶。目前，各种一次性使用的塑料胸腔引流装置已被临床广泛应用。

单瓶水封系统：胸腔闭式引流瓶内装无菌生理盐水500ml。"水封"是指瓶内的水封绝了空气，使空气不能穿透水面，只能将空气从胸膜腔内引出而不能使空气由长管进入胸膜腔。瓶盖上有2个孔，其中一个插有长管上连胸腔引流管、下端插至水面下1~2cm，将胸膜腔压力维持在10~20Pa以下；另一个孔保持瓶内空间与大气相通作为空气通路，由胸膜腔引流出的气体浮出水面后经此孔排出。一般情况下，瓶内长管中的水柱高出水平面8~10cm，并随呼吸上下波动。

（六）护理

1. 引流　如下所述。

(1) 用物准备：治疗盘1套、胸腔穿刺包、胸腔穿刺针、引流瓶、无菌手套、5ml注射器1支、垫巾、缝线、碘伏、药品（2%利多卡因10ml，0.9%盐水500ml，遵医嘱准备药物）、止血钳2把。

(2) 操作过程

1) 向患者解释引流的目的和注意事项。

2) 配合医生，严格执行无菌操作。

3) 皮肤切口处要求缝合严密并固定，以免发生漏气或引流管脱出。

4) 打开无菌胸腔引流瓶，倒入无菌生理盐水，使长管在液面下3~4cm，妥善固定。并在引流瓶的水位线上注明日期、时间和液量。

5) 完善护理记录：核对患者→说明目的→备齐用物→摆好体位→置入胸管→连接引流瓶→保持通畅→妥善固定→注意观察。

(3) 注意事项

1) 保持管道密闭，任何一处有空气进入胸膜腔都会产生正压导致肺萎陷或纵隔移位，因此要确保引流系统的密闭性。胸腔置管处以无菌敷料包盖严密。

2) 引流系统所有接头要连接紧密、固定妥善，随时检查引流装置是否密闭及引流管有无脱落，患者每一次改变体位时都要查看。

3) 若引流管自胸腔滑脱，立即用手封闭伤处皮肤，消毒处理后以凡士林纱布封闭伤口，并协助医师进一步处理。

4) 若引流管连接处脱落或引流瓶损坏，应立即用两把止血钳双重夹闭胸腔闭式引流管，更换引流装置。

5) 搬动患者或更换引流瓶时，双重夹闭引流管以防空气进入胸腔。

6) 瓶内长管浸入水下3~4cm，引流瓶始终保持直立。

7) 自胸膜腔内引流出的气体进入引流瓶会产生气泡，间歇性气泡是正常的，若呼气及吸气时均产生持续性气泡，提示可能有空气渗入引流系统或胸膜腔，应立即找出渗漏点并修补，若引流系统无渗漏点但却有快速的气泡，提示发生了相当大的空气漏失（如支气管胸膜瘘），立即通知医师采取措施预防肺萎陷、纵隔偏移及皮下气肿。

2. 保持引流管通畅　胸腔闭式引流主要靠重力引流，有效保持引流通畅的方法有以下几种。

(1) 患者通常取半卧位，使胸腔容积增大，有利于呼吸及引流。若患者能躺向插管一侧，应密切观察勿躺在引流管上，以防压迫或扭曲胸管；侧躺时可在胸管两侧垫以折叠的毛巾以防胸管受压。

（2）经常查看引流管路是否通畅，保证胸管无扭曲或受到压迫、无血凝块堵塞等情况。观察引流管是否通畅的最简单方法是观察引流瓶内是否有气体排出及水封瓶中水柱波动情况。术后初期，水柱波动范围较大，但随着胸膜腔内气体或液体的排出，残腔缩小，水封瓶中水柱波动范围也逐渐缩小。当水封瓶中水柱停止波动时，应根据患者情况及体征，必要时可行胸透和胸部拍摄 X 线片，以确定引流管是否被血块、脓块等堵塞，是否被胸带、敷料或缝线压迫扭曲。怀疑引流管有梗阻时，可通过挤压、旋转等方法解除梗阻，并嘱患者咳嗽、深呼吸，如以上方法均不能恢复其波动，应及时通知医师处理。

（3）使用胸腔闭式引流时，应鼓励患者深呼吸和咳嗽，不仅能清除支气管分泌物，还能促进肺扩张、促使胸膜腔内气体或液体排出。患者早期下床活动时，要妥善携带胸腔闭式引流装置。

3. **严格无菌操作，防止逆行感染**　如下所述。

（1）引流装置应保持无菌，水封瓶内装无菌生理盐水，更换引流瓶或其他连接管时应遵守无菌原则。

（2）保持胸壁引流口处敷料清洁、干燥，一旦渗湿，及时更换。

（3）引流瓶应低于胸壁引流口平面 60～100cm，搬运患者时应夹闭管路，以防瓶内液体反流回胸膜腔。

（4）按规定时间更换引流瓶及引流瓶内的液体（液体最长不超过 24h），更换时严格无菌操作。

4. **观察记录**　如下所述。

（1）注意观察长管中水柱波动，因为水柱波动的幅度反映无效腔及胸膜腔内负压的大小。一般情况下，水柱上下波动 4～6cm。若波动过高可能存在肺不张；若无波动提示引流管不畅或肺已完全扩张；若患者出现胸闷气促、气管向健侧偏移等肺受压的症状，应怀疑为引流管被血块阻塞，立即通知医生处理。

（2）观察引流液体的量、性质、颜色等，准确记录：胸腔手术后第一个 24h 的引流量通常为 200～500ml。术后引流液多为血性，但若数小时后引流液仍为血性或血性引流液停止后再次出现，应考虑患者胸腔内可能发生快速的出血，要立即通知医师处理。

5. **拔管**　如下所述。

（1）一般置管引流 48～72h 后，临床观察无气体溢出或引流量明显减少且颜色变浅，24h 引流液 < 50ml，脓液 < 10ml，患者无呼吸困难，听诊患侧呼吸音正常（肺叶切除术后例外），X 线胸片示肺膨胀良好、胸膜腔内无积液积气，即可拔管。

（2）拔管时患者可坐在床边或躺在健侧，嘱患者先深吸一口气，在吸气末迅速拔除引流管，立即用凡士林纱布和厚敷料封闭胸部伤口，外加包扎固定。

（3）拔管后观察患者有无胸闷、呼吸困难、伤口漏气、渗液、出血、皮下气肿等，如有异常及时通知医师处理。

六、纤维支气管镜检查

纤维支气管镜是一种由光导玻璃纤维束制成的可以弯曲的支气管内镜，它具有管径细、视镜弯曲度可调节和视野范围大等优点，能够直接观察气管、支气管、肺段及亚肺段支气管，便于做支气管黏膜的刷检和活检、经支气管肺活检和肺泡灌洗，目前已成为呼吸系统疾病诊断及治疗的重要工具。

纤维支气管镜检查的目的是为了确定侵犯气管、支气管病变的部位和范围，明确肺部疾病的病理和细胞学诊断；清除阻塞气道的分泌物或气管内异物，也可进行气管、支气管内的介入治疗等。

（一）术前准备

1. **患者准备**　向患者说明检查的目的，操作过程及有关配合注意事项，消除紧张情绪，取得配合。拍摄胸片，检测肝功能、血小板出凝血时间，行心电图检查。术前禁食水 4h，术前 30min 肌内注射阿托品 0.5mg，地西泮 10mg。有活动义齿者应取下。检查前要询问有无药物过敏史。

2. **用物准备**　纤维支气管镜、冷光源、活检钳、细胞刷、负压吸引器、吸氧装置、氧气、鼻导管、注射器、纱布、治疗巾、防护眼罩、防护服、无菌手套、标本瓶、玻璃刷片、2% 利多卡因、肾上腺素、生理盐水。

（二）术中配合

（1）麻醉：先以2%利多卡因5ml雾化吸入和咽喉部喷雾局麻。以2%利多卡因喷入一侧鼻孔，然后以1%～2%麻黄素溶液浸泡的棉签收缩该侧的鼻甲黏膜，充分麻醉鼻腔黏膜和收缩鼻黏膜血管。

（2）嘱患者全身放松，平静呼吸，检查者在直视下循腔插入，先检查健侧，后检查患侧。

（3）根据需要配合医生做好吸引、活检、治疗等，标本采集后立即固定送检。

（4）术中严密观察病情变化。

（三）术后护理

（1）术后禁食水2h，2h后进温凉流质或半流质饮食为宜。

（2）术后0.5h内减少说话，使声带得到休息。鼓励患者咳出痰液或血液，术后少量咯血属正常现象，应向患者解释勿使其产生紧张心理。

（3）检查后如有声嘶或咽喉部疼痛，给予雾化吸入。

（4）密切观察患者有无发热、胸痛，观察呼吸道出血情况，若为痰中带血丝，不需特殊处理，当出血较多时，及时通知医生，发生大咯血时配合抢救。

（5）及时留取痰标本送检。

（四）注意事项

（1）患者因麻醉术后咽喉部可能有不适感，2h后如需进食水，应逐渐尝试进行，可先小口饮水，吞咽顺利、无呛咳方能进食。

（2）经气管镜活检的患者应注意咯血及气胸等并发症出现，如咯血不止或有胸闷、气短、呼吸困难等症状，应及时报告医生，立即处理。

（3）少数患者在做完纤维支气管镜后，可能出现继发感染、发热、咳嗽、痰多等情况，可酌情应用抗生素治疗。

（4）严格无菌操作。

七、动脉血气分析

动脉血气分析能客观反映呼吸衰竭的性质和程度，是判断有无缺氧和二氧化碳潴留的最可靠方法。对指导氧疗、机械通气各种参数的调节以及酸碱和电解质失衡均有重要意义。适用于各种疾病、创伤或手术发生呼吸功能衰竭、心肺复苏后、急慢性呼吸衰竭，以及机械通气的患者。

（一）术前准备

1. 患者准备　向患者说明穿刺的目的和注意事项。让患者取坐位或卧位，以方便采血和舒适为宜。充分暴露采血部位。

2. 物品准备　一次性血气针（无需备肝素溶液）或2ml无菌注射器，皮肤消毒液，无菌消毒棉签，橡皮塞，肝素钠稀释液等。

（二）术中配合

（1）用2ml无菌注射器抽吸肝素钠稀释溶液1～2ml，来回抽动针芯，使肝素钠溶液与注射器充分接触，然后排净注射器内的肝素钠溶液和空气（如一次性血气针则无需抽吸肝素钠溶液）。

（2）选择动脉血管，一般选择股动脉、桡动脉或肱动脉为穿刺部位，先用手指摸清动脉的搏动、走向和深度；常规消毒穿刺部位皮肤及操作者触摸动脉的手指（一般为左手中指和示指）；用左手示指和中指固定动脉，右手持注射器与皮肤呈30°～45°角穿刺为宜，若取股动脉等深动脉穿刺，则需垂直进针，当见有血液自动流入针管内则穿刺成功，采血1～2ml即可。

（3）拔出针头后，立即用消毒干棉签压迫穿刺处，操作者迅速将针头斜面刺入橡皮塞，用手旋转注射器数次，使血液和肝素钠溶液充分混匀。

（三）术后护理

（1）采集后立即送检，详细填写化验单，注明采血时间、吸氧方法及浓度、患者体温、机械通气参数等。

（2）拔出针头后，立即用消毒干棉签压迫穿刺处，请第二人继续按压 5min 以上。

（四）注意事项

（1）采血前了解患者诊断，如有经血液传染的传染病患者，操作人员要做好保护措施。

（2）尽量保持患者情绪稳定，因为患者紧张、恐惧、剧烈活动或明显气喘均可影响检查结果。

（3）防止空气进入标本中，如有气泡立即排出，以免影响检查结果。

（4）避免反复穿刺引起局部皮下瘀血。如抽出血液为暗红色，应警惕为静脉血。

（5）如有凝血机制障碍者，应延长按压时间。

（6）严格无菌操作。

（高　翔）

第二节　呼吸系统常见症状的护理

一、咳嗽与咳痰

（一）定义

咳嗽是呼吸系统最常见的症状之一。咳嗽是一种反射性防御动作，通过咳嗽可以有效清除呼吸道内分泌物和进入气道内的异物。咳嗽是由于延髓咳嗽中枢受刺激引起的。但咳嗽也有不利的一面，它可使呼吸道内感染扩散，剧烈的咳嗽可导致呼吸道出血，甚至诱发自发性气胸等。因此若长期、频繁、剧烈咳嗽影响工作、休息，则为病理状态。

咳痰是气管、支气管的分泌物或肺泡内的渗出液，借助咳嗽将其排出称为咳痰。

（二）护理评估

1. 病因评估

（1）呼吸道疾病：从鼻咽部至小支气管整个呼吸道黏膜受到刺激时，可引起咳嗽。咽喉炎、喉结核、喉癌等可引起干咳，气管－支气管炎、支气管扩张、支气管哮喘、支气管内膜结核及各种物理（包括异物）、化学、过敏因素对气管、支气管的刺激以及肺部细菌、结核菌、真菌、病毒、支原体或寄生虫感染以及肺部肿瘤均可引起咳嗽和（或）咳痰。呼吸道感染是引起咳嗽、咳痰最常见的原因。

（2）胸膜疾病：如各种原因所致的胸膜炎、胸膜间皮瘤、自发性气胸或胸腔穿刺等均可引起咳嗽。

（3）心血管疾病：当二尖瓣狭窄或其他原因所致左心衰竭引起肺淤血、肺水肿，或因右心及体循环静脉栓子脱落引起肺栓塞时，肺泡及支气管内漏出物或血性渗出物，刺激肺泡壁及支气管黏膜，引起咳嗽。

（4）中枢神经因素：从大脑皮质发出冲动传至延髓咳嗽中枢，可随意引致咳嗽或抑制咳嗽反射，脑炎、脑膜炎时也可出现咳嗽。

2. 症状评估

（1）咳嗽的性质：咳嗽无痰或痰量甚少，称干性咳嗽，见于急性或慢性咽喉炎、急性支气管炎初期、喉癌、气管受压、支气管异物、支气管肿瘤、原发性肺动脉高压、二尖瓣狭窄以及胸膜炎等；咳嗽伴有痰液称湿性咳嗽，见于慢性支气管炎、肺炎、支气管扩张、肺脓肿和空洞型肺结核等。

（2）咳嗽的时间和节律：突然出现的发作性咳嗽，常见于吸入刺激性气体所致急性咽喉炎、气管与支气管异物、百日咳、气管或支气管分叉部受压迫等，少数支气管哮喘也可表现为发作性咳嗽。长期慢性咳嗽，多见于慢性呼吸道疾病，如慢性支气管炎、支气管扩张、慢性肺脓肿、肺结核。此外，慢性支气管炎、支气管扩张和肺脓肿等病，咳嗽往往于清晨或夜间变动体位时加剧，并伴咳痰。左心衰竭、肺结核夜间咳嗽明显。

（3）咳嗽的音色：指咳嗽声音的特点。咳嗽声音嘶哑，多见于声带炎、喉炎、喉结核、喉癌和喉返神经麻痹等；金属音调咳嗽，见于纵隔肿瘤、主动脉瘤或支气管癌压迫气管；鸡鸣样咳嗽，表现为连续阵发性剧咳伴有高调吸气回声，多见于百日咳、会厌、喉部疾患或气管受压；咳嗽声音低微或无声，见于严重肺气肿、极度衰弱或声带麻痹患者。

（4）痰的性质和量：痰的性质可分为黏液性、浆液性、脓性和血性等。黏液性痰多见于急性支气管炎、支气管哮喘及大叶性肺炎的初期，也可见于慢性支气管炎、肺结核等。浆液性痰见于肺水肿。脓性痰见于化脓性细菌性下呼吸道感染。血性痰是由于呼吸道黏膜受侵害、损害毛细血管或血液渗入肺泡所致。急性呼吸道炎症时痰量较少，痰量增多常见于支气管扩张、肺脓肿和支气管胸膜瘘，且排痰与体位有关，痰量多时静置后出现分层现象：上层为泡沫、中层为浆液或浆液脓性、下层为坏死组织。恶臭痰提示有厌氧菌感染。铁锈色痰为典型肺炎球菌肺炎的特征；黄绿色或翠绿色痰，提示铜绿假单胞菌感染；痰白黏稠且牵拉成丝难以咳出，提示有真菌感染；大量稀薄浆液性痰中含粉皮样物，提示棘球蚴病（包虫病）；粉红色泡沫痰是肺水肿的特征。日咳数百或上千毫升浆液泡沫样痰，应考虑弥漫性肺泡癌的可能。

3. 心理-社会状况　评估患者的精神状况、情绪状态，有无疲乏、失眠、焦虑、抑郁、情绪不稳、注意力不集中等，以及患病以来对生活、学习、工作的影响及程度。

（三）护理措施

1. 环境　提供整洁、舒适的病房环境，减少不良刺激，尤其避免尘埃和烟雾的刺激。保持室内空气新鲜、洁净，经常开窗通风，保持室内适宜的温度（18~22℃）和湿度（50%~70%）。

2. 饮食　给予高蛋白、高维生素饮食，避免油腻辛辣等刺激性食物。适当补充水分，一般饮水1 500ml/d 以上，使呼吸道黏膜湿润和修复，利于痰液稀释和排出。

3. 促进有效排痰

（1）指导患者有效咳嗽：适用于神志清醒能咳嗽的患者，有效咳嗽的方法为患者取舒适的坐位或卧位，先行 5~6 次深而慢的呼吸，于深吸气末屏气，身体前倾，做 2~3 次短促咳嗽，将痰液咳至咽部，再迅速用力将痰咳出。或用自己的手按压上腹部，帮助咳嗽。或患者取仰卧屈膝位，可借助膈肌、腹肌收缩增加腹压，有效咳出痰液。

（2）湿化和雾化疗法：适用于痰液黏稠不易咳出者，目的是湿化气道、稀释痰液。常用的湿化剂有蒸馏水、生理盐水、低渗盐水。临床上常在湿化剂中加入药物（如痰溶解剂、支气管舒张剂、激素等）以雾化的方式吸入，以达到祛痰、消炎、止咳、平喘的作用。但在气道湿化时应注意：

1）防止窒息：干结的分泌物湿化后膨胀易阻塞支气管，应帮助患者翻身、拍背、及时排痰，尤其是体弱、无力咳嗽者。

2）避免湿化过度：过度湿化有利于细菌生长，加重呼吸道感染，还可引起气道黏膜水肿、狭窄、阻力增加，甚至诱发支气管痉挛，严重时可导致体内水潴留，加重心脏负荷。要注意观察患者的情况，湿化时间不宜过长，一般以 10~20min 为宜。

3）控制湿化温度：温度过高引起呼吸道灼伤，温度过低可致气道痉挛、寒战反应，一般应控制湿化温度在 35~37℃。

4）防止感染：定期进行装置、病房环境消毒，严格无菌操作。

5）观察各种吸入药物的不良反应，激素类药物吸入后应指导患者漱口，避免霉菌性口腔炎发生。

（3）胸部叩击与胸壁震荡：适用于久病体弱、长期卧床、排痰无力的患者，禁用于未经引流的气胸、肋骨骨折及有病理性骨折史、咯血、低血压及肺水肿等患者。

1）胸壁叩击法：患者取侧卧位或在他人协助下取坐位，叩击者右手的手指指腹并拢，使掌侧呈杯状，以手腕力量，由肺底自下向上、由外向内、迅速而有节律的叩击胸壁，震动气道，每一肺叶叩击 1~3min，120~180 次/min，叩击时发出一种空而深的拍击音则表明手法正确。

2）胸壁震荡法：操作者双手掌重叠，并将手掌置于欲引流的胸廓部位，吸气时，手掌随胸廓扩张慢慢抬起，不施加任何压力，从吸气末开始，在整个呼气期手掌紧贴胸壁，施加一定压力并做轻柔的上下抖动即快速收缩和松弛手臂和肩膀（肘部伸直），以震荡患者胸壁 5~7 次，每一部位重复 6~7 个呼吸周期。震荡法只在呼气末进行，且紧跟叩击后进行。

操作力度、时间和病情观察：力量适中，以患者不感到疼痛为宜，每次叩击和（或）震荡时间以 5~15min 为宜，应安排在餐后 2h 至餐前 30min 完成，操作时要注意观察患者的反应。

操作后护理：在患者休息时，协助患者排痰；做好口腔护理，祛除痰液气味；询问患者的感受，观察痰液情况，复查生命体征、肺部呼吸音及湿啰音变化。

（4）体位引流：是利用重力作用使肺、支气管内分泌物排出体外，又称重力引流。适用于支气管扩张、肺脓肿、慢性支气管炎等痰液较多者。禁用于呼吸衰竭、有明显呼吸困难和发绀者、近 1~2 周内曾有大咯血史、严重心血管疾病或年老体弱不能耐受者。具体方法见支气管扩张患者的护理。

（5）机械吸痰：适用于无力咳出黏稠痰液、意识不清或排痰困难者。经患者的口、鼻腔、气管插管或气管切开处进行负压吸痰。注意事项：每次吸引时间少于 15s，两次抽吸间隔时间大于 3min；吸痰动作要迅速、轻柔，将不适感降至最低；在吸痰前、中、后适当提高吸入氧的浓度，避免吸痰引起低氧血症；严格无菌操作，避免呼吸道交叉感染。

4. 正确留取痰标本

（1）一般检查应以清晨第一口痰为宜，采集时应先漱口，然后用力咳出气管深处痰液，盛于清洁容器内送检。

（2）细菌培养，需用无菌容器留取并及时送检。

（3）做 24h 痰量和分层检查时，应嘱患者将痰吐在无色广口瓶内，需要时可加少许石炭酸以防腐。

（4）做浓集结核杆菌检查时，需留 12~24h 痰液送检。

5. 健康教育

（1）病情缓解、咳嗽症状消失后，应向患者讲解预防原发病复发的具体措施。

（2）指导患者加强身体锻炼，增加机体所需营养，提高自身的抗病能力，预防疾病。

（3）如原发病复发应及时就诊治疗。

二、咯血

（一）定义

咯血是指喉及喉以下呼吸道任何部位的出血，经口腔排出。咯血须与口腔、鼻、咽部出血及上消化道出血引起的呕血相鉴别（表 1-1）。

表 1-1　咯血与呕血的鉴别

鉴别点	咯血	呕血
病因	肺结核、支气管扩张症、肺炎、肺脓肿、肺癌、心脏病等	消化性溃疡、肝硬化、急性胃黏膜病变、胆道出血、胃癌等
出血前症状	喉部痒感、胸闷、咳嗽等	上腹不适、恶心、呕吐等
出血方式	咯出	呕出，可为喷射状
血色	鲜红	棕红、暗红，有时为鲜红色
血中混有物	痰、泡沫	食物残渣、胃液
反应	碱性	酸性
黑便	无、若咽下血液量较多时可有	有，可为柏油样便，呕血停止后仍持续数日
出血后痰液性状	常有血痰数日	无痰

（二）护理评估

1. 病因评估

（1）支气管疾病：常见的有支气管扩张症、支气管肺癌、支气管结核和慢性支气管炎等；较少见的有支气管结石、支气管腺瘤、支气管非特异性溃疡等。

（2）肺部疾病：常见的有肺结核、肺炎、肺脓肿；较少见的有肺淤血、肺梗死、肺真菌病、肺吸虫病、肺泡炎等。

（3）心血管疾病：较常见的是二尖瓣狭窄。某些先天性心脏病如房间隔缺损、动脉导管未闭等引起的肺动脉高压时，亦可发生咯血。

（4）其他：血液病（如血小板减少性紫癜、白血病、血友病、再生障碍性贫血等），急性传染病（如流行性出血热、肺出血型钩端螺旋体病等），风湿病（如结节性动脉周围炎、系统性红斑狼疮、Wegener 肉芽肿、白塞病）或气管、支气管子宫内膜异位症等均可引起咯血。

2. 症状评估

（1）年龄：青壮年咯血多见于肺结核、支气管扩张症、风湿性心瓣膜病（二尖瓣狭窄）等。40 岁以上，有长期吸烟史者，要高度警惕支气管肺癌。

（2）咯血量：每天咯血量在 100ml 以内为小量，100～500ml 为中等量，500ml 以上（或一次咯血100～500ml）为大量。大量咯血主要见于空洞性肺结核、支气管扩张症和慢性肺脓肿。支气管肺癌咯血主要表现为持续或间断痰中带血，少有大咯血。慢性支气管炎和支原体肺炎咳嗽剧烈时，可偶见痰中带血或血性痰。

（3）颜色和性状：肺结核、支气管扩张症、肺脓肿、支气管结石、出血性疾病，咯血颜色鲜红；铁锈色血痰主要见于肺炎球菌（大叶）性肺炎、肺吸虫病和肺泡出血；砖红色胶冻样血痰主要见于克雷白杆菌肺炎。二尖瓣狭窄肺淤血咯血一般为暗红色，左心衰竭肺水肿时咯浆液性粉红色泡沫样血痰，并发肺梗死时常咯黏稠暗红色血痰。

（4）伴随症状：常伴有发热、胸痛、咳嗽、脓痰、皮肤黏膜出血、黄疸等。

（5）大咯血窒息先兆：患者出现情绪紧张、面色灰暗、喉头痰鸣、咯血不畅。

（6）大咯血窒息的表现：患者表情恐怖、张口瞪目、大汗淋漓、唇指发绀、意识丧失等。

3. 心理-社会状况　患者一旦咯血，不论咯血量多少，都会情绪紧张、呼吸心跳加快，反复咯血者常有烦躁不安、焦虑、恐惧等心理反应。

（三）护理措施

1. 环境　保持病室安静，减少不良刺激。

2. 休息　避免不必要的谈话，减少肺部活动。小量咯血者静卧休息，大量咯血者绝对卧床休息，不宜随意搬动。协助患者取患侧卧位或平卧位头偏向一侧，嘱其尽量将血轻轻咯出，绝对不要屏气，以免诱发喉头痉挛，造成呼吸道阻塞而发生窒息。

3. 饮食　大量咯血者暂禁食，小量咯血者宜进少量凉或温的饮食。多饮水及多食含纤维素食物，保持大便通畅。

4. 用药护理　遵医嘱应用止血药物，如垂体后叶素，并注意观察疗效及不良反应。垂体后叶素有收缩小动脉的作用，故高血压、冠心病及孕妇忌用。注射过快可引起恶心、便意、心悸、面色苍白等不良反应。

5. 防止窒息的护理　发现窒息先兆时，立即通知医生，置患者于侧卧头低足高位，轻拍背部以利血块排出，并尽快用吸引器吸出或用手指套上纱布清除口、咽、鼻部血块，必要时用舌钳将舌牵出，清除积血。及时为患者漱口，擦净血迹，保持口腔清洁、舒适，以免因口腔异味刺激引起再度咯血。床边备好吸痰器、鼻导管、气管插管和气管切开包等急救用品，以便协助医生及时抢救。

6. 心理护理　大咯血患者易产生恐惧、焦虑的心情，应守护在患者身边，安慰患者，轻声、简要解释病情，减轻患者的紧张情绪，消除恐惧感，告知患者心情放松有利止血，并配合治疗。

三、胸痛

（一）定义

胸痛是由于胸内脏器或胸壁组织病变引起的胸部疼痛。因痛阈个体差异性大，故胸痛的程度与原发疾病的病情轻重并不完全一致。

（二）护理评估

1. 病因评估

（1）胸壁疾病：急性皮炎、皮下蜂窝织炎、带状疱疹等。

（2）心血管疾病：心绞痛、急性心肌梗死、肺梗死等。

（3）呼吸系统疾病：胸膜炎、胸膜肿瘤、自发性气胸、肺炎、急性气管 - 支气管炎、肺癌等。

（4）纵隔疾病：纵隔炎、纵隔肿瘤等。

（5）其他：膈下脓肿、肝脓肿、脾梗死等。

2. 症状评估

（1）发病年龄：青壮年胸痛，多为胸膜炎、自发性气胸、心肌病、风湿性心脏病。老年人则应注意心绞痛与心肌梗死。

（2）胸痛部位：胸壁的炎症性病变，局部可有红、肿、热、痛表现；带状疱疹是成簇的水疱沿一侧肋间神经分布伴神经痛，疱疹不超过体表中线。非化脓性肋骨软骨炎多侵犯第一、二肋软骨，呈单个或多个隆起，有疼痛但局部皮肤无红肿表现。食管及纵隔病变，胸痛多在胸骨后。心绞痛及心肌梗死的疼痛多在心前区及胸骨后或剑突下。自发性气胸、胸膜炎及肺梗死的胸痛多位于患侧的腋前线及腋中线附近。

（3）胸痛性质：带状疱疹呈刀割样痛或灼痛。食管炎则多为烧灼痛。心绞痛呈绞窄性并有窒息感。心肌梗死则疼痛更剧烈而持久并向左肩和左臂内侧放射。干性胸膜炎常呈尖锐刺痛或撕裂痛。肺癌常有胸部闷痛。肺梗死则表现突然的剧烈刺痛、绞痛，并伴有呼吸困难与发绀。

（4）持续时间：平滑肌痉挛或血管狭窄缺血所导致疼痛为阵发性；炎症、肿瘤、栓塞或梗死所导致疼痛呈持续性。如心绞痛发作时间短暂，而心肌梗死疼痛持续时间很长且不易缓解。

（5）影响疼痛的因素：包括发生诱因、加重与缓解因素。劳累、体力活动、精神紧张可诱发心绞痛。休息、含服硝酸甘油可使心绞痛缓解，而对心肌梗死则无效。胸膜炎和心包炎的胸痛则可因深呼吸与咳嗽而加剧。

（6）伴随症状：胸痛伴吞咽困难者提示食管疾病（如反流性食管炎）。伴有咳嗽或咯血者提示为肺部疾病，可能为肺炎、肺结核或肺癌。伴随呼吸困难者提示肺部较大面积病变，如大叶性肺炎或自发性气胸、渗出性胸膜炎，以及过度换气综合征。

3. 心理 - 社会评估　胸痛发作时，患者常烦躁不安、坐卧不宁，因对疾病的担心而情绪抑郁、焦虑甚至恐惧，而影响休息和睡眠。

（三）护理措施

1. 一般护理　保持病房环境安静、舒适，协助患者采取舒适的体位，部分患者采取患侧卧位，以减少胸壁与肺的活动，缓解疼痛。

2. 对症护理　指导患者在咳嗽、深呼吸或活动时，用手按压疼痛的部位制动，用以减轻疼痛。对疼痛剧烈者，遵医嘱使用镇痛药物，观察并记录疗效及不良反应。教会患者采用减轻疼痛的方法，如放松技术、局部按摩、穴位按压及欣赏音乐等，以转移对疼痛的注意力，延长镇痛药用药的间隔时间，减少对药物的依赖和成瘾。

3. 心理护理　及时向患者说明胸痛的原因及治疗护理措施，取得患者的信任。与患者及家属讨论疼痛发作时分散注意力的方法，保持情绪稳定，注意休息，配合治疗。

四、肺源性呼吸困难

（一）定义

呼吸困难（dyspnea）是指患者主观感觉空气不足、呼吸费力，客观表现为呼吸活动用力，并伴有呼吸频率、深度与节律异常。肺源性呼吸困难是由于呼吸系统疾病引起肺通气和（或）肺换气功能障碍，导致缺氧和（或）二氧化碳潴留。

（二）护理评估

1. 病因评估

（1）呼吸道和肺部疾病：有感染、气道炎症、气道阻塞或狭窄、肿瘤、肺动脉栓塞等，如肺炎、慢性阻塞性肺部疾病、支气管哮喘、支气管肺癌等。

（2）胸廓疾患：气胸、大量胸腔积液、严重胸廓、脊柱畸形和胸膜肥厚等。

2. 症状评估

（1）吸气性呼吸困难：特点是吸气显著困难，重者由于呼吸肌极度用力，胸腔负压增大，吸气时胸骨上窝、锁骨上窝和肋间隙明显凹陷，称"三凹征"，常伴有干咳及高调吸气性喉鸣。

（2）呼气性呼吸困难：特点是呼气费力，呼气时间延长而缓慢，常伴有哮鸣音。

（3）混合性呼吸困难：特点是吸气与呼气均感费力，呼吸频率增快、变浅，常伴有呼吸音异常（减弱或消失），可有病理性呼吸音。

（4）伴随症状：发作性呼吸困难伴哮鸣音，伴一侧胸痛、发热、咳嗽、咳脓痰、意识障碍等。

3. 心理－社会状况 了解患者的心理反应，如有无紧张、疲乏、注意力不集中、焦虑、抑郁或恐惧，以及睡眠障碍和行为改变。

（三）护理措施

1. 环境 提供安静舒适、空气洁净的病房环境，温度、湿度适宜，避免刺激性的气体吸入。

2. 休息 协助患者采取舒适的体位，如抬高床头或半卧位。严重呼吸困难者应尽量减少活动和不必要的谈话，减少耗氧量。

3. 饮食 保证每日摄入足够的热量，给予富含维生素、易消化的食物。张口呼吸者给予足够的水分，摄入量在 1 500 ~ 2 000ml/d，做口腔护理 2 ~ 3 次/d。

4. 对症护理

（1）遵医嘱给予抗感染药物、支气管扩张药、祛痰药等。气道分泌物较多者，协助患者有效排痰，保证气道通畅。

（2）遵医嘱给予合理氧疗，纠正缺氧，缓解呼吸困难。

（3）指导患者采取有效的呼吸技巧，如教会慢性阻塞性肺气肿患者做缓慢深呼吸、缩唇呼吸、腹式呼吸等，训练呼吸肌，增加肺活量。

5. 心理护理 医护人员应陪护患者，适当安慰患者，做好心理疏导，增强患者安全感，减轻紧张、焦虑情绪，缓解症状，有利于休息和睡眠。

（高　翔）

第三节　慢性支气管炎

慢性支气管炎是气管、支气管黏膜及其周围组织的慢性非特异性炎症。临床上以咳嗽、咳痰或伴有喘息及反复发作为主要症状，每年发病持续 3 个月，连续 2 年或 2 年以上，排除具有咳嗽、咳痰、喘息症状的其他疾病（如肺结核、肺尘埃沉着症、肺脓肿、心脏病、心功能不全、支气管扩张、支气管哮喘、慢性鼻咽炎、食管反流综合征等疾患）。

本病是常见病，多见于中老年人，随着年龄的增长，患病率递增，50 岁以上的患病率高达 15%。本病流行与吸烟、地区和环境卫生等有密切关系。吸烟者患病率远高于不吸烟者。北方气候寒冷患病率高于南方。工矿地区大气污染严重，患病率高于一般城市。

一、护理评估

1. 健康史 询问患者起病的原因及诱因，有无呼吸道感染及吸烟等病史，有无过敏原接触史；询问患者的工作生活环境，有无有害气体、烟雾、粉尘等的吸入史。有无受凉、感冒、过度劳累而引起急性发作或加重。

2. 身体评估　如下所述。

(1) 症状：缓慢起病，病程长，反复急性发作而病情加重。主要症状为咳嗽、咳痰，或伴有喘息。急性加重系指咳嗽、咳痰、喘息等症状突然加重。急性加重的主要原因是呼吸道感染，病原体可以是病毒、细菌、支原体和衣原体等。

1）咳嗽：一般晨间咳嗽为主，睡眠时有阵咳或排痰。

2）咳痰：一般为白色黏液和浆液泡沫痰，偶见痰中带血。清晨排痰较多，起床后或体位变动后可刺激排痰。伴有细菌感染时，则变为黏液脓性痰，痰量亦增加。

3）喘息或气急：喘息明显者称为喘息性支气管炎，部分可能伴支气管哮喘。若伴肺气肿时可表现为劳动或活动后气急。

(2) 体征：早期多无异常体征。急性发作期可在背部或双肺底听到干、湿啰音，咳嗽后可减少或消失。如并发哮喘可闻及广泛哮鸣音并伴呼气期延长。

(3) 分型：分为单纯型和喘息型两型。单纯型的主要表现为咳嗽、咳痰；喘息型除有咳嗽、咳痰外尚有喘息，常伴有哮鸣音，喘鸣于睡眠时明显，阵咳时加剧。

(4) 分期：按病情进展分为三期。

1）急性发作期：指一周内出现脓性或黏液脓性痰，痰量明显增加，或伴有发热等炎症表现，或指一周内"咳"、"喘"、"痰"症状中任何一项明显加剧。

2）慢性迁延期：患者有不同程度的"咳"、"痰"、"喘"症状，迁延达一个月以上。

3）临床缓解期：经治疗或临床缓解，症状基本消失或偶有轻微咳嗽，痰液量少，持续2个月以上者。

3. 心理-社会状况　慢性支气管炎患者早期由于症状不明显，尚不影响工作和生活，患者往往不重视，感染时治疗也不及时。由于病程长，反复发作，患者易出现烦躁不安、忧郁、焦虑等情绪，易产生不利于恢复呼吸功能的消极因素。

4. 辅助检查　如下所述。

(1) 血液检查：细菌感染时偶可出现白细胞总数和（或）中性粒细胞增多。

(2) 痰液检查：可培养出致病菌涂片可发现革兰阳性菌或革兰阴性菌，或大量破坏的白细胞和已破坏的杯状细胞。

(3) 胸部 X 线检查：早期无异常。反复发作引起支气管壁增厚，细支气管或肺泡间质炎症细胞浸润或纤维化。

(4) 呼吸功能检查：早期无异常，随病情发展逐渐出现阻塞性通气功能障碍，表现为：第一秒用力呼气量占用力肺活量比值（FEV_1/FVC）<60%；最大通气量（MBC）<80%预计值等。

二、治疗原则

急性发作期和慢性迁延期患者，以控制感染及对症治疗（祛痰、镇咳、平喘）为主；临床缓解期，以加强锻炼，增强体质，避免诱发因素，预防复发为主。

1. 急性加重期的治疗　如下所述。

(1) 控制感染：根据病原菌类型和药物敏感情况选择药物治疗。

(2) 镇咳、祛痰：常用药物有氯化铵、溴己新、喷托维林等。

(3) 平喘：有气喘者可加用解痉平喘药，如氨茶碱和茶碱缓释剂，或长效 β_2 激动剂加糖皮质激素吸入。

2. 缓解期治疗　如下所述。

(1) 戒烟，避免有害气体和其他有害颗粒的吸入。

(2) 增强体质，预防感冒。

(3) 反复呼吸道感染者，可试用免疫调节剂或中医中药。

三、护理措施

1. 环境　保持室内空气流通、新鲜，避免感冒受凉。

2. 饮食　合理安排食谱，给予高蛋白、高热量、高维生素、易消化的食物，多吃新鲜蔬菜、水果，避免过冷过热及产气食物，以防腹胀影响膈肌运动。注意食物的色、香、味。水肿及心衰患者要限制钠盐的摄入，痰液较多者忌用牛奶类饮料，以防引起痰液黏稠不易排出。

3. 用药护理　遵医嘱使用抗炎、祛痰、镇咳药物，观察药物的疗效和不良反应。对痰液较多或年老体弱者以抗炎、祛痰为主，避免使用中枢镇咳药，如可待因，以免抑制咳嗽中枢，加重呼吸道阻塞，导致病情恶化。可待因有麻醉性中枢镇咳作用，适用于剧烈干咳者，有恶心、呕吐、便秘等不良反应，应用不当可能成瘾；喷托维林是非麻醉性中枢镇咳药，用于轻咳或少量痰液者，无成瘾性，有口干、恶心、头痛等不良反应；溴己新使痰液中黏多糖纤维断裂，痰液黏度降低，偶见恶心、转氨酶升高等不良反应，胃溃疡者慎用。

4. 保持呼吸道通畅　要教会患者排痰技巧，指导患者有效咳嗽的方法。每日定时给予胸部叩击或胸壁震颤，协助排痰。并鼓励患者多饮水，根据机体每日需要量、体温、痰液黏稠度，估计每日水分补充量，每日至少饮水 1 500ml，使痰液稀释，易于排出。痰多黏稠时可予雾化吸入，湿化呼吸道以促使痰液顺利咳出。

5. 改善呼吸状况　缩唇腹式呼吸；肺气肿患者可通过腹式呼吸以增强膈肌活动来提高肺活量，缩唇呼吸可减慢呼气，延缓小气道陷闭而改善呼吸功能，因而缩唇腹式呼吸可有效地提高患者的呼吸功能。患者取立位，亦可取坐位或卧位，一手放在前胸，另一手放在腹部，先缩唇，腹内收，胸前倾，由口徐徐呼气，此时切勿用力，然后用鼻吸气，并尽量挺腹，胸部不动。呼、吸时间之比为 2∶1 或 3∶1，7~8 次/min，每天锻炼 2 次，10~20min/次。

6. 心理护理　对年老患者应加强心理护理，帮助其克服年老体弱的悲观情绪。患者病程长加上家人对患者的支持也常随病情进展而显得无力，患者多有焦虑、抑郁等心理障碍。护士应聆听患者的倾诉，做好患者与家属的沟通、心理疏导，让患者进行适当的文体活动。引导其进行循序渐进的锻炼，如气功、太极拳、户外散步等，将有助于增强老年人的机体免疫能力。为患者创造有利于治疗、康复的最佳心理状态。

四、健康教育

1. 指导患者和家属　了解疾病的相关知识，积极配合康复治疗。

2. 加强管理　如下所述。

(1) 环境因素：消除及避免烟雾、粉尘和刺激性气体的吸入，避免接触过敏原或去空气污染、人多的公共场所；生活在空气清新、适宜温湿度、阳光充足的环境中，注意防寒避暑。

(2) 个人因素：制定有效的戒烟计划；保持口腔清洁；被褥轻软、衣服宽大合身，沐浴时间不宜过长，防止晕厥等。

(3) 饮食营养：足够的热量、蛋白质、维生素和水分，增强食欲。

3. 加强体育锻炼，增强体质，提高免疫能力　锻炼应量力而行、循序渐进，以患者不感到疲劳为宜；可进行散步、慢跑、太极拳、体操、有效的呼吸运动等。

4. 防止感染　室内用食醋 2~10ml/m²，加水 1~2 倍稀释后加热蒸熏，1h/次，每天或隔天 1 次，有一定的防止感冒作用。劝告患者在发病季节前应用气管炎疫苗、核酸等，从而增强免疫功能，以减少患者感冒和慢性支气管炎的急性发作。

5. 帮助患者加强身体的耐寒锻炼　耐寒锻炼需从夏季开始，先用手按摩面部，后用冷水浸毛巾拧干后擦头面部，渐及四肢。体质好、耐受力强者，可全身大面积冷水摩擦，持续到 9 月份，以后继续用冷水按摩面颈部，最低限度冬季也要用冷水洗鼻部，以提高耐寒能力，预防和减少本病发作。

（高　翔）

第四节　支气管哮喘

支气管哮喘简称哮喘，是由多种细胞（如嗜酸性粒细胞、肥大细胞、T淋巴细胞、中性粒细胞、气道上皮细胞等）和细胞组分参与的气道慢性炎症性疾病。这种慢性炎症与气道高反应性相关，通常出现广泛多变的可逆性气流受限，并引起反复发作性的喘息、气急、胸闷或咳嗽等症状，常在夜间和（或）清晨发作、加剧，多数患者可自行缓解或经治疗缓解，支气管哮喘如诊治不及时，随病程的延长可产生气道不可逆性缩窄和气道重塑。

支气管哮喘是全球最常见的慢性病之一，全球约有1.6亿患者，我国的患病率接近1%～4%。成人男女患病率大致相同，儿童发病率高于成人，发达国家高于发展中国家，城市高于农村，约40%的患者有家族史。世界各国的哮喘防治专家共同起草、并不断更新了全球哮喘防治倡议（Global Initiative For Asthmn，GINA），GINA目前已成为防治哮喘的重要指南。

一、护理评估

1. 健康史　询问患者有无过敏史、家族史、个人史，有无吸入花粉、尘螨、动物皮屑，食入鱼、虾、蟹食物，服用普萘洛尔、阿司匹林药物等情况；了解患者有无感染、气候变化、运动、精神刺激等诱发因素；了解患者家族中有无哮喘等过敏性疾病史，以及本次发病经过、诊断和治疗情况。

2. 身体评估　如下所述。

（1）症状：为发作性伴有哮鸣音的呼气性呼吸困难或发作性胸闷和咳嗽。严重者被迫采取坐位或呈端坐呼吸，干咳或咳大量白色泡沫痰，甚至出现发绀等。哮喘症状可在数分钟内发作，经数小时至数天，用支气管舒张药或自行缓解。在夜间及凌晨发作和加重常是哮喘的特征之一。有时咳嗽可为唯一的症状（咳嗽变异性哮喘），有些青少年，其哮喘症状表现为运动时出现胸闷、咳嗽和呼吸困难（运动性哮喘）。

（2）体征：发作时胸腔呈过度充气状态，有广泛的哮鸣音，呼气音延长，心率增快，奇脉，胸腹反常运动和发绀常出现在严重哮喘患者中。但在轻度哮喘或非常严重哮喘发作时，哮鸣音可不出现，称之为寂静胸。

（3）重症哮喘：指严重的哮喘发作持续在24h以上，经一般支气管扩张剂治疗不能缓解者。发作时张口呼吸，大量出汗，发绀明显，呈端坐呼吸，如病情不能控制，出现呼吸和循环衰竭。

（4）病情分级：根据哮喘发作时患者的临床表现和用药情况，分为轻度、中度、重度和危重，详见表1-2和表1-3。

表1-2　哮喘急性发作时病情严重的分级

病情程度	临床表现	脉率	血气分析	血氧饱和度	支气管舒张剂
轻度	对日常生活影响不大，可平卧，说话连续成句，步行、上楼时有气短。呼吸频率轻度增加，呼吸末期散在哮鸣音。可有焦虑	<100次/min	基本正常	>95%	能控制
中度	日常生活受限，稍事活动便有喘息，喜坐位，说话时断时续，呼吸频率增加，哮鸣音响亮而弥漫，有焦虑和烦躁	100～120次/min	$PaO_2$60～80mmHg $PaCO_2 \leq$45mmHg	91%～95%	仅有部分缓解
重度	日常生活受限，喘息持续发作，只能单字说话，端坐呼吸，大汗淋漓，呼吸频率>30次/min，哮鸣音响亮而弥漫。常有焦虑和烦躁	>120次/min，有奇脉、发绀	$PaO_2 <$60mmHg $PaCO_2 >$45mmHg	≤90%	无效

病情程度	临床表现	脉率	血气分析	血氧饱和度	支气管舒张剂
危重	患者不能讲话，出现嗜睡、意识模糊，哮鸣音明显减弱或消失	>120 次/min 或脉率徐缓不规则，血压下降	$PaO_2 <$ 60mmHg $PaCO_2 >$ 45mmHg	<90%	无效

表 1-3 哮喘慢性持续期病情严重度的分级

分级	临床表现	肺功能改变
间歇（第一级）	症状 <每周 1 次，短暂发作，夜间哮喘症状 ≤每月 2 次	FEV_1 ≥80% 预计值或 PEF ≥80% 个人最佳值，PEF 或 FEV_1 变异率 <20%
轻度持续（第二级）	症状 ≥每周 1 次，但 <每天 1 次，可能影响活动和睡眠，夜间哮喘症状 >每月 2 次，但 <每周 1 次	FEV_1 ≥ 预计值或 PEF ≥80% 个人最佳值，PEF 或 FEV_1 变异率 20% ~30%
中度持续（第三级）	每天有症状，影响活动和睡眠，夜间哮喘症状 ≥每周 1 次	FEV_1 为 60% ~79% 预计值或 PEF 为 60% ~79% 个人最佳值，PEF 或 FEV_1 变异率 >30%
严重持续（第四级）	每天有症状，频繁发作，经常出现夜间哮喘症状，体力活动受限	FEV_1 <60% 预计值或 PEF <60% 个人最佳值，PEF 或 FEV_1 变异率 >30%

3. 心理 - 社会状况 哮喘发作时出现呼吸困难，造成患者焦虑、烦躁不安；若连续发作，则患者易对医护人员、家人和平喘药物产生依赖心理；若出现重症哮喘，患者易产生濒死感、恐惧感。哮喘缓解后，患者担心哮喘复发、不能痊愈而影响工作和生活；反复发作者易对治疗失去信心。

4. 辅助检查 如下所述。

（1）血常规检查：发作时血嗜酸性粒细胞升高，并发感染时白细胞总数和中性粒细胞增高。

（2）痰液检查：痰涂片在显微镜下可见嗜酸性粒细胞。

（3）呼吸功能检查

1）通气功能检测：哮喘发作时呈阻塞性通气功能障碍，与呼吸流速有关的全部指标，如第一秒用力呼气量（FEV_1）、第一秒用力呼气量占用力肺活量的比值（$FEV_1/FVC\%$）、呼气峰流速值（PEFR）等均显著减少，症状缓解后，上述指标可逐渐恢复。

2）支气管舒张试验：用以测定气道气流受限的可逆性。

3）支气管激发试验：用以测定气道反应性。

4）呼气峰值流速（PEF）及其变异率测定：PEF 可反应气道通气功能的变化。

（4）胸部 X 线检查：哮喘发作时双肺透亮度增高，呈过度充气状态，缓解期多无明显异常。

（5）血气分析：哮喘发作时可有不同程度的低氧血症，在 PaO_2 下降的同时有 CO_2 潴留，则提示气道阻塞严重，病情危重。重症哮喘可出现呼吸性酸中毒或并发代谢性酸中毒。

（6）过敏原检查

1）血清特异性 IgE：用放射性过敏原吸附法可直接测定特异性 IgE 血清，哮喘患者的血清特异性 IgE 常较正常人升高 2 ~6 倍。

2）皮肤过敏原测试：用于指导避免过敏原接触和脱敏治疗，临床较为常用，需根据病史和当地生活环境选择可疑的过敏原进行检查，可通过皮肤点刺等方法进行，皮试阳性提示患者对该过敏原过敏。

二、治疗原则

治疗原则包括消除病因、控制急性发作、巩固治疗、改善肺功能、防止复发、提高患者的生活质量。根据病情，因人而异，采取综合措施。

1. 消除病因 脱离变应原，去除引起哮喘的刺激因子是最重要的，是防治哮喘最有效的方法。

2. 药物治疗　如下所述。

（1）支气管舒张剂：主要作用是舒张支气管平滑肌，使痉挛的气道松弛、扩张，同时也具有抗炎等作用。

1）β_2-受体激动剂：是控制急性发作的首选药物。常用的药物有沙丁胺醇、特布他林、沙美特罗等。

2）茶碱类药物：是目前治疗哮喘的有效药物。

3）抗胆碱药物：常用药物如异丙托溴铵。

（2）抗炎药

1）糖皮质激素：具有抗炎、抗过敏、抗渗出等作用。可分为吸入、口服和静脉用药。常用吸入药物有倍氯米松、布地奈德等。口服药物如泼尼松（强的松）、泼尼松龙（强的松龙）。静脉用药如琥珀酸氢化可的松，甲强龙（甲基强的松龙）。

2）色甘酸钠：是一种非糖皮质激素抗炎药，预防变应原引起速发和迟发反应，以及运动和过度通气引起的气道收缩。

（3）其他药物：抗白三烯药物是一种安全有效的抗炎、抗哮喘药物，作为吸入糖皮质激素的替代疗法，治疗轻度持续性哮喘。

3. 重症哮喘治疗　如下所述。

（1）持续雾化吸入 β_2-受体激动剂；氧疗；病情恶化缺氧不能纠正时，机械通气，必要时行气管切开，通畅气道。

（2）静脉滴注氨茶碱和糖皮质激素。

（3）注意维持水、电解质平衡，纠正酸碱平衡失调；控制感染。

三、护理措施

1. 环境　有明确过敏原者，应尽快脱离变应原；提供安静、舒适、冷暖适宜的休息环境，保持室内空气流通、新鲜，维持适宜的温湿度；室内避免放置花草、地毯、皮毛，整理床铺时避免尘埃飞扬等。

2. 休息　根据病情提供舒适体位，如为端坐呼吸者提供床旁桌以作支撑，使患者能伏桌休息，减少体力消耗。

3. 饮食　提供清淡、易消化、足够热量的饮食，避免食硬、冷、油煎食物，不宜食用鱼、虾、蟹、蛋类、牛奶等易过敏食物。多饮水，保持大便通畅。

4. 病情观察　观察哮喘发作的前驱症状，如鼻咽痒、喷嚏、流涕、眼痒等黏膜过敏症状。哮喘发作时，观察患者生命体征、意识、面容、出汗、发绀、呼吸困难程度、咳嗽、咳痰等，注意痰液黏稠度和量；监测呼吸音、哮鸣音变化，了解病情和治疗效果；加强对急性发作患者的监护，尤其是夜间和凌晨哮喘易发作时段，及时发现危重症状和并发症；监测动脉血气分析，血电解质、酸碱度平衡状况，对严重哮喘发作者，应准确记录出入量，为诊断与治疗提供可靠的依据。

5. 用药护理　按医嘱准确给予支气管舒张剂、激素、静脉补液等，注意观察药物疗效及不良反应。

（1）β_2-受体激动剂：主要不良反应为偶有头痛、头晕、心悸、手指震颤等，停药或坚持用药一段时间后症状可消失。药物用量过大可引起严重心律失常，甚至发生猝死。用药时应注意：患者按需用药，不宜长期、规律、单一、大量用药，以免出现耐受；指导患者正确使用雾化吸入器，以保证有效的吸入药物治疗剂量；使用气雾剂时，指导患者在用药时深吸气，吸气后屏气几秒钟，使药物吸入细小支气管以发挥更好的效果；β_2-受体激动剂缓释片内含控释成分，指导患者必须整片吞服；高血压病、糖尿病、甲亢、心肌缺血、心功能不全及老年人慎用或不用。

（2）茶碱类药物：主要不良反应有恶心、呕吐等胃肠道症状，心动过速、心律失常、血压下降等心血管症状，偶有兴奋呼吸中枢作用，甚至引起抽搐直至死亡。用药时注意：静脉注射浓度不宜过高，速度不宜过快，注射时间应在10min以上，以防中毒症状发生；与西咪替丁、大环内酯类、喹诺酮类药物等合用时可影响茶碱代谢而排泄减慢，应减少用量；用药中最好监测氨茶碱血浓度，安全浓度为6～

15μg/ml；茶碱缓释片和控释片必须整片吞服；妊娠、发热、小儿或老年人及心、肝、肾功能障碍或甲状腺功能亢进者应慎用。

（3）糖皮质激素：部分患者吸入后可出现声音嘶哑、口咽部念珠菌感染或呼吸道不适。应指导患者吸药后用清水充分漱口，使口咽部无药物残留，以减轻局部反应和减少胃肠吸收；全身用药应注意肥胖、糖尿病、高血压、骨质疏松、消化性溃疡等不良反应，宜在饭后服用，以减少对消化道的刺激；激素的用量应严格按医嘱进行阶梯式逐渐减量，患者不得擅自停药或减量。

（4）色甘酸钠：吸入后在体内无蓄积作用，一般在4周内应见效，如8周无效者应停用。少数患者吸入后有咽喉不适、胸部紧迫感，偶见皮疹，甚至诱发哮喘。

6. 对症护理　如下所述。

（1）保持呼吸道通畅：遵医嘱给予鼻导管或面罩吸氧，改善呼吸功能。根据血气分析结果和患者的临床表现，及时调整吸氧流量或浓度，吸入的氧气应加温、加湿，避免气道干燥和寒冷气流的刺激而加重气道痉挛。严重发作、经一般药物治疗无效，缺氧不能纠正时，应协助医生进行机械通气，做好建立人工气道、有创机械通气的准备工作。

（2）促进排痰：若无心、肾功能不全，鼓励患者饮水2~3L/d。重症哮喘静脉补液，纠正失水，滴速以30~50滴/min为宜，避免单位时间内输入过多而诱发心力衰竭。若痰液黏稠不易排出用雾化吸入，辅以拍背，促进痰液排出；但不宜用超声雾化吸入，因颗粒过小使较多的雾滴进入肺泡，或过饱和的雾液进入支气管，刺激支气管痉挛，加重哮喘症状。

7. 心理护理　哮喘反复发作，可导致患者出现各种心理问题，而心理问题又会加重哮喘的症状及影响治疗效果，因此，应关心患者，经常与患者沟通，及时了解患者的心理变化，针对性地做好心理疏导和教育工作。急性发作时，患者常出现精神紧张、烦躁不安、恐惧等心理反应，若症状持续，无法缓解，会使患者处于焦虑或近于惊恐的状态，医护人员应尽量守护在患者床旁，或允许患者家属陪伴，多安慰患者，使其产生信任和安全感；发作时患者感背部发胀、发凉，采用背部按摩法使患者感觉通气轻松。向患者解释避免不良情绪的重要性，通过语言和非语言沟通，使患者身心放松、情绪稳定，有利于症状缓解。

四、健康教育

1. 指导患者及家属正确认识哮喘　向患者及家属介绍哮喘的基本知识，强调长期防治哮喘的重要性，说明哮喘虽然不能彻底治愈，但通过长期、适当的治疗可以有效地控制哮喘发作，使患者及家属树立战胜疾病的信心。

2. 避免诱发因素　对日常生活中可能存在的诱发因素如情绪紧张、气候突变、呼吸道感染、尘埃、煤气、油烟、花草、地毯、油漆、家庭宠物或某些药物、食品均应尽量避免。帮助患者识别个体的过敏原和刺激因素，以及告知避免诱因的方法。

3. 指导患者自我监测、预防和控制哮喘发作　指导患者自我监测病情，帮助患者学会用峰流速仪来监测PEEP值和记录方法，鼓励患者记录哮喘日记，识别哮喘发作或加重的先兆及相应的紧急处理方法，嘱患者随身携带止喘气雾剂，以有效预防和控制发作。

4. 用药指导　指导患者及家属按医嘱正确用药，积极配合治疗，不擅自减药或停药。帮助患者了解每一种药物的药名、用法、剂量、疗效、主要不良反应及如何采取相应的措施来减少或避免不良反应。

5. 心理护理　指导患者保持有规律的生活和积极、乐观的情绪，特别向患者说明发病与精神因素和生活压力的关系。鼓励患者家属或朋友参与对哮喘患者的管理，为其身心健康提供各方面的支持，并充分利用社会支持系统。

6. 定期门诊与急诊指导　指导患者坚持长期定期门诊随访，根据病情1~6个月门诊复诊一次。如出现哮喘加重恶化的征象，在采取紧急处理方法的同时，应立即来医院就诊。

（卢彩平）

第五节　支气管扩张

支气管扩张是指直径大于2mm的支气管由于管壁的肌肉和弹性组织破坏引起的慢性异常扩张。主要由于支气管及其周围组织的慢性炎症和支气管阻塞，引起支气管管壁肌肉和弹性组织的破坏，导致支气管管腔扩张和变形。临床上主要表现为慢性咳嗽伴大量脓痰和（或）反复咯血。

婴幼儿麻疹、百日咳、支气管肺炎等感染，是支气管－肺组织感染和阻塞所致的支气管扩张最常见的原因。随着人民生活水平的提高，麻疹、百日咳疫苗的预防接种，以及抗生素的临床应用，使本病的发病率大为降低。

一、护理评估

1. 健康史　详细询问患者既往是否有麻疹、百日咳、支气管肺炎迁延不愈；有无反复发作的呼吸道感染病史。

2. 身体状况　如下所述。

（1）主要症状

1）慢性咳嗽、大量脓痰：咳嗽、咳痰与体位改变有关，晨起及晚间卧床改变体位时咳嗽明显、痰量增多。感染急性发作时，黄绿色脓痰明显增加，一日达数百毫升；如有厌氧菌混合感染时，痰有恶臭味，呼吸有臭味。痰液收集于玻璃瓶中静置后分为四层：上层为泡沫，下悬脓性成分，中层为浑浊黏液，下层为坏死组织沉淀物。

2）反复咯血：50%～70%的患者反复咯血，量不等，从痰中带血至大咯血，咯血量与病情程度、病变范围不一致。部分患者仅有反复咯血，临床上称为"干性支气管扩张"，常见于结核性支气管扩张，病变多发生在引流良好的上叶支气管，且不易感染。

3）反复肺部感染：其特征是同一肺段反复发生肺炎并迁延不愈。这是由于扩张的支气管清除分泌物的功能丧失，引流差，易于反复发生感染。

4）全身中毒症状：反复的肺部感染引起全身中毒症状，出现间歇发热或高热、乏力、食欲减退、盗汗、消瘦、贫血等，严重者出现气促或发绀。

（2）体征：早期或干性支气管扩张无异常肺部体征。典型体征是在两肺下方持续存在的粗、中湿啰音，咳嗽、咳痰后啰音可暂时消失，以后又出现。结核引起的支气管扩张，湿啰音多位于肩胛间区；有时可伴哮鸣音。部分慢性患者可出现杵状指（趾）、贫血，肺功能严重下降的患者活动后可出现发绀等。

3. 心理－社会状况　支气管扩张是长期反复感染的慢性疾病，病程长，发病年龄较轻，给患者的学习、工作、甚至婚姻问题带来影响，尤其病情迁延反复，检查治疗收效不显著，患者出现悲观、焦虑情绪；痰多、有口臭的患者，在心理上产生极大压力，表现自卑、孤独、回避。若突然大咯血时，又可出现精神紧张、恐惧等表现。

4. 辅助检查　如下所述。

（1）胸部X线检查：早期轻者一侧或双侧肺纹理增多、增粗现象；典型X线表现为粗乱肺纹理中有多个不规则的蜂窝状透亮阴影，或沿支气管的卷发状阴影，感染时阴影内出现液平面。

（2）胸部CT检查：显示管壁增厚的柱状扩张，或成串成簇的囊样改变。

（3）支气管造影：是诊断支气管扩张的主要依据，可确诊本病，确定病变部位、性质、范围、严重程度，为治疗或手术切除提供重要参考依据。

（4）纤维支气管镜检查：明确出血、扩张或阻塞部位，还可进行活检、局部灌洗、局部止血，取冲洗液做微生物检查。

（5）实验室检查：继发肺部感染时白细胞总数和中性粒细胞增多。痰涂片或培养发现致病菌。

二、治疗原则

其原则是控制呼吸道感染，保持呼吸道引流通畅，处理咯血，必要时手术治疗。

1. 控制感染　是急性感染期的主要治疗措施。急性感染时根据病情、痰培养及药物敏感实验选用合适抗生素控制感染。

2. 加强痰液引流　痰液引流和抗生素治疗同样重要，可保持气道通畅，减少继发感染和减轻全身中毒症状。主要治疗方法有物理治疗法、药物祛痰法、纤维支气管镜吸痰法等。

3. 手术治疗　适用于病灶范围较局限，全身情况较好，经药物治疗仍有反复大咯血或感染者。根据病变范围行肺段或肺叶切除术；病变范围广泛或伴有严重心、肺功能障碍者不宜手术治疗。

4. 咯血处理　少量咯血给予药物止血；大量咯血时常用垂体后叶素缓慢静脉注射，经药物治疗无效者，行支气管动脉造影，根据出血小动脉的定位，注入明胶海绵或聚乙烯醇栓，或行栓塞止血。

三、护理措施

1. 一般护理　如下所述。

（1）急性感染或病情严重者卧床休息；保持室内空气流通，维持适宜的温度、湿度，注意保暖；使用防臭、除臭剂，消除室内异味；避免到空气污染的公共场所，戒烟、避免接触呼吸道感染患者。

（2）加强营养，摄入总热量以不低于 3 000kcal/d 为宜，指导患者多进食肉类、蛋类、豆类及新鲜蔬菜、水果等高蛋白、高热量及富含维生素和矿物质的饮食，增强机体抵抗力；高热者给予物理降温，鼓励患者多饮水，保证摄入足够的水分，饮水量在 1.5～2L/d，利于痰液稀释，易于咳出。大咯血时应暂禁食。

2. 病情观察　观察患者咳嗽、咳痰的量、颜色、黏稠度及痰液的气味，咳嗽、咳痰与体位的关系；有无咯血，以及咯血的量、性质；有无胸闷、气急、烦躁不安、面色苍白、神色紧张、出冷汗等异常表现，并密切观察患者体温、心率、呼吸、血压的变化，警惕窒息的发生。

3. 体位引流护理　体位引流是利用重力作用促使呼吸道分泌物流入支气管、气管排出体外。有助于排除积痰，减少继发感染和全身中毒症状。对痰多、黏稠而不易排除者，其作用有时不亚于抗生素，具体措施如下：

（1）引流前向患者说明体位引流的目的及操作过程，消除顾虑，取得患者的合作。

（2）根据病变部位及患者自身体验，采取相应体位。原则上抬高患肺位置，使引流支气管开口向下，同时辅以拍背，以借重力作用使痰液流出。

（3）引流宜在饭前进行，以免饭后引流导致呕吐。引流 1～3 次/d，15～20min/次，时间安排在早晨起床时、晚餐前及睡前。

（4）引流过程中鼓励患者做深呼吸及有效咳嗽，以利于痰液排出；同时注意观察患者反应，如出现咯血、头晕、发绀、呼吸困难、出汗、疲劳等症状，及时停止。

（5）对痰液黏稠者，先用生理盐水超声雾化吸入或服用祛痰药（氯化铵、溴己新等），以稀释痰液，提高引流效果。

（6）引流完毕，给予清水漱口，去除痰液气味，保持口腔清洁，记录排出的痰量和性质，必要时送检。引流过程中应有护士或家人的协助。

4. 预防咯血窒息的护理　如下所述。

（1）嘱少量咯血患者卧床休息，大咯血者绝对卧床休息，取侧卧位或头侧平卧位，避免窒息。

（2）准备好抢救物品（如吸引器、氧气、气管插管、气管切开包、鼻导管、喉镜、止血药、呼吸兴奋剂、升压药及备血等）。

（3）如果发现患者咯血时突然出现胸闷、气急、发绀、烦躁、神色紧张、面色苍白、冷汗、突然坐起等，应怀疑患者发生了窒息，立即通知医师；同时让患者侧卧取头低脚高位，轻拍背部，协助将血咯出；无效时可直接用鼻导管抽吸，必要时行气管插管或气管切开，以解除呼吸道梗阻。

（4）发生大咯血时，安慰患者，嘱其保持镇静，不能屏气，将血轻轻咯出。

5. 心理护理 以尊重、亲切的态度，多与患者交谈，给予心理支持，帮助患者树立治疗信心，消除紧张、焦虑情绪；发生大咯血时，守护在患者身边，安慰患者，轻声、简要解释病情，减轻患者的紧张情绪，消除恐惧感，告知患者心情放松有利止血，并配合治疗。

四、健康教育

（1）做好麻疹、百日咳等呼吸道传染性疾病的预防接种工作，积极防治支气管肺炎、肺结核等呼吸道感染；治疗上呼吸道的慢性病灶，如扁桃体炎、鼻窦炎、龋齿等，减少呼吸道反复感染的机会。急性感染期，选用有效的抗生素，防止病情加重。注意口腔清洁卫生，用复方硼酸溶液漱口，一日数次。痰液经灭菌处理或焚烧。

（2）锻炼身体，避免受凉，减少刺激性气体吸入，务必戒烟。

（3）教会患者体位引流的方法和选择体位的原则，如两上肺叶的病变，选择坐位或头高脚低的卧位；中、下肺叶的病变，选择头低脚高的健侧卧位。体位的选择不宜刻板，患者还可根据自身体验（有利于痰液排除的体位）选择最佳的引流体位。指导患者和家属掌握有效咳嗽、雾化吸入的方法，观察感染，咯血等症状，以及引流过程中不良反应的处理，一旦症状加重，及时就诊。

（4）向患者说明咯血量的多少与病情程度不一定成正比，咯血时不要惊慌，及时就诊。

（5）对并发肺气肿者应进行呼吸功能锻炼。

（卢彩平）

第六节 肺炎

肺炎是指终末气道、肺泡和肺间质的炎症，可由病原微生物、理化因素、免疫损伤、过敏及药物所致，是呼吸系统的常见疾病，任何季节都会发病，但冬季和早春多见，任何年龄均有可能被感染。在我国，发病率及病死率高，尤其是老年人或免疫功能低下者，在各种致死病因中居第五位。随着抗生素的应用和发展，其病死率明显下降，但是，老年人及免疫功能低下者并发肺炎时，其病死率仍较高。临床表现主要有发热、咳嗽、咳痰和呼吸困难等，肺部 X 线可见炎性浸润阴影。肺炎预后良好，可以恢复其原来的结构和功能。

一、肺炎链球菌肺炎

肺炎链球菌肺炎是由肺炎链球菌所引起的肺实质的炎症，为最常见的细菌性肺炎，约占社区获得性肺炎的半数。本病以冬季与初春为高发季节，多发生于原先健康的青壮年男性，老年或婴幼儿呼吸道免疫功能受损或有慢性基础疾病等均易遭受肺炎链球菌侵袭。临床起病急骤，患者均有寒战、高热、胸痛、咳嗽和血痰等症状。近年来因抗生素及时广泛的应用，发病率逐渐下降，不典型病例较前增多。

1. 护理评估 如下所述。

（1）健康史：询问患者发病情况，有无受凉淋雨、过度疲劳、醉酒，是否年老体弱、长期卧床、意识不清、吞咽和咳嗽反射障碍、患慢性或重症疾病；是否长期使用糖皮质激素或免疫抑制剂、接受机械通气及大手术等；了解患者既往的健康状况，起病前是否存在使机体抵抗力下降、呼吸道防御功能受损的因素。

（2）身体评估

1）症状：典型表现为起病急骤，畏寒、高热，全身肌肉酸痛，体温通常在数小时内升至 39 ~ 40℃，呈稽留热型。患侧胸痛，可放射至肩部或腹部，咳嗽或深呼吸时加剧。咳嗽，咳痰，痰中带血，典型者咳铁锈色痰。当病变范围广泛时，引起呼吸功能受损，表现为呼吸困难、发绀等。

2）体征：患者呈急性病容，面颊绯红，鼻翼扇动，皮肤灼热、干燥，口角及鼻甲周围可出现单纯性疱疹；早期肺部无明显异常体征。肺实变时，触觉语颤增强，叩诊浊音，听诊闻及支气管呼吸音，消散期可闻及湿啰音。严重者有发绀，心率过速或心律不齐。

（3）心理－社会状况：由于肺炎起病多急骤，短期内病情严重，加之高热和全身中毒症状明显，患者及家属常有焦虑不安；当出现较严重的并发症时，患者会出现忧虑和恐惧。

（4）辅助检查

1）血常规：除年老体弱、酗酒、免疫功能低下者白细胞计数可不增高外，其余白细胞计数升高，中性粒细胞多在 80% 以上，伴核左移。

2）痰液检查：痰涂片发现典型的革兰染色阳性，带荚膜的双球菌或链球菌。

3）胸部 X 线检查：早期仅见肺纹理增多，随着病情进展，表现为大片炎性浸润阴影或实变影，在消散期，X 线显示炎性浸润逐渐吸收，可有片状区域吸收较快，呈现"假空洞"征。

2. 治疗原则　如下所述。

（1）早期应用抗生素治疗：首选青霉素 G，滴注时每次尽可能在 1h 内滴完，以达到有效的血药浓度。青霉素过敏者，可选用红霉素、头孢菌素等。

（2）抗生素治疗时应给予支持治疗及对症治疗，如卧床休息，保证热量、维生素及蛋白质的摄入量，纠正脱水，维持水、电解质平衡。

（3）有感染性休克时按感染性休克治疗方法处理。

二、肺炎支原体肺炎

肺炎支原体肺炎是由肺炎支原体（mycoplasma pneumoniae）引起的呼吸道和肺部的急性炎症改变。本病约占非细菌性肺炎的 1/3 以上，或各种原因引起的肺炎的 10%。常于秋冬季节发病。患者以儿童和青年人居多，婴儿有间质性肺炎时应考虑支原体肺炎的可能性。本病经有效治疗多在 2~4 周内痊愈，有严重并发症者可使病程迁延。

1. 护理评估　如下所述。

（1）健康史：起病通常缓慢，发病前常有鼻炎、咽炎等前驱症状。

（2）身体评估

1）症状：有咽痛、咳嗽、畏寒、发热、头痛、乏力、肌痛等症状。咳嗽多为阵发性刺激性呛咳，咳少量黏液，发热可持续 2~3 周，体温恢复正常后可能仍有咳嗽。

2）体征：肺部体征多不明显，一般无肺实变体征，可有局限性呼吸音减低及少量干湿性啰音。

（3）心理－社会状况：患者对本病的病因及预防知识缺乏，常因剧烈的咳嗽而烦躁不安、焦虑。

（4）辅助检查：血常规白细胞总数正常或稍增高，以中性粒细胞为主；可有血沉增快；血清学检查是确诊肺炎支原体感染最常用的检测手段；X 线表现无特征性。

2. 治疗原则　如下所述。

（1）早期使用适当的抗生素可以减轻症状，缩短疗程至 7~10d。肺炎支原体肺炎可在 3~4 周自行消散。

（2）治疗首选药物为大环内酯类抗生素，红霉素静脉滴注速度不宜过快，浓度不宜过高，以免引起疼痛及静脉炎。用药疗程不少于 10d。青霉素或头孢菌素类抗生素无效。

（3）对剧烈呛咳者，应适当给予镇咳药。

三、军团菌肺炎

军团菌肺炎是由革兰染色阴性嗜肺军团杆菌引起的一种以肺炎为主的全身性疾病，又称军团病，1976 年被确认。该菌存在于水和土壤中，常经供水系统、空调和雾化吸入而被吸入，引起呼吸道感染，可呈小的暴发流行，夏季与初秋为多发季节，常侵及老年人、患有慢性病或免疫功能受损者。

1. 护理评估　如下所述。

（1）健康史：一般起病缓慢，也可经 2~10d 潜伏期后突然发病。老年人或原有慢性疾病、血液病、恶性肿瘤、艾滋病或接受免疫抑制剂致免疫功能低下者易患本病。

（2）身体评估

1）症状：开始有倦怠、乏力和低热，1~2d 后出现高热、寒战、肌痛、头痛。呼吸道症状为咳嗽、痰少而黏稠，痰可带血，一般不呈脓性。可伴胸痛，进行性呼吸困难；消化道症状为恶心、呕吐和水样腹泻；严重者有焦虑、感觉迟钝、定向障碍、谵妄等神经精神症状，并可出现呼吸衰竭、休克和肾功能损害。

2）体征：20% 的患者可有相对缓脉，肺实变体征，两肺散在干、湿啰音，心率加快，胸膜摩擦音。

（3）心理－社会状况：本病起病急骤，短期内病情严重，患者常因疾病来势凶猛而烦躁不安、焦虑。

（4）辅助检查：血白细胞计数多超过 $10 \times 10^9/L$，中性粒细胞核左移，血沉快。动脉血气分析可提示低氧血症。支气管抽吸物、胸腔积液、支气管肺泡灌洗液做革兰染色可以查见细胞内的军团杆菌。

2. 治疗原则　如下所述。

（1）首选红霉素，用药 2~3 周，必要时可加利福平，或多西环素疗程 3 周以上，否则易复发。

（2）氨基糖苷类和青霉素、头孢菌素类抗生素对本病无效。

四、传染性非典型肺炎

传染性非典型肺炎是由 SARS 冠状病毒（SARS－Cov）引起的具有明显传染性、可累及多个脏器系统的特殊肺炎，世界卫生组织（WHO）将其命名为严重急性呼吸综合征（severe acute respiratory syndrome，SARS）。主要临床特征为急性起病、发热、干咳、呼吸困难、白细胞不高或降低、肺部阴影及抗生素治疗无效。本病依据报告病例计算的平均死亡率达 9.3%。人群普遍易感，呈家庭和医院聚集性发病，多见于青壮年，儿童感染率较低。

1. 护理评估　如下所述。

（1）健康史：询问患者接触史、家族史、个人史及既往健康情况，有无与 SARS 患者密切接触（指与 SARS 患者共同生活，照顾 SARS 患者，或曾经接触 SARS 患者的排泄物，特别是气道分泌物），特别询问是否到过收治 SARS 患者的医院和场所等不知情接触史。是否到过 SARS 流行地区，家族中有无相同患者；了解病程经过以及诊治情况，患者近期活动范围等；其潜伏期为 2~10d。

（2）身体评估

1）症状：起病急骤，发热，体温常大于38℃，有寒战、咳嗽、少痰，偶有血丝痰，心悸、气促，甚至呼吸窘迫；伴有肌肉酸痛、头痛、关节痛、乏力和腹泻。患者多无上呼吸道卡他症状。

2）体征：肺部体征多不明显，部分患者可闻及少许湿啰音，或有肺实变体征。

（3）心理－社会状况：评估患者因患病以及隔离治疗是否表现有焦虑、忧郁、恐惧、悲观、自卑、孤独等心理反应，评估家庭成员对患者的态度、关心程度、照顾方式、患者的经济状况等。

（4）辅助检查

1）血液检查：血白细胞计数不升高，或降低，常有淋巴细胞减少，血小板降低。部分患者血清转氨酶、乳酸脱氢酶等升高。

2）病原学检查：早起用鼻咽部冲洗或吸引物、血、尿、便等标本进行病毒分离和聚合酶链反应（PCR）。平行检测进展期和恢复期双份血清 SARS 病毒特异性 IgM、IgG 抗体，抗体阳转或 4 倍以上升高，具有病原学诊断意义。

3）胸部 X 线检查：早期无异常，1 周内逐渐出现肺纹理粗乱的间质性改变、斑片状或片状渗出影，典型的改变为磨玻璃影及肺实变影。在 2~3d 波及一侧肺野或两肺，约半数波及双肺。病灶多在中下叶呈外周分布。

2. 治疗原则　以对症治疗为主，卧床休息，加强营养支持和器官功能保护，酌情静脉输液及吸氧，注意消毒隔离，预防交叉感染；已明确并发细菌感染者，及时选用敏感的抗生素；给予抗病毒药物，如利巴韦林、阿昔洛韦等，发病早期给予奥司他韦有助于减轻发病和症状；重症患者酌情使用糖皮质激素，密切注意其不良反应和SARS并发症。出现低氧血症的患者，使用无创机械通气，持续用至病情缓解，效果不佳或出现ARDS，及时进行有创机械通气治疗。出现休克或多器官功能障碍综合征，应予相应治疗。

五、肺炎患者的护理

1. 环境　室内阳光充足、空气新鲜，每日定时通风，保持适宜的温湿度。病房环境保持整齐、清洁、安静和舒适并适当限制探视。

2. 休息　急性期卧床休息，尤其对于体温尚未恢复的患者，卧床休息可以减少组织耗氧量，利于机体组织的修复。卧床休息时，协助患者取半卧位，可增强肺通气量，减轻呼吸困难。应尽量将治疗、检查与护理操作集中进行，避开患者的睡眠和进餐时间，确保患者得到充分的休息。

3. 饮食　高热时，应及时补充营养和水分，给予高热量、高蛋白、高维生素、易消化的流质或半流质饮食。鼓励患者多饮水，每日饮水量在2 000ml以上。高热、暂不能进食者需静脉补液，滴速不宜过快，以免引起肺水肿。有明显麻痹性肠梗阻或胃扩张时，应暂时禁食、禁水，给予胃肠减压，直至肠蠕动恢复。

4. 病情观察　如下所述。

（1）意识状态：肺炎患者若出现烦躁不安或反应迟钝等精神症状时，须警惕休克的发生。

（2）脉搏：脉搏的强度和频率是观察休克症状的重要依据。脉搏快而弱后往往出现血压下降；脉搏细弱不规则或不能触及，表示血容量不足或心力衰竭。

（3）呼吸：休克患者呼吸浅促，若呼吸深而快常提示代谢性酸中毒。

（4）血压及脉压：早期血压下降，若在10.6/6.7kPa（80/50mmHg）以下，脉压差小，提示严重感染引起毛细血管通透性增加，周围循环阻力增加，心排量减少，有效血容量不足，病情严重。

（5）尿量：是观测休克期病情变化的重要指标，休克严重时常发生尿量减少或无尿。监测每小时尿量和尿比重，准确记录24h出入量。

（6）皮肤黏膜色泽及温湿度：反应皮肤血液灌注情况，如面、唇、甲床苍白和四肢厥冷，显示血液灌注不足。

（7）痰液：观察痰液的量、颜色和气味。如肺炎链球菌肺炎呈铁锈色痰，克雷白杆菌肺炎典型痰液为砖红色胶冻状，厌氧菌感染者痰液多有恶臭味等。

（8）监测血白细胞计数和分类计数、动脉血气分析结果。

5. 高热护理　如下所述。

（1）寒战时注意保暖，及时添加被褥，使用热水袋时防止烫伤，一般寒战可持续半小时左右，此期禁止物理降温。

（2）高热时，应给予物理降温，如酒精擦浴、冰袋、冰帽等方法，物理降温的同时，要注意保暖，如足底部置热水袋保暖。高热持续不退者，遵医嘱给予解热镇痛药物。

（3）大量出汗应及时更换衣服和被褥，协助擦汗，避免着凉，并注意保持皮肤的清洁干燥。

（4）做好口腔护理：高热使唾液分泌减少，口腔黏膜干燥，同时机体抵抗力下降，易引起口唇干裂、口唇疱疹、口腔炎症、溃疡。因此，应做好口腔护理，协助患者漱口或用漱口液清洁口腔，口唇干裂可涂润滑油保护。

（5）卧床休息，以减轻头痛、乏力、肌肉酸痛症状。

（6）高热伴烦躁不安者，应注意安全护理，防止摔伤，必要时，应用约束带。

6. 保持呼吸道通畅　指导患者进行有效咳嗽，协助排痰，采取翻身、拍背、雾化吸入等措施。对痰量较多且不易咳出者，遵医嘱应用祛痰剂。协助患者取半卧位休息，以增强肺通气量，减轻呼吸困难。有气急发绀者，应给予氧气吸入，流量为2~4L/min。

7. 胸痛患者　应采取患侧卧位，也可在呼气状态下用宽胶布固定胸廓，降低呼吸幅度而减轻痛苦，必要时遵医嘱给予止疼药。早期干咳而胸痛明显者，遵医嘱使用镇咳剂治疗以减轻疼痛。

8. 休克型肺炎的观察和护理 如下所述。

（1）将患者安置在监护室，专人护理：取抬高头胸部约20°，抬高下肢约30°的仰卧中凹位，以利于呼吸和静脉血回流，增加心排出量。尽量减少搬动，并注意保暖。

（2）迅速建立两条静脉通路，遵医嘱给予扩充血容量、纠正酸中毒、应用血管活性药物和糖皮质激素等抗休克治疗及应用抗生素抗感染治疗，恢复正常组织灌注，改善微循环功能。

1）扩充血容量：扩容是抗休克的最基本措施。一般先输低分子右旋糖酐，以迅速扩充血容量、降低血黏稠度、防止 DIC 的发生；继之输入 5% 葡萄糖盐水、复方氯化钠溶液、葡萄糖溶液等。输液速度应先快后慢，输液量宜先多后少，可在中心静脉压的监测下决定补液的量和速度。扩容治疗要求达到比较理想的效果：收缩压大于 90mmHg（12.0kPa），脉压大于 30mmHg（4.0kPa）。中心静脉压不超过 10cmH$_2$O；尿量多于 30ml/h；脉率少于 100 次/min；患者口唇红润、肢端温暖。

2）纠正酸中毒：常用 5% 碳酸氢钠溶液静脉滴注。纠正酸中毒可以增强心肌收缩力，改善微循环。

3）血管活性药物：在补充血容量和纠正酸中毒后，末梢循环仍无改善时可应用血管活性药物，如多巴胺、酚妥拉明、间羟胺等。血管活性药物应由单独一路静脉输入，并随时根据血压的变化来调整滴速。滴注多巴胺时，要注意药液不得外渗至组织中，以免引起局部组织的缺血坏死。

4）抗感染治疗：应早期使用足量有效的抗生素，重症患者常需联合用药并经静脉给药。用药过程中，要注意观察疗效和不良反应，发现异常及时报告并处理。

5）糖皮质激素的应用：病情严重，经上述药物治疗仍不能控制者，可使用糖皮质激素，以解除血管痉挛，改善微循环，稳定溶酶体膜，以防酶的释放，从而达到抗休克的作用。常用氢化可的松、地塞米松加入葡萄糖液中静脉滴注。

9. 心理护理 以通俗易懂的语言耐心讲解疾病的知识，各种检查、治疗和护理的目的。特别是休克型肺炎患者，及时与患者及家属进行沟通，减轻其心理负担，使患者能够积极配合治疗。

六、健康教育

1. 对疾病相关知识的宣教 讲解肺炎的病因和诱因，指导患者避免受凉、淋雨、吸烟、酗酒和防止过度疲劳。有皮肤痈、疖、伤口感染、毛囊炎、蜂窝织炎时及时治疗，尤其是免疫功能低下者和慢支、支气管扩张者。

2. 自我护理与疾病监测的指导 慢性病、年老体弱、长期卧床者，应注意经常改变体位、翻身、拍背、咳出气道痰液，有感染征象时及时就诊。

3. 饮食与活动的指导 增加营养的摄入，保证充足的休息时间，劳逸结合，生活有规律性。积极参加体育锻炼，增强体质，防止感冒。

4. 用药的指导 指导患者遵医嘱按时服药，了解肺炎治疗药物的疗效、用法、疗程、不良反应，防止自行停药或减量，定期随访。

（卢彩平）

第七节　肺脓肿

肺脓肿是由多种病原菌引起肺实质坏死的肺部化脓性感染。早期为肺组织的化脓性炎症，继而坏死、液化，由肉芽组织包绕形成脓肿。临床特征为高热、咳嗽和咳大量脓臭痰。胸部 X 线显示一个或多发的含气液平的空洞，如多个直径小于 2cm 的空洞则称为坏死性肺炎。本病可见于任何年龄，青壮年男性及年老体弱有基础疾病者多见。自抗生素广泛应用以来，肺脓肿发病率明显降低。

病原体常为上呼吸道、口腔的定植菌，包括需氧、厌氧和兼性厌氧菌。90% 肺脓肿患者并发有厌氧菌感染。常见的其他病原体包括金黄葡萄球菌、化脓性链球菌、肺炎克雷白杆菌和铜绿假单胞菌。根据感染途径，肺脓肿可分为三种类型：吸入性肺脓肿、继发性肺脓肿和血源性肺脓肿。

一、护理评估

1. 健康史　了解患者有无意识障碍、肺部感染，以及齿、口、鼻咽部感染等相关病史；询问有无手术、劳累、醉酒、受凉和脑血管病等病史，以及身体其他部位的感染病史；了解细菌的来源和脓肿的发生方式。

2. 身体评估　如下所述。

（1）症状：急性起病，畏寒、高热，体温达 39～40℃，伴有咳嗽、咳黏痰或黏液脓性痰。炎症累及壁层胸膜可引起胸痛，且与呼吸有关。病变范围大时可出现气促。此外还有精神不振、全身乏力、食欲减退等全身中毒症状。如感染控制不及时，可于发病的 10～14 d，突然咳出大量脓臭痰及坏死组织，每日可达 300～500ml，静置后可分为 3 层。偶有 1/3 患者有不同程度的咯血，偶有中、大量咯血而突然窒息致死。一般在咳出大量脓痰后，体温明显下降，全身中毒症状随之减轻，数周内一般情况逐渐恢复正常。肺脓肿破溃到胸膜腔，可出现突发性胸痛、气急，出现脓气胸。部分患者缓慢发病，仅有一般的呼吸道感染症状。血源性肺脓肿多先有原发病灶引起的畏寒、高热等全身脓毒症的表现。经数日或数周后才出现咳嗽、咳痰，痰量不多，极少咯血。慢性肺脓肿患者常有咳嗽、咳脓痰、反复发热和咯血，持续数周到数日。可有贫血、消瘦等慢性中毒症状。

（2）体征：与肺脓肿的大小和部位有关。初起时肺部可无阳性体征，或患侧可闻及湿啰音；病变继续发展，可出现肺实变体征，可闻及支气管呼吸音；肺脓腔增大时，可出现空瓮音；病变累及胸膜可闻及胸膜摩擦音或呈现胸腔积液体征。血源性肺脓肿多无阳性体征。慢性肺脓肿常有杵状指（趾）。

3. 心理-社会状况　急性肺脓肿起病急，症状明显，患者易产生紧张不安的情绪；慢性肺脓肿病程长，破坏了正常的工作、生活秩序，咳出大量脓性臭痰，无论对本人还是其他人都是一种不良刺激，患者常出现情绪抑郁，表现为悲观、失望、焦虑等。

4. 辅助检查　如下所述。

（1）血常规检查：急性肺脓肿血白细胞总数可达（20～30）×10^9/L，中性粒细胞在 90% 以上，核明显左移，常有中毒颗粒。慢性患者的白细胞可稍有升高或正常，红细胞和血红蛋白减少。

（2）痰细菌学检查：气道深部痰标本细菌培养可有厌氧菌和（或）需氧菌存在。

（3）胸部 X 线检查：X 线胸片早期可见大片浓密模糊浸润阴影，边缘不清或团片状浓密阴影。脓肿形成，脓液排出后，可见圆形透亮区及液平面。经脓液引流和抗生素治疗后，周围炎症先吸收，最后可仅残留纤维条索状阴影。血源性肺脓肿典型表现为两肺外侧有多发球形致密阴影，大小不一，中央有小脓腔和气液平面。

（4）纤维支气管镜检查：有助于明确病因、病原学诊断及治疗。

二、治疗原则

本病的治疗原则是抗菌药物治疗和脓液引流。

1. 抗菌药物治疗　一般选用青霉素。对青霉素过敏或不敏感者，可用林可霉素、克林霉素或甲硝唑等药物。若疗效不佳，要注意根据细菌培养和药物敏感试验结果选用有效抗菌药物。

2. 脓液引流　是提高疗效的有效措施。痰液黏稠不易咳出者可用祛痰药或雾化吸入生理盐水、祛痰药或支气管舒张剂以利痰液引流。身体状况较好者可采取体位引流排痰。

3. 支气管肺泡灌洗术（bronchoalveolar lavage，BAL）　是一种介入性操作，在纤维支气管镜直视下操作，能有效清除肺脓肿腔内的脓性分泌物，并可直接注入抗生素。

4. 手术治疗　略。

三、护理措施

1. 环境　肺脓肿患者咳痰量大，常有厌氧菌感染，痰有臭味，应保持室内空气流通，同时注意保暖，如有条件最好住单间。

2. 饮食护理　由于脓肿的肺组织在全身消耗严重的情况下修复困难，机体需要较强的支持疗法，应加强营养，给予高蛋白、高维生素、高热量、易消化饮食，食欲欠佳者应少量多餐。

3. 咳嗽、咳痰的护理　肺脓肿患者通过咳嗽排出大量脓痰。应鼓励患者进行有效的咳嗽，经常活动和变换体位，以利痰液排出。鼓励患者增加液体摄入量，以促进体内的水化作用，使脓痰稀释而易于咳出。要注意观察痰的颜色、性质、气味和静置后是否分层。准确记录 24h 痰液排出量。当发现血痰时，应及时报告医生，若痰中血量较多，要严密观察病情变化，并准备好抢救药品和用品，嘱患者头偏向一侧，最好取患侧卧位，注意大咯血或窒息的发生。

4. 体位引流的护理　体位引流有利于大量脓痰排出体外，根据病变部位采用肺段、支气管引流的体位，使支气管内痰液借重力作用，经支气管、气管排出体外。具体措施参见"支气管扩张"一节。对脓痰甚多，且体质虚弱的患者应做监护，以免大量脓痰涌出但无力咳出而窒息。年老体弱、呼吸困难明显者或在高热、咯血期间不宜行体位引流。必要时，应用负压吸引器给予经口吸痰或支气管镜抽吸排痰。痰量不多，中毒症状严重，提示引流不畅，应积极进行体位引流。发绀、呼吸困难、胸痛明显者，应警惕脓气胸。

5. 口腔护理　肺脓肿患者高热时间较长，唾液分泌减少，口腔黏膜干燥；又因咳大量脓臭痰，利于细菌繁殖，易引起口腔炎及黏膜溃疡；而大量抗生素的应用，易诱发真菌感染。因此要在晨起、饭后、体位引流后、临睡前协助患者漱口，做好口腔护理。

6. 用药护理　遵医嘱给予抗生素、祛痰药、支气管扩张剂，或给予雾化吸入。以利痰液稀释、排出。

7. 心理护理　本病患者常有焦虑、抑郁、内疚等不良心理状态。护理人员应富有同情心和责任感，向患者解释肺脓肿的有关知识，多进行安慰，对患者提出的问题耐心解答，建立，良好的护患关系，使患者能积极主动配合治疗，以缩短疗程，争取早日彻底康复。

四、健康教育

1. 疾病预防指导　让患者了解肺脓肿的感染途径，彻底治疗口腔、上呼吸道慢性感染病灶如龋齿、化脓性扁桃体炎、鼻窦炎、牙周溢脓等，以防止病灶分泌物吸入肺内，诱发感染。重视口腔清洁，经常漱口，多饮水，预防口腔炎的发生。积极治疗皮肤外伤感染、痈、疖等化脓性病灶，不挤压痈、疖，防止血源性肺脓肿的发生。不酗酒。

2. 疾病知识指导　如下所述。

（1）教会患者有效咳嗽、体位引流的方法，及时排出呼吸道异物，防止吸入性感染，保持呼吸道通畅，促进病变的愈合。

（2）指导慢性病、年老体弱患者家属经常为患者翻身、叩背，促进痰液排出，疑有异物吸入时要及时清除。

（3）肺脓肿患者的抗生素治疗需时较长，才能治愈，防止病情反复。患者及家属应了解其重要性，遵从治疗计划。

（姚良玉）

第八节　慢性阻塞性肺疾病

慢性阻塞性肺疾病（chronic obstructive pulmonary disease，COPD）是一种具有气流受限特征的可以预防和治疗的疾病，气流受限不完全可逆、呈进行性发展，与肺部对香烟烟雾等有害气体或有害颗粒的异常炎症反应有关。COPD 主要累及肺脏，但也可引起全身（或称肺外）的不良效应。

COPD 与慢性支气管炎和肺气肿密切相关。通常，慢性支气管炎是指在除外慢性咳嗽的其他已知原因后，患者每年咳嗽、咳痰 3 个月以上，并连续 2 年者。肺气肿则指肺部终末细支气管远端气腔出现异常持久的扩张，并伴有肺泡壁和细支气管的破坏而无明显的肺纤维化。当慢性支气管炎、肺气肿患者肺功能检查出现气流受限，并且不能完全可逆时，则能诊断为 COPD。如患者只有"慢性支气管炎"和（或）"肺气肿"，而无气流受限，则不能诊断为 COPD。

COPD 由于其病人数多，死亡率高，社会经济负担重，已成为一个重要的公共卫生问题。COPD 目前居全球死亡原因的第 4 位，世界银行/世界卫生组织公布，至 2020 年 COPD 将位居世界疾病经济负担的第 5 位。在我国，COPD 同样是严重危害人民身体健康的重要慢性呼吸系统疾病。

一、护理评估

1. 健康史　评估患者慢性支气管炎等既往呼吸道感染的病史；注意询问吸烟史；评估患者的生活环境和职业，是否长期接触有害物质及生产劳动环境；评估既往健康情况，有无慢性肺部疾病；此次患病的起病情况、表现特点和诊治经过等。

2. 病史特征　COPD 患病过程应有以下特征。

（1）吸烟史：多有长期较大量吸烟史。

（2）职业性或环境有害物质接触史：如较长期粉尘、烟雾、有害颗粒或有害气体接触史。

（3）家族史：COPD 有家族聚集倾向。

（4）发病年龄及好发季节：多于中年以后发病，症状好发于秋冬寒冷季节，常有反复呼吸道感染及急性加重史。随病情进展，急性加重越渐频繁。

（5）慢性肺源性心脏病史：COPD 后期出现低氧血症和（或）高碳酸血症，可并发慢性肺源性心脏病和右心衰竭。

3. 身体评估　如下所述。

（1）症状

1）慢性咳嗽：通常为首发症状。初起咳嗽呈间歇性，早晨较重，以后早晚或整日均有咳嗽，但夜间咳嗽并不显著。少数病例咳嗽不伴咳痰。也有部分病例虽有明显气流受限但无咳嗽症状。

2）咳痰：咳嗽后通常咳少量黏液性痰，部分患者在清晨较多；并发感染时痰量增多，常有脓性痰。

3）气短或呼吸困难：这是 COPD 的标志性症状，是使患者焦虑不安的主要原因，早期仅于劳力时出现，后逐渐加重，以致日常活动甚至休息时也感气短。

4）喘息和胸闷：不是 COPD 的特异性症状。部分患者特别是重度患者有喘息；胸部紧闷感通常于劳力后发生，与呼吸费力、肋间肌等容性收缩有关。

5）全身性症状：在疾病的临床过程中，特别在较重患者，可能会发生全身性症状，如体重下降、食欲减退、外周肌肉萎缩和功能障碍、精神抑郁和（或）焦虑等。

（2）体征：COPD 早期体征可不明显，随疾病进展，常有以下体征。

1）视诊及触诊：胸廓形态异常，包括胸部过度膨胀、前后径增大、剑突下胸骨下角（腹上角）增宽及腹部膨凸等；常见呼吸变浅，频率增快，辅助呼吸肌如斜角肌及胸锁乳突肌参加呼吸运动，重症可见胸腹矛盾运动；患者不时采用缩唇呼吸以增加呼出气量；呼吸困难加重时常采取前倾坐位；低氧血症者可出现黏膜及皮肤发绀，伴右心衰竭者可见下肢水肿、肝脏增大。

2）叩诊：由于肺过度充气使心浊音界缩小，肺肝界降低，肺叩诊可呈过度清音。

3）听诊：两肺呼吸音可减低，呼气相延长，平静呼吸时可闻干性啰音，两肺底或其他肺野可闻湿啰音；心音遥远，剑突部心音较清晰响亮。

4. 临床分期　COPD 病程可分为急性加重期与稳定期。

（1）COPD 急性加重期是指患者出现超越日常状况的持续恶化，并需改变基础 COPD 的常规用药者，通常在疾病过程中，患者短期内咳嗽、咳痰、气短和（或）喘息加重，痰量增多，呈脓性或黏脓性，可伴发热等炎症明显加重的表现。

（2）稳定期则指患者咳嗽、咳痰、气短等症状稳定或症状轻微。

5. 心理 - 社会状况　由于病程长、病情反复发作、健康状况每况愈下，患者出现逐渐加重的呼吸困难,导致劳动能力逐渐丧失,同时也给患者带来较重的精神负担和经济负担,患者易出现焦虑、悲观、沮丧等心理反应,甚至对治疗失去信心。病情一旦发展到影响工作和生活时,患者容易产生自卑和孤独的心理。

6. 辅助检查 如下所述。

(1)肺功能检查:肺功能检查是判断气流受限的客观指标,其重复性好,对 COPD 的诊断、严重程度评价、疾病进展、预后及治疗反应等均有重要意义。气流受限是以第一秒用力呼气量(FEV$_1$)占用力肺活量百分比(FEV$_1$/FVC)降低来确定的。FEV$_1$/FVC 是 COPD 的一项敏感指标,可检出轻度气流受限。FEV$_1$ 占预计值的百分比(FEV$_1$% 预计值)是中、重度气流受限的良好指标,它变异性小,易于操作,应作为 COPD 肺功能检查的基本项目。

(2)胸部 X 线检查:X 线检查对确定肺部并发症及与其他疾病(如肺间质纤维化、肺结核等)鉴别有重要意义。COPD 早期 X 线胸片可无明显变化,以后出现肺纹理增多、紊乱等非特征性改变;主要 X 线体征为肺过度充气。并发肺动脉高压和肺源性心脏病时,除右心增大的 X 线征外,还可有肺动脉圆锥膨隆,肺门血管影扩大及右下肺动脉增宽等。

(3)动脉血气分析:血气异常首先表现为轻、中度低氧血症。随疾病进展,低氧血症逐渐加重,并出现高碳酸血症。

(4)其他检查:低氧血症时,血红蛋白及红细胞可增高。并发感染时外周血白细胞增高,核左移,痰培养可检出各种病原菌,常见者为肺炎链球菌、流感嗜血杆菌、卡他莫拉菌、肺炎克雷白杆菌等。

二、治疗原则

1. COPD 稳定期治疗 如下所述。

(1)治疗目的

1)减轻症状,阻止病情发展。

2)缓解或阻止肺功能下降。

3)改善活动能力,提高生活质量。

4)降低病死率。

(2)教育与管理:主要内容包括:①教育与督促患者戒烟;②使患者了解 COPD 的病理生理与临床基础知识;③掌握一般和某些特殊的治疗方法;④学会自我控制病情的技巧,如腹式呼吸及缩唇呼吸锻炼等;⑤了解赴医院就诊的时机;⑥社区医生定期随访管理。

(3)控制职业性或环境污染:避免或防止粉尘、烟雾及有害气体吸入。

(4)药物治疗:根据疾病的严重程度,逐步增加治疗,如果没有出现明显的药物不良反应或病情的恶化,应在同一水平维持长期的规律治疗。根据患者对治疗的反应及时调整治疗方案。

1)支气管舒张剂:是控制 COPD 症状的主要治疗措施。主要的支气管舒张剂有 β$_2$ 受体激动剂、抗胆碱药及甲基黄嘌呤类。

2)糖皮质激素:长期规律吸入糖皮质激素较适用于 FEV$_1$ < 50% 预计值(Ⅲ级和Ⅳ级)并且有临床症状以及反复加重的 COPD 患者。目前常用剂型有沙美特罗 + 氟替卡松、福莫特罗 + 布地奈德。

3)其他药物:祛痰药;抗氧化剂;免疫调节剂;流感疫苗;中药。

(5)氧疗:COPD 稳定期进行长期家庭氧疗对具有慢性呼吸衰竭的患者可提高生存率。对血流动力学、血液学特征、运动能力、肺生理和精神状态都会产生有益的影响。

(6)康复治疗:包括呼吸生理治疗、肌肉训练、营养支持、精神治疗与教育等多方面措施。

(7)外科治疗:包括肺大疱切除术、肺减容术和肺移植术。

2. COPD 急性加重期的治疗 如下所述。

(1)确定 COPD 急性加重的原因。

(2)COPD 急性加重的诊断和严重性评价。

(3)院外治疗:对于 COPD 加重早期,病情较轻的患者可以在院外治疗,但需注意病情变化,及时决定送医院治疗的时机。院外治疗包括适当增加以往所用支气管舒张剂的剂量及频度。口服糖皮质激素，也可糖皮质激素联合长效 β_2 受体激动剂雾化吸入治疗。咳嗽痰量增多并呈脓性时应积极给予抗生素治疗。

（4）住院治疗：COPD 加重期主要的治疗方案如下。

1）根据症状、血气分析、胸部 X 线片等评估病情的严重程度。

2）控制性氧疗：氧疗是 COPD 加重期住院患者的基础治疗。

3）抗生素：COPD 急性加重多由细菌感染诱发，故抗生素在 COPD 加重期治疗中具有重要地位。

4）支气管舒张剂：短效 β_2 受体激动剂较适用于 COPD 急性加重期的治疗。若效果不显著，建议加用抗胆碱能药物。对于较为严重的 COPD 加重者，可考虑静脉滴注茶碱类药物。

5）糖皮质激素：在应用支气管舒张剂基础上，口服或静脉滴注糖皮质激素。

6）机械通气：可通过无创或有创方式给予机械通气，根据病情需要，可首选无创性机械通气。

7）其他治疗措施：维持液体和电解质平衡；注意补充营养。

三、护理措施

1. 环境　提供整洁、舒适、阳光充足的环境。保持室内空气新鲜，定时通风，但应避免对流，以免患者受凉。维持适宜的温湿度。

2. 饮食　根据患者的病情和饮食习惯，给予高热量、高蛋白、高维生素的易消化饮食，食物宜清淡，避免油腻、辛辣。避免过冷、过热及产气食物，以防腹胀而影响膈肌运动。指导患者少食多餐，避免因过度饱胀而引起呼吸不畅。注意保持口腔清洁卫生，以增进食欲，补充机体必需营养物质，预防营养不良及呼吸肌疲劳的发生；便秘者，应鼓励多进食富含纤维素的蔬菜和水果。在患者病情允许时，鼓励患者多饮水，每天保证饮水在 1 500ml 以上，足够的水分可保证呼吸道黏膜的湿润和病变黏膜的修复，有利于痰液的稀释和排出。

3. 休息　急性加重期，卧床休息，协助患者取舒适体位，以减少机体消耗。稳定期可适当活动，帮助患者制定活动计划，活动应量力而行，循序渐进，以患者不感到疲劳为宜。

4. 病情观察　监测患者呼吸频率、节律、深度及呼吸困难的程度。监测生命体征，尤其是血压、心率和心律的变化。观察缺氧及二氧化碳潴留的症状和体征。密切观察患者咳嗽、咳痰情况。注意有无并发症的发生。监测动脉血气分析、电解质、酸碱平衡状况。

5. 保持呼吸道通畅　及时清除呼吸道分泌物，保持气道通畅，是改善通气，防止和纠正缺氧与二氧化碳潴留的前提。护理措施包括胸部物理疗法、湿化和雾化、机械吸痰及必要时协助医生建立人工气道。

6. 用药护理　遵医嘱正确、及时给药，指导患者正确使用支气管解痉气雾剂。长期或联合使用抗生素可导致二重感染，应注意观察。

7. 氧疗护理　在氧疗实施过程中，应注意观察氧疗效果，如吸氧后患者呼吸困难减轻、呼吸频率减慢、发绀减轻、心悸缓解、活动耐力增加或动脉血 PaO_2 达到 55mmHg 以上，$PaCO_2$ 呈逐渐下降趋势，显示氧疗有效。应根据动脉血气分析结果和患者的临床表现，及时调整吸氧流量或浓度，达到既保持氧疗效果，又可防止氧中毒和二氧化碳麻醉的目的。注意保持吸入氧气的湿化，以免干燥的氧气对呼吸道产生刺激和气道黏液栓形成。输送氧气的导管、面罩、气管导管等应妥善固定，以使患者感到舒适；保持其清洁与通畅，所有吸氧装置均应定期消毒，专人使用，预防感染和交叉感染。向患者家属交代氧疗的重要性，嘱其不要擅自停止吸氧或变动氧流量。特别是睡眠时氧疗不可间歇，以防熟睡时呼吸中枢兴奋性减弱或上呼吸道阻塞而加重低氧血症。

8. 呼吸功能锻炼　适合稳定期患者，其目的是使浅而快的呼吸变为深而慢的有效呼吸。进行腹式呼吸和缩唇呼吸等呼吸功能训练，能有效加强膈肌运动，提高通气量，减少耗氧量，改善呼吸功能，减轻呼吸困难，增加活动耐力。具体方法如下。

（1）腹式呼吸训练：指导患者采取立位、坐位或平卧位，左、右手分别放在腹部和胸前，全身肌肉放松，静息呼吸。吸气时，用鼻吸入，尽力挺腹，胸部不动；呼气时，用口呼出，同时收缩腹部，胸廓保持最小活动幅度，缓呼深吸，增加肺泡通气量。理想的呼气时间应是吸气时间的2～3倍；呼吸7～8次/min，反复训练，10～20min/次，2次/d。熟练后逐步增加次数和时间，使之成为不自觉的呼吸习惯。

（2）缩唇呼吸训练：用鼻吸气用口呼气，呼气时口唇缩拢似吹口哨状，持续而缓慢地呼气，同时收缩腹部。吸与呼时间之比为1：2或1：3，尽量深吸缓呼，呼吸7～8次/min，10～15min/次，训练2次/d。缩唇呼气使呼出的气体流速减慢，延缓呼气气流下降，防止小气道因塌陷而过早闭合，改善通气和换气。

9. 心理护理　了解和关心患者的心理状况，经常巡视，患者在严重呼吸困难期间，护士应尽量在床旁陪伴，或者将呼叫器放在患者易取之处，听到呼叫立即应答。允许患者提问和表达恐惧心理，让患者说出或写出引起焦虑的因素，教会患者自我放松等缓解焦虑的方法，也有利于缓解呼吸困难，改善通气。稳定期应鼓励患者生活自理及进行社交活动，以增强患者自信心。

四、健康教育

（1）了解COPD的概况，包括COPD的定义，气流受限特点，防控COPD的社会经济意义等。

（2）知道通过长期规范的治疗能够有效控制其症状，不同程度地减缓病情进展速度。

（3）了解COPD的病因，特别是吸烟的危害以及大气污染、反复发生上呼吸道感染等因素的作用。

（4）了解COPD的主要临床表现。

（5）了解COPD的诊断手段，以及如何评价相关检查结果，包括X线胸片和肺功能测定结果。

（6）知道COPD的主要治疗原则，了解常用药物的作用、用法和不良反应，包括掌握吸入用药技术。

（7）根据我国制定的COPD防治指南，结合患者的病程和病情，医患双方制定出初步的治疗方案，包括应用抗胆碱能药物、茶碱和β₂受体激动剂、必要时吸入糖皮质激素甚至短期口服激素，以后根据病情变化及治疗反应（包括肺功能测定指标）不断调整和完善，并制定出相应的随访计划。

（8）了解COPD急性加重的原因、临床表现及预防措施。发生急性加重时能进行紧急自我处理。

（9）知道在什么情况下应去医院就诊或急诊。

（10）学会最基本的、切实可行的判断病情轻重的方法，如6min步行、登楼梯或峰流速测定。

（11）帮助至今仍吸烟者尽快戒烟并坚持下去，包括介绍戒烟方法，必要时推荐相关药品。

（12）介绍并演示一些切实可行的康复锻炼方法，如腹式呼吸、深呼吸、缩唇呼吸。

（13）对于符合指征且具备条件者，指导其开展长期家庭氧疗及家庭无创机械通气治疗。

（14）设法增强或调整患者的机体免疫力，减少COPD的急性加重。如接种肺炎疫苗和每年接种1次流感疫苗。

（姚良玉）

第二章

循环系统疾病护理

第一节　循环系统常见症状的护理

一、心悸

（一）定义

心悸是指患者自觉心跳或心慌，伴有心前区不适感。由各种原因引起的心动过速、心动过缓及心房颤动等心律失常，均易引起心悸。

正常情况下，人在静态或休息时不会感到自己的呼吸和心跳。如果在静态或休息状态下自觉心脏搏动并有不适感，则为心悸。此时，体格检查可发现心脏搏动增强、心率和心律变化，部分患者亦可正常。心悸是一种常见的临床症状，与患者的敏感性，以及心搏强度、速率或节律的变化有关。

（二）护理评估

1. 病因评估

（1）病史询问：患者有无心慌、心跳、心惊、胸部跳蹦，甚至感到心脏跳到咽喉部等症状；有无与心悸发生有关的心脏病病史或其他疾病病史，了解心功能状态；心悸与气候、环境、体力劳动、情绪、饮食起居、服药的关系。

（2）体格检查：重点了解心脏大小、脉搏、心率、心律与心音的变化，各瓣膜区有无杂音，有无贫血体征，有无甲状腺肿大等。

（3）实验室及其他辅助检查：除血常规、血糖及儿茶酚胺浓度外，应特别注意心电图、甲状腺功能检查的结果。

通过上述病史询问、相关体格检查和实验室及其他辅助检查，判断患者有无心悸，确定其心悸的性质为功能性或器质性。

2. 心悸发作时间、部位、性质、程度及其伴随症状

（1）时间：自第一次发作至今有多长时间，心悸发作的频率，每次发作持续与间隔的时间，突发性、暂时性还是持续性等，一般器质性心脏病引起的持续时间较长。

（2）部位：多数患者心悸位于心前区，少部分位于心尖波动处或胸骨下等，极少数患者从心前区直至咽喉部。

（3）性质和程度：心悸为主观感觉，依个人感受不同，其程度差异也较大。有心律失常引起的心悸，在检查患者的当时其心律失常不一定存在，因此，务必让患者详细陈述其发生心悸当时的主观感觉，如心跳是过快还是过慢、有无不规则样感觉等，帮助鉴别快速型或慢速型心律失常。

（4）伴随症状：心悸是否有前驱症状或伴有胸痛、呼吸困难、头晕、发热等症状，确定心悸的病因。

3. 目前诊断和治疗的情况　引起心悸的原因很多，其性质可能是功能性的，也可能是器质性的，

诊断和治疗也会存在很大差异，应仔细询问患者目前的诊断和用药情况，有无采用电学方法（如电复律、人工心脏起搏）、外科手术或其他治疗方法，疗效如何等。

4. 评估心悸对患者的影响　重点是评估患者目前的睡眠、工作和日常生活有无因心悸而改变，其程度如何，以及有无与心悸有关的情绪改变等。

（三）护理措施

1. 病情观察　注意心悸发生的时间、性质、程度、诱发或使其减轻的因素，以及呼吸困难、胸痛、晕厥等伴随症状的变化，重点观察心脏的体征，尤其是心率、心律的变化。监测心电图的变化及各相关检查的结果。

2. 心理护理　建立相互信任的护患关系，倾听患者的述说，了解患者的心理状态和心理需求，给予患者必要的精神安慰，解除紧张、焦虑的情绪，增强安全感和治疗的信心。对神经症患者更应关心。此外，舒适、安静的环境，有利于患者身心放松。

3. 控制诱发因素　包括限制饮酒、吸烟、饮用刺激性饮料；调整运动强度、工作压力和环境刺激；避免寒冷、刺激性谈话及电视或电影等。

4. 减轻症状

（1）休息：原则上根据心悸原发病的轻重、心功能不全的程度，决定如何休息。严重心律失常（阵发性室上性心动过速，多发、多源、连发的室性期前收缩伴 R on T 现象，Ⅱ度和Ⅲ度房室传导阻滞，发作频繁的窦性停搏等）者应卧床休息，直到心悸好转后再逐渐起床活动。心功能 3 级及以上者，应以绝对卧床休息为主。

（2）体位：心悸明显者卧床时应避免左侧卧位，因左侧卧位较易感觉到心悸；器质性心脏病伴心功能不全者，为减少回心血量和减轻心悸，宜取半坐卧位。衣服宜宽松，以免患者因衣服的束缚而使心悸加重。

（3）吸氧：对心律失常尤其是严重心律失常者，或器质性心脏病引起的心悸伴气急、不能平卧、发绀者，可行面罩或鼻导管吸氧，以增加重要脏器的氧供，提高血氧浓度，改善患者的自觉症状。

5. 饮食　器质性心脏病所致心悸者，应给予少盐、易消化饮食，少量多餐，以减轻水肿及心脏前负荷；多食富含维生素的水果、蔬菜，以利于心肌代谢，防止低钾；控制总热量，以降低新陈代谢，减轻心脏负担；避免饱餐，因饱餐可诱发室性期前收缩、阵发性室上性心动过速等心律失常，加重心悸。

6. 排便护理　养成良好排便习惯，防止便秘发生；适当增加全身运动量，增加直肠血供及肠蠕动，以利排便；做好腹部按摩或仰卧起坐运动，锻炼膈肌、腹肌和提肛肌力，促进排便；避免过久过度无效排便，导致心脏不适、脱肛、痔疮等。

7. 药物治疗的护理　抗心律失常药、强心药、利尿药、扩血管药、降血压药、肾上腺糖皮质激素、抗生素、抗甲状腺药等被用于治疗不同原因的心悸患者。护士应掌握上述药物的药理机制、使用方法和不良反应，用于指导药物疗效和不良反应的观察。

8. 特殊治疗的护理　对做心电监护、床旁血流动力学监测、电复律、人工心脏起搏等特殊检查和治疗的患者，必须做好相应的护理。

9. 健康教育

（1）指导患者正确描述症状，如心悸的时间、性质、程度、伴随症状、诱发或使症状减轻的因素等。

（2）应向患者说明心悸的原因和发生机制，避免过度劳累、精神刺激、情绪激动、饮酒、饮用咖啡和浓茶等可能诱发或加重心悸的因素。

（3）遵照医嘱用药，定期门诊随访。

二、心源性呼吸困难

（一）定义

呼吸困难（dyspnea），是指患者主观感到空气不足、呼吸费力，客观上表现为呼吸运动用力，严重时可出现张口呼吸、鼻翼翕动、端坐呼吸，甚至发绀，辅助呼吸肌参与活动，并伴有呼吸频率、深度与节律的改变。全身重要脏器疾病常伴有呼吸困难。心源性呼吸困难（cardiac dyspnea），又称气促或气急，是患者在休息和轻体力活动中自我感觉到的呼吸异常。循环系统疾病引起的呼吸困难最常见的病因是左心衰竭，也可出现于右心衰竭、心肌病、心包炎、心脏压塞时。由左心衰竭所致的呼吸困难较为严重。

（二）护理评估

1. 病史　询问患者有无心血管疾病、肺部疾病、神经精神性疾病、血液系统疾病及中毒症状等。呼吸困难发生与发展的特点，呼吸困难的表现形式或严重程度，引起呼吸困难的体力活动类型，睡眠情况，何种方法可使呼吸困难减轻，是否有咳嗽、咳痰、咯血、乏力等伴随症状。

2. 症状与体征的评估

（1）评估呼吸频率、节律、深度；脉搏；血压；意识状况；面容与表情；营养状况；体位；皮肤黏膜有无水肿、发绀；颈静脉有无怒张。

（2）胸部体征：两侧肺部是否可闻及湿啰音或哮鸣音，啰音的分布是否可随体位而改变。

（3）心脏检查：心脏有无扩大，心率、心律、心音有无改变，有无奔马律。

3. 相关因素评估

（1）实验室检查：评估血氧饱和度、血气分析，判断患者缺氧程度及酸碱平衡状况。

（2）肺部 X 线检查：有助于判断肺淤血、肺水肿或肺部感染的严重程度，有无胸腔积液或心包积液。

（3）评估呼吸困难对患者生理心理的影响：是否影响睡眠；随着呼吸困难的逐步加重，对日常生活和机体活动耐力的影响，能否生活自理；患者是否有精神紧张和焦虑不安甚至悲观绝望。

（三）护理措施

1. 调整体位　宜采取半卧位或坐位，尤其夜间睡眠应保持半卧位，以改善呼吸和减少回心血量。发生左心衰竭时，应迅速保持其两腿下垂坐位及给予其他对症措施；避免臂、肩、骶、膝部受压或滑脱，可用枕或软垫支托。可让患者伏于床旁桌上保持半卧位。

2. 氧疗　吸氧可增加血氧浓度，改善组织缺氧，减轻呼吸困难。给予氧气间断或持续吸入，根据缺氧程度调节氧流量，根据病情选择合适的湿化液。

3. 活动与休息　患者应尽量减少活动和不必要的谈话，以减少耗氧量，从而减轻呼吸困难。保持环境干净、整洁、空气流通，患者衣服宽松，盖被松软，减轻憋闷感；提供适合的温度和湿度，有利于患者的放松和休息。呼吸困难加重时，加强生活护理，照顾其饮食起居，注意口腔护理，协助大、小便等，以减轻心脏负荷。

4. 心理护理　多巡视、关心患者，经常和患者接触，了解其心理动态。鼓励患者充分表达自己的感受。告知患者通过避免诱因，合理用药可以控制病情继续进展，缓解症状；相反，焦虑不利于呼吸困难的改善，甚至加重病情。以安慰和疏导，稳定患者情绪，降低其交感神经的兴奋性，使患者心率减慢、心肌耗氧量减少而减轻呼吸困难。

5. 密切观察病情　如观察呼吸困难有无改善，皮肤发绀是否减轻，血气分析结果是否正常。及时发现病情变化，尤其需加强夜间巡视和床旁安全监护。

6. 遵医嘱用药　如给予抗心衰、抗感染等药物治疗，观察药物的不良反应。用药的目的是改善肺泡通气。静脉输液时严格控制滴速，通常是 20～30 滴/min，防止诱发急性肺水肿。准确记录出入量，以了解体液平衡情况。

三、心源性水肿

（一）定义

当人体血管外组织间隙体液积聚过多时称为水肿（edema）。心源性水肿是指由于各种心脏病所致的心功能不全引起体循环静脉淤血，使机体组织间隙有过多的液体积聚。心源性水肿最常见的病因是右心衰竭或全心衰竭，也可见于渗出性心包炎或缩窄性心包炎。其特点是早期出现在身体低垂部位，如卧床患者的背骶部或非卧床患者的胫前、足踝部，用指端加压水肿部位，局部可出现凹陷，称为压陷性水肿。重者可延及全身，出现胸腔积液、腹腔积液。

（二）护理评估

1. 病因或诱发因素评估　从既往病史中了解水肿的原因，如有无心脏病，是否伴活动后心悸、呼吸困难、不能平卧等。

2. 症状与体征的评估

（1）检查水肿的部位、范围、程度，压之是否凹陷，水肿部位皮肤是否完整。

（2）测量血压、脉搏、呼吸、体重、腹围等反映机体液体负荷量的项目，短时间内体重的骤然增加，也提示组织间隙有水钠潴留的可能。

（3）与水肿原发疾病有关的体征：如有无心脏杂音、颈静脉充盈、肝颈静脉回流征阳性、肝大、脾大等，注意有无胸水体征、腹水体征。

3. 相关因素评估

（1）根据水肿的特点，评估水肿与饮食、体位及活动的关系，导致水肿的原因，饮水量、摄盐量、尿量等。

（2）患者目前休息状况，用药名称、剂量、时间、方法及其疗效。

（3）实验室及其他检查：了解患者有无低蛋白血症及电解质紊乱。

（4）评估患者目前的心理状态：是否因水肿引起躯体不适和形象改变而心情烦躁，或因病情反复而失去信心。

（三）护理措施

1. 休息与体位　嘱患者多卧床休息，下肢抬高，伴胸水或腹水的患者宜采取半卧位。

2. 饮食护理　给予低盐、高蛋白、易消化的饮食。根据心功能不全程度和利尿治疗的效果限制钠盐。应向患者和家属说明钠盐与水肿的关系，告诉他们限制钠盐和养成清淡饮食习惯的重要性，注意患者口味和烹调技巧以促进食欲。根据病情适当限制液体摄入量。

3. 维持体液平衡

（1）观察尿量和体重的变化。

（2）严重水肿且利尿效果不佳时，每日进液量控制在前一天尿量加 500ml 左右。

（3）输液时应根据血压、心率、呼吸情况调节和控制滴数，以 20～30 滴/min 为宜。

4. 皮肤护理

（1）保持床单清洁、平整、干燥。给患者翻身、使用便盆时动作轻巧，无强行推、拉，防止擦伤皮肤。定时协助和指导患者更换体位，严重水肿可使用气垫床，预防压疮的发生。

（2）水肿局部血液循环不良，皮肤抵抗力低，感觉迟钝，破损后易感染，注意防护。

（3）用热水袋保暖时，水温不宜太高（<50℃），用毛巾包裹避免烫伤。

（4）肌内注射时应严密消毒皮肤并做深部肌内注射，拔针后用无菌棉球按压避免药液外渗，如有外渗，用无菌敷料包扎。

（5）对水肿明显的部位如骶、踝、足跟等处适当予以抬高，避免长时间受压。

（6）保持会阴部皮肤清洁、干燥，男患者可用托带支托阴囊。

（7）经常观察水肿部位及其他受压处皮肤有无发红、破溃现象；一旦发生压疮，积极按压疮进行处理。

5. 用药护理　遵医嘱使用利尿剂，观察用药后的尿量、体重变化及水肿消退情况，监测药物不良反应及有无电解质紊乱，观察有无低钠、低钾的症状。合理安排用药时间，利尿剂不宜晚间服用，以免夜间因排尿影响患者睡眠。

6. **病情观察** 准确记录24h液体出入量，每天用同一台体重秤、在同一时间测量患者体重。注意水肿的分布及程度变化，必要时测量腹围和下肢周径，了解腹水和下肢水肿的消退情况，判断病情发展及对药物治疗的反应。

7. **其他** 给予患者及其家人以心理支持，鼓励其坚持治疗，保持积极乐观的心态。

四、心源性晕厥

（一）定义

心源性晕厥是指由于心排血量突然骤减、中断或严重低血压而引起一过性脑缺血、缺氧，表现为突发的短暂意识丧失。

（二）护理评估

1. **病史** 向患者询问发作前有无诱因及先兆症状，发作的频率。有无器质性心脏病或其他疾病史，有无服药、外伤史。了解发作时的体位、晕厥持续时间、伴随症状等。

2. **病因评估** 通常病因包括严重心律失常和器质性心脏病。常见原因如下。

（1）心律失常：严重的窦性心动过缓、房室传导阻滞、心脏的停搏、阵发性室性心动过速等。

（2）心脏瓣膜病：严重的主动脉狭窄。

（3）心肌梗死。

（4）心肌疾病：梗阻性肥厚型心肌病。

（5）心脏压塞。

（6）其他：左房黏液瘤、二尖瓣脱垂等。

3. **症状与体征的评估**

（1）检查患者的生命体征、意识状态，有无面色苍白或发绀，有无心率、心律变化及心脏杂音。

（2）倾听患者晕厥发生前和苏醒后的主诉，有无头晕、心悸等。

（3）肢体活动能力，有无外伤。

4. **相关因素评估**

（1）实验室及其他检查：心电图、动态心电图、超声心电图等有助于判断晕厥的原因。

（2）晕厥发生时患者周围环境，看空气是否流通，是否人多嘈杂等，排除外界环境因素。

（3）评估当时周围环境是否安全、是否有利于施救。

（4）评估患者对晕厥发作的心理反应，是否有恐惧、沮丧的心情。

（三）护理措施

1. **发作时的护理** 立即平躺于空气流通处，将头部放低，同时松解衣领，注意保暖。尽可能改善脑供血，促使患者较快清醒。

2. **休息与活动** 晕厥发作频繁的患者应卧床休息，加强生活护理。嘱患者应避免单独外出，防止意外。

3. **避免诱发因素** 嘱患者避免剧烈活动、情绪激动或紧张、快速改变体位等，改善闷热、通风不良的环境，防止晕厥发生。一旦有头晕、黑矇等先兆时立即平卧，以免摔伤。

4. **遵医嘱给予治疗** 如心率显著缓慢的患者可予阿托品、异丙肾上腺素等药物或配合人工心脏起搏治疗；对其他心律失常患者可予抗心律失常药物。建议主动脉瓣狭窄、肥厚型心肌病患者有手术指征时尽早接受手术或其他治疗。

5. **心理护理** 耐心进行病情解释，宽慰患者，使其精神放松。

（姚良玉）

第二节　心力衰竭

在致病因素作用下，心功能必将受到不同程度的影响，即为心功能不全（heart insufficiency）。在疾病的早期，机体能够通过心脏本身的代偿机制以及心外的代偿措施，可使机体的生命活动处于相对恒定状态，患者无明显的临床症状和体征，此为心功能不全的代偿阶段。心力衰竭（heart failure），简称心衰，又称充血性心力衰竭，一般是指心功能不全的晚期，属于失代偿阶段，是指在多种致病因素作用下，心脏泵功能发生异常变化，导致心排血量绝对减少或相对不足，以致不能满足机体组织细胞代谢需要，患者有明显的临床症状和体征的病理过程。常见心力衰竭分类见图 2-1。

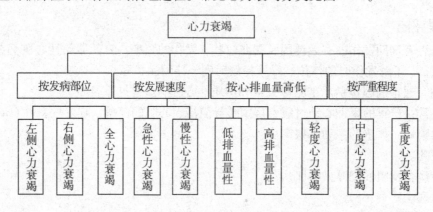

图 2-1　心力衰竭的分类

近年来，很多学者将心力衰竭按危险因素和终末等级进行了分类，并指出新的治疗方式可以改善患者的生活质量。

A 和 B 阶段指患者缺乏心力衰竭早期征象或症状，但存在有风险因素或心脏的异常，这些可能包括心脏形态和结构上的改变。

C 阶段指患者目前或既往有过心力衰竭的症状，如气短等。

D 阶段指患者目前有难治性心力衰竭，并适于进行特殊的进阶治疗，包括心脏移植。

一、病因与发病机制

（一）病因

1. 基本病因　心力衰竭的关键环节是心排血量的绝对减少或相对不足，而心排血量的多少与心肌收缩性的强弱、前负荷和后负荷的高低以及心率的快慢密切相关。因此，凡是能够减弱心肌收缩性、使心脏负荷过度和引起心率显著加快的因素均可导致心力衰竭的发生。

2. 诱因　如下所述。

（1）感染：呼吸道感染为最多，其次是风湿热。女性患者中泌尿道感染亦常见。亚急性感染性心内膜炎也常诱发心力衰竭。

（2）过重的体力劳动或情绪激动。

（3）钠盐摄入过多。

（4）心律失常：尤其是快速性心律失常，如阵发性心动过速、心房颤动等。

（5）妊娠分娩。

（6）输液（特别是含钠盐的液体）或输血过快或过量。

（7）洋地黄过量或不足。

（8）药物作用：如利舍平类、胍乙啶、维拉帕米、奎尼丁、肾上腺皮质激素等。

（9）其他：出血和贫血、肺栓塞、室壁膨胀瘤、心肌收缩不协调，乳头肌功能不全等。

（二）发病机制

心脏有规律的协调的收缩与舒张是保障心排血量的重要前提，其中收缩性是决定心排血量的最关键因素，也是血液循环动力的来源。因此，心力衰竭发病的中心环节，主要是收缩性减弱，但也可见于舒张功能障碍，或二者兼而有之。心肌收缩性减弱的基本机制包括：①心肌结构破坏，导致收缩蛋白和调节蛋白减少。②心肌能量代谢障碍。③心肌兴奋－收缩耦联障碍。④肥大心肌的不平衡生长。

二、临床表现与诊断

（一）临床表现

1. 症状和体征　心力衰竭的临床表现与左右心室或心房受累有密切关系。左侧心力衰竭的临床特点主要是由于左心房和（或）左心室衰竭引起肺淤血、肺水肿；右侧心力衰竭的临床特点是由于右心房和（或）右心室衰竭引起体循环静脉淤血和钠水潴留。发生左侧心力衰竭后，右心也常相继发生功能损害，最终导致全心心力衰竭。出现右侧心力衰竭后，左心衰竭的症状可有所减轻。

2. 辅助检查　如下所述。

（1）X线：左侧心力衰竭可显示心影扩大，上叶肺野内血管纹理增粗，下叶血管纹理细，有肺静脉内血液重新分布的表现，肺门阴影增大，肺间质水肿引起肺野模糊，在两肺野外侧可见水平位的Ker-ley B线。

（2）心脏超声：利用心脏超声可以评价瓣膜、心腔结构、心室肥厚以及收缩和舒张功能等心脏完整功能参数。其对心室容积的测定、收缩功能和局部室壁运动异常的检出结果可靠。可检测射血分数，心脏舒张功能。

（3）血流动力学监测：除二尖瓣狭窄外，肺毛细血管楔嵌压的测定能间接反应左房压或左室充盈压，肺毛细血管楔嵌压的平均压，正常值为 <1.6kPa（12mmHg）。

（4）心脏核素检查：心血池核素扫描为评价左和右室整体收缩功能以及心肌灌注提供了简单方法。利用核素技术可以评价左室舒张充盈早期相。

（5）吸氧运动试验：运动耐量有助于评价其病情的严重性并监测其进展。运动时最大氧摄入量和无氧代谢阈（AT）。

（二）诊断

1. 急性心力衰竭（AHF）　AHF的诊断主要依靠症状和体征，辅以适当的检查，如心电图、胸部X线、生化标志物和超声心动图。

2. 慢性心力衰竭　诊断如下。

（1）收缩性心力衰竭（SHF）：多指左侧心力衰竭，主要判定标准为心力衰竭的症状、左心腔增大、左心室收缩末容量增加和左室射血分数（LVEF）≤40%。近年研究发现BNP在心力衰竭诊断中具有较高的临床价值，其诊断心力衰竭的敏感性为94%，特异性为95%，为心力衰竭的现代诊断提供重要的方法。

（2）舒张性心力衰竭（DHF）：是指以心肌松弛性、顺应性下降为特征的慢性充血性心力衰竭，往往发生于收缩性心力衰竭前，约占心力衰竭总数的1/3，欧洲心脏病协会于1998年制定了原发性DHF的诊断标准，即必须具有以下3点：①有充血性心力衰竭的症状和体征。②LVEF≥45%。③有左心室松弛、充盈、舒张期扩张度降低或僵硬度异常的证据。这个诊断原则在临床上往往难以做到，因此Zile等经过研究认为只要患者满足以下2项就可以诊断为DHF：①有心力衰竭的症状和体征。②LVEF >50%。

三、治疗原则

（一）急性心力衰竭

治疗即刻目标是改善症状和稳定血流动力学状态。

（二）慢性心力衰竭

慢性心力衰竭治疗原则：去除病因；减轻心脏负荷；增强心肌收缩力；改善心脏舒张功能；支持疗法与对症处理。治疗目的：纠正血流动力学异常，缓解症状；提高运动耐量，改善生活质量；防治心肌损害进一步加重；降低病死率。

1. 防治病因及诱因　如能应用药物和手术治疗基本病因，则心力衰竭可获改善。如高血压心脏病的降压治疗，心脏瓣膜病及先天性心脏病的外科手术矫治等。避免或控制心力衰竭的诱发因素，如感染，心律失常，操劳过度及甲状腺功能亢进纠正甲状腺功能。

2. 休息　限制其体力活动，以保证有充足的睡眠和休息。较严重的心力衰竭者应卧床休息。

3. 控制钠盐摄入　减少钠盐的摄入，可减少体内水潴留，减轻心脏的前负荷，是治疗心力衰竭的重要措施。在大量利尿的患者，可不必严格限制食盐。

4. 利尿药的应用　可作为基础用药。控制心力衰竭体液潴留的唯一可靠方法。应该用于所有伴有体液潴留的、有症状的心力衰竭患者。但对远期存活率、死亡率的影响尚无大宗试验验证；多与一种ACEI类或β受体阻滞药合用。旨在减轻症状和体液潴留的表现。

5. 血管扩张药的应用　是通过减轻前负荷和（或）后负荷来改善心脏功能。应用小动脉扩张药如肼屈嗪等，可以降低动脉压力，减少左心室射血阻力，增加心排血量。

6. 洋地黄类药物的应用　洋地黄可致心肌收缩力加强，可直接或间接通过兴奋迷走神经减慢房室传导。能改善血流动力学，提高左室射血分数，提高运动耐量，缓解症状；降低交感神经及肾素 - 血管紧张素 - 醛固酮（R - A - A）活性，增加压力感受器敏感性。地高辛为迄今唯一被证明既能改善症状又不增加死亡危险的强心药，地高辛对病死率呈中性作用。

7. 非洋地黄类正性肌力药物　虽有短期改善心力衰竭症状作用，但对远期病死率并无有益的作用。研究结果表明不但不能使长期病死率下降，其与安慰剂相比反而有较高的病死率。

8. 血管紧张素转换酶抑制药（ACEI类）　其作为神经内分泌拮抗药之一已广泛用于临床。可改善血流动力学，直接扩张血管；降低肾素、血管紧张素Ⅱ（AngⅡ）及醛固酮水平，间接抑制交感神经活性；纠正低血钾、低血镁，降低室性心律失常危险，减少心脏猝死（SCD）。

9. β受体阻滞药　其作为神经内分泌阻断药的治疗地位日显重要。21世纪慢性心力衰竭的主要药物是β受体阻滞药。可拮抗交感神经及 R - A - A 活性，阻断神经内分泌激活；减缓心肌增生、肥厚及过度氧化，延缓心肌坏死与凋亡；上调 $β_1$ 受体密度，介导信号传递至心肌细胞；通过减缓心率而提高心肌收缩力；改善心肌松弛，增强心室充盈；提高心电稳定性，降低室性心律失常及猝死率。

四、常见护理问题

（一）有急性左侧心力衰竭发作的可能

1. 相关因素　左心房和（或）左心室衰竭引起肺淤血、肺水肿。

2. 临床表现　突发呼吸困难，尤其是夜间阵发性呼吸困难明显，患者不能平卧，只能端坐呼吸。呼吸急促、频繁，可达 30～40 次/min，同时患者有窒息感、面色灰白、口唇发绀、烦躁不安、大汗淋漓、皮肤湿冷、咳嗽，咳出浆液性泡沫痰，严重时咳出大量红色泡沫痰，甚至出现呼吸抑制、窒息、神志障碍、休克、猝死等。

3. 护理措施　急性左侧心力衰竭发生后的急救口诀：坐位下垂降前荷，酒精高氧吗啡静，利尿扩管两并用，强心解痉激素添。

（二）心排血量下降

1. 相关因素　与心肌收缩力降低、心脏前后负荷的改变、缺氧有关。

2. 临床表现　左、右侧心力衰竭常见的症状和体征均可出现。

3. 护理措施　如下所述。

（1）遵医嘱给予强心、利尿、扩血管药物，注意药效和观察不良反应。

（2）保持最佳体液平衡状态：遵医嘱补液，密切观察效果；限制液体和钠的摄入量；根据病情控制输液速度，一般每分钟20～30滴。

（3）根据病情选择适当的体位。

（4）根据患者缺氧程度予（适当）氧气吸入。

（5）保持患者身体和心理上得到良好的休息：限制活动减少氧耗量；为患者提供安静舒适的环境，限制探视。

（6）必要时每日测体重，记录24h尿量。

（三）气体交换受损

1. 相关因素 与肺循环淤血，肺部感染，及不能有效排痰与咳嗽相关。

2. 临床表现 如下所述。

（1）劳力性呼吸困难、端坐呼吸、发绀（是指毛细血管血液内还原血红蛋白浓度超过50g/L，是指皮肤、黏膜出现青紫的颜色，以口唇、舌、口腔黏膜、鼻尖、颊部、耳垂和指、趾末端最为明显）。

（2）咳嗽、咳痰、咯血。

（3）呼吸频率、深度异常。

3. 护理措施 如下所述。

（1）休息：为患者提供安静、舒适的环境，保持病房空气新鲜，定时通风换气。

（2）体位：协助患者取有利于呼吸的卧位，如高枕卧位、半坐卧位、端坐卧位。

（3）根据患者缺氧程度给予（适当）氧气吸入。

（4）咳嗽与排痰方法：协助患者翻身、拍背，利于痰液排出，保持呼吸道通畅。

（5）教会患者正确咳嗽、深呼吸与排痰方法：屏气3～5s，用力地将痰咳出来，连续2次短而有力地咳嗽。

1）深呼吸：首先，患者应舒服地斜靠在躺椅或床上，两个膝盖微微弯曲，垫几个枕头在头和肩部后作为支撑，这样的深呼吸练习，也可以让患者坐在椅子上，以患者的手臂做支撑。其次，护理者将双手展开抵住患者最下面的肋骨，轻轻地挤压，挤压的同时，要求患者尽可能地用力呼吸，使肋骨突起，来对抗护理者手的挤压力。

2）年龄较大的心力衰竭患者排痰姿势：年龄较大、排痰困难的心衰患者，俯卧向下的姿势可能不适合他们，因为这样可能会压迫横膈膜，使得呼吸发生困难。可采取把枕头垫得很高，患者身体侧过来倚靠在枕头上，呈半躺半卧的姿势，这样将有助于患者排痰。

（6）病情允许时，鼓励患者下床活动，以增加肺活量。

（7）呼吸状况监测：呼吸频率、深度改变，有无呼吸困难、发绀。血气分析、血氧饱和度改变。

（8）向患者或家属解释预防肺部感染方法：如避免受凉、避免潮湿、戒烟等。

（四）体液过多

1. 相关因素 与静脉系统淤血致毛细血管压增高，R－A－A系统活性和血管加压素水平，升高使水、钠潴留，饮食不当相关。

2. 临床表现 具体如下。

（1）水肿：表现为下垂部位如双下肢水肿，为凹陷性，起床活动者以足、踝内侧和胫前部较明显。仰卧者则表现为骶部、腰背部、腿部水肿，严重者可发展为全身水肿，皮肤绷紧而光亮。

（2）胸腔积液：全心心力衰竭者多数存在，右侧多见，主要与体静脉压增高及胸膜毛细血管通透性增加有关。

（3）腹水：多发生在心力衰竭晚期，常合并有心源性肝硬化，由于腹腔内体静脉压及门静脉压增高引起。

（4）尿量减少，体重增加。

（5）精神差，乏力，焦虑不安。

（6）呼吸短促，端坐呼吸。

3. 护理措施　如下所述。

（1）水肿程度的评估：每日称体重，一般在清晨起床后排空大小便而未进食前穿同样的衣服、用同样的磅秤测量。如1~2d内体重快速增加，应考虑是否有水潴留，可增加利尿药的用量，应用利尿药后尿量明显增加，水肿消退。体重下降至正常时，体重又称干体重。同时为患者记出入水量。在急性期出量大于入量，出入量的基本平衡，有利于防止或控制心力衰竭。出量为每日全部尿量、大便量、引流量，同时加入呼吸及皮肤蒸发量600~800ml。入量为饮食、饮水量、水果、输液等，每日总入量为1 500~2 000ml。

（2）体位：尽量抬高水肿的双下肢，以利于下肢静脉回流，减轻水肿的程度。

（3）饮食护理：予低盐、高蛋白饮食，少食多餐。按病情限制钠盐及水分摄入，重度水肿盐摄入量为1g/d、中度水肿3g/d、轻度水肿5g/d；还要控制含钠高的食物摄入，如腊制品、发酵的点心、味精、酱油、皮蛋、方便面、啤酒、汽水等。每日的饮水量通常一半量在用餐时摄取，另一半量在两餐之间摄入，必要时可给患者行口腔护理，以减轻口渴感。

（4）用药护理：应用强心苷和利尿药期间，监测水、电解质平衡情况，及时补钾。控制输液量和速度。

（5）保持皮肤清洁干燥，保持衣着宽松舒适，床单、衣服干净平整。观察患者皮肤水肿消退情况，定时更换体位，避免水肿部位长时间受压，避免在水肿明显的下肢行静脉输液，防止皮肤破损和压疮形成。

（五）活动无耐力

1. 相关因素　与心排血量减少，组织缺血、缺氧及胃肠道淤血引起食欲缺乏、进食减少有关。

2. 临床表现　具体如下。

（1）生活不能自理。

（2）活动持续时间短。

（3）主诉疲乏、无力。

3. 护理措施　如下所述。

（1）评估心功能状态。

（2）设计活动目标与计划，以调节其心理状况，促进活动的动机和兴趣。让患者了解活动无耐力原因及限制活动的必要性，根据心功能决定活动量。

（3）循序渐进为原则，逐渐增加患者的活动量，避免使心脏负荷突然增加。

（4）注意监测活动时患者心率、呼吸、面色、发现异常立即停止活动。

（5）在患者活动量允许范围内，让患者尽可能自理，为患者自理活动提供方便条件：①将患者的常用物品放置在患者容易拿到的地方。②及时巡视病房，询问患者有无生活需要，及时满足其需求。③教会患者使用节力技巧。

（6）教会患者使用环境中的辅助设施，如床栏，病区走廊内、厕所内的扶手等，以增加患者的活动耐力。

（7）根据病情和活动耐力限制探视人次和时间。

（8）间断或持续鼻导管吸氧，氧流量2~3L/min，严重缺氧时4~6L/min为宜。

（六）潜在并发症——电解质紊乱

1. 相关因素　如下所述。

（1）全身血流动力学、肾功能及体内内分泌的改变。

（2）交感神经张力增高与R-A-A系统活性增高的代偿机制对电解质的影响。

（3）心力衰竭使Na^+-K^+-ATP酶受抑制，使离子交换发生异常改变。

（4）药物治疗可影响电解质：①袢利尿药及噻嗪类利尿药可导致低钾血症、低钠血症和低镁血症。

②保钾利尿药如螺内酯可导致高钾血症。③血管紧张素转换酶抑制药（ACEI）可引起高钾血症，尤其肾功能不全的患者。

2. 临床表现　具体如下。

（1）低钾血症：轻度乏力至严重的麻痹性肠梗阻、肌肉麻痹、心电图的改变（T波低平、U波）、心律失常，并增加地高辛的致心律失常作用。

（2）低钠血症：轻度缺钠的患者可有疲乏、无力、头晕等症状，严重者可出现休克、昏迷，甚至死亡。

（3）低镁血症：恶心，呕吐，乏力，头晕，震颤，痉挛，麻痹，严重低镁可导致房性或室性心律失常。

（4）高钾血症：乏力及心律失常。高钾血症会引起致死性心律失常，出现以下ECG改变：T波高尖；P-R间期延长；QRS波增宽。

3. 护理措施　如下所述。

（1）密切监测患者的电解质，及时了解患者的电解质变化，尤其是血钾、血钠和血镁。

（2）在服用利尿药、ACEI等药物期间，密切观察患者的尿量和生命体征变化，观察患者有无因电解质紊乱引起的胃肠道反应、神志变化、心电图改变。

（3）一旦出现电解质紊乱，应立即报告医生，给予相应的处理

1）低钾血症：停用排钾利尿药及洋地黄制剂；补充钾剂，通常应用10%枸橼酸钾口服与氯化钾静脉应用均可有效吸收。传统观念认为严重低钾者可静脉补钾，静滴浓度不宜超过40mmol/L，速度最大为20mmol/h（1.5g/h），严禁用氯化钾溶液直接静脉推注。但新的观点认为在做好患者生命体征监护的情况下，高浓度补钾也是安全的。

高浓度静脉补钾有如下优点：能快速、有效地提高血钾的水平，防止低钾引起的心肌应激性及血管张力的影响；高浓度静脉补钾避免了传统的需输注大量液体，从而减轻了心脏负荷，尤其适合于心力衰竭等低钾血症患者。

高浓度补钾时的护理：①高浓度静脉补钾必须在严密的监测血清钾水平的情况下和心电监护下进行，需每1~2h监测1次血气分析，了解血清钾水平并根据血钾提高的程度来调整补钾速度，一般心力衰竭患者血钾要求控制在4.0mmol/L以上，>45mmol/L需停止补钾。②严格控制补钾速度，最好用微泵调节，速度控制在20mmol/h以内，补钾的通道严禁推注其他药物，避免因瞬间通过心脏的血钾浓度过高而致心律失常。③高浓度静脉补钾应在中心静脉管道内输注，严禁在外周血管注射，因易刺激血管的血管壁引起剧痛或静脉炎。④补钾期间应监测尿量>30ml/h，若尿量不足可结合中心静脉压（CVP）判断血容量，如为血容量不足应及时扩容使尿量恢复。⑤严密观察心电图改变，了解血钾情况，如T波低平，ST段压低，出现U波，提示低钾可能，反之T波高耸则表示有高钾血症的可能。⑥补钾的同时也应补镁，因为细胞内缺钾的同时多数也缺镁，且缺镁也易诱发心律失常，甚至有人认为即使血镁正常也应适当补镁，建议监测血钾的同时也监测血镁的情况。

2）低钠血症：稀释性低钠血症患者对利尿药的反应很差，血浆渗透压低，因此选用渗透性利尿药甘露醇利尿效果要优于其他利尿药，联合应用强心药和袢利尿药。甘露醇100~250ml需缓慢静滴，一般控制在2~3h内静滴，并在输注到一半时应用强心药（毛花苷C），10~20min后根据患者情况静脉注射呋塞米100~200mg。

真性低钠血症利尿药的效果很差。应当采用联合应用大剂量袢利尿药和输注小剂量高渗盐水的治疗方法。补钠的量可以参照补钠公式计算。

补钠量（g）=（142mmol/L-实测血清钠）×0.55×体重（kg）/17

根据临床情况，一般第1d输入补充钠盐量的1/4~1/3，根据患者的耐受程度及血清钠的水平决定下次补盐量。具体方案1.4%~3.0%的高渗盐水150ml，30min内快速输入，如果尿量增多，应注意静脉给予10% KCl 20~40ml/d，以预防低钾血症。入液量为1 000ml，每天测定患者体重、24h尿量、血电解质和尿的实验室指标。严密观察心肺功能等病情变化，以调节剂量和滴速，一般以分次补给为宜。

3）低镁血症：有症状的低镁血症：口服2~4mmol/kg体重，每8~24h服1次。补镁的过程中应注意不要太快，如过快会超过肾阈值，导致镁从尿液排出。无症状者亦应口服补充。不能口服时，也可用50%硫酸镁20ml溶于50%葡萄糖1 000ml静滴，缓慢滴注。通常需连续应用3~5d才能纠正低镁血症。

4）高钾血症：出现高钾血症时，应立即停用保钾利尿药，纠正酸中毒；静注葡萄糖酸钙剂对抗高钾对心肌传导的作用，这种作用是快速而短暂的，一般数分钟起作用，但只维持不足1h。如ECG改变持续存在，5min后再次应用。为了增加钾向细胞内的转移，应用胰岛素10U加入50%葡萄糖50ml静滴可在10~20min内降低血钾，此作用可持续4~6h；应用袢利尿药以增加钾的肾排出；肾功能不全的严重高血钾（>7mmol/L）患者应当立即给予透析治疗。

（七）潜在的并发症——洋地黄中毒

1. 相关因素　与洋地黄类药物使用过量、低血钾等因素有关。

2. 临床表现　具体如下。

（1）胃肠道反应：一般较轻，常见食欲缺乏、恶心、呕吐、腹泻、腹痛。

（2）心律失常：服用洋地黄过程中，心律突然转变，是诊断洋地黄中毒的重要依据。如心率突然显著减慢或加速，由不规则转为规则，或由规则转为有特殊规律的不规则。洋地黄中毒的特征性心律失常有：多源性室性期前收缩呈二联律，特别是发生在心房颤动基础上；心房颤动伴完全性房室传导阻滞与房室结性心律；心房颤动伴加速的交接性自主心律呈干扰性房室分离；心房颤动频发交界性逸搏或短阵交界性心律；室上性心动过速伴房室传导阻滞；双向性交界性或室性心动过速和双重性心动过速。洋地黄引起的不同程度的窦房和房室传导阻滞也颇常见。应用洋地黄过程中出现室上性心动过速伴房室传导阻滞是洋地黄中毒的特征性表现。

（3）神经系统表现：可有头痛、失眠、忧郁、眩晕，甚至神志错乱。

（4）视觉改变：可出现黄视或绿视以及复视。

（5）血清地高辛浓度>2.0ng/ml。

3. 护理措施　如下所述。

（1）遵医嘱正确给予洋地黄类药物。

（2）熟悉洋地黄药物使用的适应证、禁忌证和中毒反应，若用药前心率<60次/min，禁止给药。

用药适应证：心功能Ⅱ级以上各种心衰，除非有禁忌证，心功能Ⅲ、Ⅳ级收缩性心力衰竭，窦性心律的心力衰竭。

用药禁忌证：预激综合征并心房颤动，二度或三度房室传导阻滞，病态窦房结综合征无起搏器保护者，低血钾。

洋地黄中毒敏感人群：老年人；急性心肌梗死心肌炎、肺心病、重度心力衰竭；肝、肾功能不全；低钾血症、贫血、甲状腺功能减退症。

使地高辛浓度升高的药物：奎尼丁、胺碘酮、维拉帕米。

（3）了解静脉使用毛花苷C的注意事项：需稀释后才能使用，成人静脉注射毛花苷C洋地黄化负荷剂量为0.8mg，首次给药0.2mg或0.4mg稀释后静脉推注，每隔2~4h可追加0.2mg，24h内总剂量不宜超过0.8~1.2mg。对于易于发生洋地黄中毒者及24h内用过洋地黄类药物者应根据情况酌情减量或减半量给药。推注时间一般15~20min，推注过程中密切观察患者心律和心率的变化，一旦心律出现房室传导阻滞、长间歇，心率<60次/min，均应立即停止给药，并通知医生。

（4）注意观察患者有无洋地黄中毒反应的发生。

（5）一旦发生洋地黄中毒，及时处理洋地黄制剂的毒性反应：①临床中毒患者立即停药，同时停用排钾性利尿药，重者内服不久时立即用温水、浓茶或1∶2 000高锰酸钾溶液洗胃，用硫酸镁导泻。②内服通用解毒药或鞣酸蛋白3~5g。③发生少量期前收缩或短阵二联律时可口服10%氯化钾液10~20ml，每日3~4次，片剂有发生小肠炎、出血或肠梗阻的可能，故不宜用。如中毒较重，出现频发的异位搏动，伴心动过速、室性心律失常时，可静脉滴注氯化钾，注意用钾安全。④如有重度房室传导阻滞、窦性心动过缓、窦房阻滞、窦性停搏、心室率缓慢的心房颤动及交界性逸搏心律等，根据病情轻重酌情采用硫酸阿托品静脉滴注、静脉注射或皮下注射。⑤当出现洋地黄引起的各种快速心律失常时如伴有房室传导阻滞的房性心动过速和室性期前收缩等患者，苯妥英钠可称为安全有效的良好药物，可用250mg 稀释于 20ml 的注射用水或生理盐水中（因为强碱性，不宜用葡萄糖液稀释），于 5～15min 内注射完，待转为窦性心律后，用口服法维持，每次 0.1g，每日 3～4 次。⑥出现急性快速型室性心律失常，如频发室性期前收缩、室性心动过速、心室扑动及心室颤动等，可用利多卡因 50～100mg 溶于10% 葡萄糖溶液 20ml，在 5min 内缓慢静脉注入，若无效可取低限剂量重复数次，间隔 20min，总量不超过 300mg，心律失常控制后，继以 1～3mg/min 静脉滴注维持。

除上述方法外，电起搏对洋地黄中毒诱发的室上性心动过速和引起的完全性房室传导阻滞且伴有阿－斯综合征者是有效而适宜的方法。前者利用人工心脏起搏器发出的电脉冲频率，超过或接近心脏的异位频率，通过超速抑制而控制异位心律；后者是采用按需型人工心脏起搏器进行暂时性右室起搏。为避免起搏电极刺激诱发严重心律失常，应同时合用苯妥英钠或利多卡因。

（八）焦虑

1. 相关因素　与疾病的影响、对治疗及预后缺乏信心、对死亡的恐惧有关。
2. 临床表现　精神萎靡、消沉、失望；容易激动；夜间难以入睡；治疗、护理欠合作。
3. 护理措施　如下所述。
（1）患者出现呼吸困难、胸闷等不适时，守候患者身旁，给患者以安全感。
（2）耐心解答患者提出的问题，给予健康指导。
（3）与患者和家属建立融洽关系，避免精神应激，护理操作要细致、耐心。
（4）尽量减少外界压力刺激，创造轻松和谐的气氛。
（5）提供有关治疗信息，介绍治疗成功的病例，注意正面效果，使患者树立信心。
（6）必要时寻找合适的支持系统，如单位领导和家属对患者进行安慰和关心。

五、健康教育

（一）心理指导

急性心力衰竭发作时，患者因不适而烦躁。护士要以亲切语言安慰患者，告知患者尽量做缓慢深呼吸，采取放松疗法，稳定情绪，配合治疗及护理，才能很快缓解症状。长期反复发病患者，需保持情绪稳定，避免焦虑、抑郁、紧张及过度兴奋，以免诱发心力衰竭。

（二）饮食指导

（1）提供令人愉快、舒畅的进餐环境，避免进餐时间进行治疗。饮食宜少食多餐、不宜过饱，在食欲最佳的时间进食，宜进食易消化、营养丰富的食物。控制钠盐的摄入，每日摄入食盐 5g 以下。对使用利尿药患者，由于在使用利尿药的同时，常伴有体内电解质的排出，容易出现低血钾、低血钠等电解质紊乱，并容易诱发心律失常、洋地黄中毒等，可指导患者多食香蕉、菠菜、苹果、橙子等含钾高的食物。

（2）适当控制主食和含糖零食，多吃粗粮、杂粮，如玉米、小米、荞麦等；禽肉、鱼类，以及核桃仁、花生、葵花子等硬果类含不饱和脂肪酸较多，可多用；多食蔬菜和水果，不限量，尤其是超体重者，更应多选用带色蔬菜，如菠菜、油菜、番茄、茄子和带酸味的新鲜水果，如苹果、橘子、山楂，提倡吃新鲜蔬菜；多用豆油、花生油、菜油及香油等植物油；蛋白质按 2g/kg 供给，蛋白尽量多用黄豆及其制品，如豆腐、豆干、百叶等，其他如绿豆、赤豆。

（3）禁忌食物：限制精制糖，包括蔗糖、果糖、蜂蜜等单糖类；最好忌烟酒，忌刺激性食物及调味品，忌油煎、油炸等烹调方法；少用猪油、黄油等动物油烹调；禁用动物脂肪高的食物，如猪肉、牛肉、羊肉及含胆固醇高的动物内脏、动物脂肪、蛋黄等；食盐不宜多用，每天 2～4g；含钠味精也应适量限用。

（三）作息指导

减少干扰，为患者提供休息的环境，保证睡眠时间。有呼吸困难者，协助患者采取适当的体位。教会患者放松疗法如局部按摩、缓慢有节奏的呼吸或深呼吸等。根据不同的心功能采取不同的活动量。在患者活动耐力许可范围内，鼓励患者尽可能生活自理。教会患者保存体力，减少氧耗的技巧，在较长时间活动中穿插休息，日常用品放在易取放位置。部分自理活动可坐着进行，如刷牙、洗脸等。心力衰竭症状改善后增加活动量时，首先是增加活动时间和频率，然后才考虑增加运动强度。运动方式可采取半坐卧、坐起、床边摆动肢体、床边站立、室内活动、短距离步行。

（四）出院指导

（1）避免诱发因素，气候转凉时及时添加衣服，预防感冒。

（2）合理休息，体力劳动不要过重，适当的体育锻炼以提高活动耐力。

（3）进食富含维生素、粗纤维食物，保持大便通畅。少量多餐，避免过饱。

（4）强调正确按医嘱服药，不随意减药或撤换药的重要性。

（5）定期门诊随访，防止病情发展。

（张菊香）

第三节　高血压

高血压是一种以动脉压升高为主要特征，同时伴有心、脑、肾、血管等靶器官功能性或器质性损害以及代谢改变的全身性疾病。我国目前采用的高血压诊断标准是《2005 年中国高血压诊治指南》，是在未用抗高血压药情况下，收缩压≥140mmHg 和（或）舒张压≥90mmHg，按血压水平将高血压分为 3级。收缩压≥140mmHg 和舒张压＜90mmHg 单列为单纯性收缩期高血压。患者既往有高血压史，目前正在用抗高血压药，血压虽然低于 140/90mmHg，亦应该诊断为高血压见表 2 - 1。

表 2 - 1　高血压诊断标准

类别	收缩压（mmHg）	舒张压（mmHg）
正常血压	＜120	＜80
正常高值	120～139	80～89
高血压	≥140	≥90
1 级高血压（轻度）	140～159	90～99
2 级高血压（中度）	160～179	100～109
3 级高血压（重度）	≥180	≥110
单纯收缩期高血压	≥140	＜90

注：若患者的收缩压与舒张压分属不同的级别时，则以较高的分级为准。单纯收缩期高血压也可按照收缩压水平分为 1、2、3 级。

临床上高血压见于两类疾病，第一类为原发性高血压，又称高血压病，是一种以血压升高为主要临床表现而病因尚不明确的独立疾病（占所有高血压病患者的 90% 以上）。第二类为继发性高血压，又称症状性高血压，在这类疾病中病因明确，高血压是该种疾病的临床表现之一，血压可暂时性或持续性升高，如继发于急慢性肾小球肾炎、肾动脉狭窄等肾疾病之后的肾性高血压；继发于嗜铬细胞瘤等内分泌疾病之后的内分泌性高血压；继发于脑瘤等疾病之后的神经源性高血压等。下面主要介绍原发性高血压。

一、病因和发病机制

（一）病因

高血压的病因尚未完全明了，可能与下列因素有关。

（1）遗传因素：调查表明，60%左右的高血压病患者均有家族史，但遗传的方式未明。某些学者认为属单基因常染色体显性遗传，但也有学者认为属多基因遗传。

（2）环境因素：包括饮食习惯（如饮食中热能过高以至肥胖或超重，高盐饮食等）、职业、噪声、吸烟、气候改变、微量元素摄入不足和水质硬度等。

（3）神经精神因素：缺少运动或体力活动，精神紧张或情绪创伤与本病的发生有一定的关系。

（二）发病机制

有关高血压的发病原理的学说较多，包括精神神经源学说、内分泌学说、肾源学说、遗传学说以及钠盐摄入过多学说等。各种学说各有其根据，综合起来认为高级神经中枢功能失调在发病中占主导地位，体液、内分泌因素、肾脏以及钠盐摄入过多也参与本病的发病过程。

外界环境的不良刺激以及某些不利的内在因素，引起剧烈、反复、长时间的精神紧张和情绪波动，导致大脑皮质功能障碍和下丘脑神经内分泌中枢功能失调。由此可通过下列几条途径促使周围小动脉痉挛，进而形成高血压：①皮质下血管舒缩中枢形成了以血管收缩神经冲动占优势的兴奋灶，引起细小动脉痉挛，外周血管阻力增加，血压增高。②大脑皮质功能失调可引起神经垂体释放更多的血管升压素，后者可直接引起小动脉痉挛，也可通过肾素－醛固酮系统，引起钠潴留，进一步促使小动脉痉挛。③大脑皮质功能失调也可引起垂体前叶促肾上腺皮质激素（ACTH）和肾上腺皮质激素分泌增加，促使钠潴留。④大脑皮质功能失调还可引起肾上腺髓质激素分泌增多，后者可直接引起小动脉痉挛，也可通过增加心排血量进一步加重高血压。

二、临床表现

（一）一般表现

大多数的高血压患者在血压升高早期仅有轻微的自觉症状，如头痛、头晕、失眠、耳鸣、烦躁、工作和学习精力不易集中，容易出现疲劳等。

（二）并发症

疼痛或出现颈背部肌肉酸痛紧张感。血压持久升高可导致心、脑、肾、血管等靶器官受损的表现。当出现心慌、气促、胸闷、心前区疼痛时表明心脏已受累；出现尿频、多尿、尿液清淡时表明肾脏受累；如果高血压患者突然出现神志不清、呼吸深沉不规则、大小便失禁等提示可能发生脑出血；如果是逐渐出现一侧肢体活动不利、麻木甚至麻痹应当怀疑是否有脑血栓的形成。

（三）高血压危险度分层

据心血管危险因素和靶器官受损的情况 分层如下。

（1）低危组：男性年龄＜55岁、女性年龄＜65岁，高血压1级、无其他危险因素者，属低危组。典型情况下，10年随访中患者发生主要心血管事件的危险＜15%。

（2）中危组：高血压2级或1～2级同时有1～2个危险因素，患者应否给予药物治疗，开始药物治疗前应经多长时间的观察，医生需予十分缜密的判断。典型情况下，该组患者随后10年内发生主要心血管事件的危险15%～20%，若患者属高血压1级，兼有一种危险因素，10年内发生心血管事件危险约15%。

（3）高危组：高血压水平属1级或2级，兼有3种或更多危险因素、兼患糖尿病或靶器官损害或高血压水平属3级但无其他危险因素患者属高危组。典型情况下，他们随后10年间发生主要心血管事件的危险20%～30%。

（4）很高危组：高血压3级同时有1种以上危险因素或兼患糖尿病或靶器官损害，或高血压1~3级并有临床相关疾病。典型情况下，随后10年间发生主要心血管事件的危险≥30%，应迅速开始最积极的治疗。

（四）几种特殊高血压类型

1. **高血压危象**　在高血压疾病发展过程中，因为劳累、紧张、精神创伤、寒冷所诱发，出现烦躁不安、心慌、多汗、手足发抖、面色苍白、异常兴奋等临床表现，可伴有心绞痛、心力衰竭，也可伴有高血压脑病的临床表现。血压升高以收缩压升高为主，往往收缩压＞200mmHg。

2. **高血压脑病**　在高血压疾病发展过程中，因为劳累、紧张、情绪激动等诱发，急性脑血液循环障碍，引起脑水肿和颅内压增高，出现头痛、呕吐、烦躁不安、心跳慢，视物模糊、意识障碍甚至昏迷等临床表现。血压升高以舒张压升高为主，往往舒张压＞120mmHg。

3. **恶性高血压**　又称急进性高血压，是指舒张压和收缩压均显著增高，病情进展迅速，常伴有视网膜病变，多见于青年人，常常出现头晕、头痛、视物模糊、心慌、气短、体重减轻等临床表现，舒张压常＞130mmHg，易并发心、脑、肾等重要脏器的严重并发症，短时间内可因肾衰竭而死亡。

三、治疗

（一）药物治疗

临床上常用的降压药物主要有六大类：利尿药、α受体阻断药、钙通道阻滞药（CCBs）、血管紧张素转换酶抑制药（ACEI）、β受体阻断药以及血管紧张素Ⅱ受体拮抗药（ARBs）。临床试验结果证实几种降血压药物，均能减少高血压并发症。

1. **治疗目标**　抗高血压治疗的最终目标是减少心血管和肾脏疾病的发病率和病死率。多数高血压患者，特别是50岁以上者SBP达标时，DBP也会达标，治疗重点应放在SBP达标上。普通高血压患者降至140/90mmHg以下，糖尿病、肾病等高危患者降压目标是＜130/80mmHg以下，老年高血压患者的收缩压降至150mmHg以下。

需要说明的是，降压目标是140/90mmHg以下，而不仅仅是达到140/90mmHg。如患者耐受，还可进一步降低，如对年轻高血压患者可降至130/80mmHg或120/80mmHg。

2. **治疗原则**　高血压的治疗应全面考虑患者的血压升高水平、并存的危险因素、临床情况，以及靶器官损害，确定合理的治疗方案。对不同危险等级的高血压患者应采用不同的治疗原则。选择抗高血压药物时应考虑对其他伴随疾病存在有利和不利的影响。

（1）潜在的有利影响：噻嗪类利尿药有助于延缓骨质疏松患者的矿物质脱失。β受体阻断药可治疗心房快速房性心律失常或心房颤动，偏头痛，甲亢（短期应用），特发性震颤或手术期高血压。CCBs治疗雷诺综合征和某些心律失常。α受体阻断药可治疗前列腺疾病。

（2）潜在的不利影响：噻嗪类利尿药慎用于痛风或有明显低钠血症史的患者。β受体阻断药禁用于哮喘、反应性气道疾病、二度或三度心脏传导阻滞。ACEI和ARBs不适于准备怀孕的妇女，禁用于孕妇。ACEI不适于有血管性水肿病史的患者。醛固酮拮抗药和保钾利尿药会导致高钾血症，应避免用于服药前血清钾超过5.0mEq/L的患者。

3. **治疗的有效措施**　包括以下几点。

（1）降低高血压患者的血压水平是预防脑卒中及冠心病的根本，只要降低高血压患者的血压水平，就对患者有益处。

（2）由于大多数高血压患者需要两种或以上药物联合应用才能达到目标血压，故提倡小剂量降压药的联合应用或固定剂量复方制剂的应用。

（3）利尿药、β受体阻断药、ACE抑制药、钙通道阻滞药、血管紧张素受体拮抗药及小剂量复方制剂均可作为初始或维持治疗高血压的药物。

（4）推荐应用每日口服1次，降压效果维持24h的降压药，强调长期有规律的抗高血压治疗，达到有效、平稳、长期控制的要求。

（二）非药物治疗

非药物治疗是高血压的基础治疗，主要通过改善不合理的生活方式，减低危险因素水平，进而使血压水平下降。对 1 级高血压患者，仅通过非药物治疗就有可能使血压降至正常水平。对于必须接受药物治疗的 2、3 级高血压患者，非药物治疗可以提高药物疗效，减少药物用量，从而降低药物的不良反应，减少治疗费用（表 2-2）。

表 2-2 防治高血压的非药物措施

措施	目标	收缩压下降范围
减重	减少热量，膳食平衡，增加运动，BMI 保持 20~24kg/m²	5~20mmHg/减重 10kg
膳食限盐	北方首先将每人每日平均食盐量降至 8g，以后再降至 6g，南方可控制在 6g 以下	2~8mmHg
减少膳食脂肪	总脂肪＜总热量的 30%，饱和脂肪＜10%，增加新鲜蔬菜每日 400~500g，水果 100g，肉类 50~100g，鱼虾类 50g 蛋类每周 3~4 枚，奶类每日 250g，每日食油 20~25g，少吃糖类和甜食	-
增加及保持适当体力活动	一般每周运动 3~5 次，每次持续 20~60min。如运动后自我感觉良好，且保持理想体重，则表明运动量和运动方式会话	4~9mmHg
保持乐观心态，提高应激能力	通过宣教和咨询，提高人群自我防病能力。提倡选择适合个体的体育、绘画等文化活动，增加老年人社交机会，提高生活质量	-
戒烟、限酒	不吸烟；不提倡饮酒，如饮酒，男性每日饮酒精量不超过 25g，即葡萄酒小于 100~150ml（相当于 2~3 两），或啤酒小于 250~500ml（相当于 0.5~1 斤），或白酒小于 25~50ml（相当于 0.5~1 两）；女性则减半量，孕妇不饮酒。不提倡饮高度烈性酒。高血压及心脑血管病患者应尽量戒酒	2~4mmHg

注：BMI：体重指数 = 体重/身高² （kg/m²）。

（三）特殊人群高血压治疗方案

1. 老年高血压　65 岁以上的老年人中 2/3 以上有高血压，老年人降压治疗强调平缓降压，应给予长效制剂，对可耐受者应尽可能降至 140/90mmHg 以下，但舒张压不宜低于 60mmHg，否则是预后不佳的危险因素。

2. 糖尿病　常合并血脂异常、自立性低血压、肾功能不全、冠心病，选择降压药应兼顾或至少不加重这些异常。

3. 冠心病　高血压合并冠心病的患者发生再次梗死或猝死的机会要高于不合并高血压的冠心病患者，它们均与高血压有直接关系，应积极治疗。研究显示，伴有冠心病的高血压患者，不论选用 β-受体阻断药还是钙通道阻滞药，作为控制血压的一线药物，最后结果是一样的。

4. 脑血管病　对于病情稳定的非急性期脑血管病患者，血压水平应控制在 140/90mmHg 以下。急性期脑血管病患者另作别论。

5. 肾脏损害　血肌酐＜221μmol/L，首选 ACEI，因其对减少蛋白尿及延缓肾病变的进展有利；血肌酐＞265μmol/L 应停用 ACEI，可选择钙通道阻滞药、α 受体阻断药、β 受体阻断药。伴有肾脏损害或有蛋白尿的患者（24h 蛋白尿＞1g），控制血压宜更严格。

6. 妊娠高血压　因妊娠早期的血管扩张作用，在妊娠 20 周前，轻度高血压的患者不需药物治疗，从 16 周至分娩通常使用的较为安全的药物包括：甲基多巴、β 受体阻滞药、肼屈嗪（短期），降低所有的心血管危险因素，须停止吸烟。改变生活方式产生的效果与量和时间有关，某些人的效果更好。

四、高血压病常见护理问题

（一）疼痛——头痛

1. 相关因素　与血压升高有关。

2. 临床表现　头部疼痛。

3. 护理措施　如下所述。

（1）评估患者头痛的情况，如头痛程度（长海痛尺）、持续时间、是否伴有恶心、呕吐、视物模糊等伴随症状。

（2）尽量减少或避免引起或加重头痛的因素，保持病室环境安静，减少探视，护理人员做到操作轻、说话轻、走路轻、关门轻，保证患者有充足的睡眠。

（3）向患者讲解引起头痛的原因，嘱患者合理安排工作和休息，避免劳累、精神紧张、情绪激动等，戒烟、酒。

（4）指导患者放松的技巧，如听轻音乐、缓慢呼吸等。

（5）告知患者控制血压稳定和坚持长期、规律服药的重要性，加强患者的服药依从性。

（二）活动无耐力

1. 相关因素　与并发心力衰竭有关。

2. 临床表现　乏力，轻微活动后即感呼吸困难、无力等。

3. 护理措施　如下所述。

（1）告知患者引起乏力的原因，尽量减少增加心脏负担的因素，如剧烈活动等。

（2）评估患者心功能状态，评估患者活动情况，根据患者心功能情况制定合理的活动计划。督促患者坚持动静结合，循序渐进增加活动量。

（3）嘱患者一旦出现心慌、呼吸困难，胸闷等情况应立即停止活动，保证休息，并一次作为最大活动量的指征。

（三）有受伤的危险

1. 相关因素　与头晕、视物模糊有关。

2. 临床表现　头晕、眼花、视物模糊，严重时可出现晕厥。

3. 护理措施　如下所述。

（1）警惕急性低血压反应，避免剧烈运动、突然改变体位，改变体位时动作应缓慢，特别是夜间起床时；服药后不要站立太久，因为长时间的站立会使腿部血管扩张，血流增加，导致脑部供血不足；避免用过热的水洗澡，防止周围血管扩张导致晕厥。

（2）如出现晕厥、恶心、乏力时应立即平卧，头低足高位，促进静脉回流，增加脑部的血液供应。上厕所或外出应有人陪伴，若头晕严重应尽量卧床休息，床上大小便。

（3）避免受伤，活动场所应灯光明亮，地面防滑，厕所安装扶手，房间应减少障碍物。

（4）密切检测血压的变化，避免血压过高或过低。

（四）执行治疗方案无效

1. 相关因素　与缺乏相应治疗知识和治疗长期性、复杂性有关。

2. 临床表现　不能遵医嘱按时服药。

3. 护理措施　如下所述。

（1）告知患者按时服药的重要性，不能血压正常时就自行停药。

（2）嘱患者定期门诊随访，监测血压控制情况。

（3）坚持服药的同时还要注意观察药物的不良反应，如使用利尿药时应注意监测血钾水平，防止低血钾；用β受体阻断药应注意其抑制心肌收缩力、心动过缓、支气管痉挛、低血糖等不良反应；使用血管紧张素转换酶（ACE）抑制应注意其头晕、咳嗽、肾功能损害等不良反应。

（五）潜在并发症——高血压危重症

1. 相关因素　与血压短时间突然升高有关。

2. 临床表现　在高血压病病程中，患者血压显著升高，出现头痛、烦躁、心悸、气急、恶心、呕吐、视物模糊等。

3. 护理措施　如下所述。

（1）患者应进入加强监护室，绝对卧床休息，避免一切不良刺激，保证良好的休息环境。持续监测血压和尽快应用适合的降压药。

（2）安抚患者，做好心理护理，严密观察患者病情变化。

（3）迅速减压，静脉输注降压药，1h 使平均动脉血压迅速下降但不超过 25%，在以后的 2~6h 内血压降至 60（100~110）mmHg。血压过度降低可引起肾、脑或冠脉缺血。如果这样的血压水平可耐受和临床情况稳定，在以后 24~48h 逐步降低血压达到正常水平。

（4）急症常用降压药有硝普钠（静脉）、尼卡地平、乌拉地尔、二氮嗪、肼屈嗪、拉贝洛尔、艾司洛尔、酚妥拉明等。用药时注意效果以及有无不良反应，如静滴硝酸甘油等药物时应注意监测血压变化。

（5）向患者讲明遵医嘱按时服药，保证血压稳定的重要性，争取患者及家属的配合。

（6）告知患者如出现血压急剧升高、剧烈头痛。呕吐等不适应及时来院就诊。

（7）协助生活护理，勤巡视病房，勤询问患者的生活需要。

五、健康教育

高血压的健康教育就是根据文化、经济、环境和地理的差异，针对不同的目标人群采用多种形式进行信息的传播，公众教育应着重于宣传高血压的特点、原因和并发症的有关知识；它的可预防性和可治疗性，以及生活方式在高血压的预防和治疗中的作用。尤其应针对不同人群开展不同内容的健康教育。

（一）随访教育

1. 教育诊断　确定患者的目前行为状况、知识、技能水平和学习能力、态度和信念以及近期内患者首先要采取改变的问题。

2. 咨询指导　指导要具体化，行为改变从小量开始，多方面的参与支持，从各方面给患者持续的一致的正面的健康信息可加强患者行为的改变。要加强家庭和朋友的参与全体医务人员的参与。

3. 随访和监测　定期随访患者，及时评价和反馈，并继续设定下一步的目标，可使患者改变的行为巩固和持续下去。一旦开始应用抗高血压药物治疗，多数患者应每月随诊，调整用药直至达到目标血压。2 级高血压或有复杂并发症的患者应增加随访的次数。每年至少监测 1 或 2 次血钾和肌酐。如血压已达标并保持稳定，可每隔 3~6 个月随访 1 次。如有伴随疾病如心力衰竭；或合并其他疾病如糖尿病；或实验室检查的需要均会影响随诊的频率。其他的心血管危险因素也应达到相应的治疗目标，并大力提倡戒烟。由于未控制的高血压患者服用小剂量阿司匹林脑出血的危险增加，只有在血压控制的前提下，才提倡小剂量阿司匹林治疗。

（二）饮食指导

在利尿药及其他降压药问世以前，高血压的治疗主要以饮食为主，随着药物学的发展，饮食治疗逐渐降至次要地位。然而近年来关于高血压病病因和发病机制的研究又促进人们重新评价营养在本病防治中的重要作用。其主要原因是由于：第一，高血压病作为一种常见病，其发生与环境因素，特别是与营养因素密切相关；第二，现有的各种降压药物均有一定的不良反应，而营养治疗不仅具有一定的疗效，而且合乎生理，因此更适宜于大规模人群的防治。

1. 营养因素在高血压痛防治中的作用　如下所述。

（1）钠和钾的摄入与高血压病的发病和防治有关：首先，流行病学方面大量资料表明，高血压病的发病率与居民膳食中钠盐摄入量呈显著正相关。其次，临床观察发现，不少轻度高血压患者，只需中度限制钠盐摄入,即可使其血压降至正常范围。即使是重度或顽固性高血压病患者,低盐饮食也常可增加药物疗效,减少用药剂量。第三,动物实验表明,钠盐摄入过多可使小鸡和大鼠形成高血压,血压增高的程度与盐量成正比。进一步研究还表明,钠盐对血压的影响与遗传因素有关。通过近亲交配所产生的对盐敏感的大鼠,即使喂以钠盐不高的饲料,也可产生高血压。钠盐摄入过多引起高血压的机制尚未明了。据认为可能与细胞外液扩张,心排血量增加,组织过分灌注,以至造成周围血管阻力增加和血压增高。有人发现高血压患者小动脉中每单位干重所含钠盐较正常人为高,这可使动脉壁增厚,血管阻力增加,也可使血管的舒缩性发生改变。

钾不论动物实验或人体观察均提示其具有对抗钠所引起的不利作用。临床观察表明,氯化钾可使血压呈规律性下降,而氯化钠则可使之上升。

(2)水质硬度和微量元素:软水地区高血压的发病率较硬水地区为高,这可能与微量元素镉有关。动物实验已证明,镉可引起大鼠的高血压,而当用镉的螯合剂时则可使其逆转。上海市高血压病研究所发现不论健康人或高血压患者的血压增高与血中镉含量的对数呈正相关。锌具有对抗镉的作用,其含量降低可使血压升高。此外,也有报道提到镁对高血压患者有扩张血管作用,能使大多数类型患者的心排血量增加。

(3)其他因素:包括热能、蛋白质、糖类和脂肪等也与本病的发生和防治有一定的联系。

2. 防治措施 具体如下。

(1)限制钠盐摄入:健康成人每天钠的需要量仅为200mg(相当于0.5g食盐)。WHO建议每人每日食盐量不超过6g。我国膳食中约80%的钠来自烹调或含盐高的腌制品,因此限盐首先要减少烹调用盐及含盐高的调料,少食各种咸菜及盐腌食品。根据WHO的建议,北方居民应减少日常用盐一半,南方居民减少1/3。

(2)减少膳食脂肪,补充适量优质蛋白质:有流行病学资料显示,即使不减少膳食中的钠和不减重,如果将膳食脂肪控制在总热量25%以下,P/S比值维持在1,连续40d可使男性SBP和DBP下降12%,女性下降5%。有研究表明每周吃鱼4次以上与吃鱼最少的相比,冠心病发病率减少28%。

建议改善动物性食物结构,减少含脂肪高的猪肉,增加含蛋白质较高而脂肪较少的禽类及鱼类。蛋白质占总热量15%左右,动物蛋白占总蛋白质20%。蛋白质质量依次为:奶、蛋;鱼、虾;鸡、鸭;猪、牛、羊肉;植物蛋白,其中豆类最好。

(3)注意补充钾和钙:研究资料表明钾与血压呈明显负相关,中国膳食低钾、低钙,因此要增加含钾多、含钙高的食物,如绿叶菜、鲜奶、豆类制品等。这一点在使用利尿药,特别是当血钾含量偏低时尤为重要。

(4)多吃蔬菜和水果:增加蔬菜或水果摄入,减少脂肪摄入可使SBP和DBP有所下降。素食者比肉食者有较低的血压,其降压的作用可能基于水果、蔬菜、食物纤维和低脂肪的综合作用。人类饮食应以素食为主,适当肉量最理想。

(5)限制饮酒:尽管有研究表明非常少量饮酒可能减少冠心病发病的危险,但是饮酒和血压水平及高血压患病率之间却呈线性相关,大量饮酒可诱发心脑血管事件发作。因此不提倡用少量饮酒预防冠心病,提倡高血压患者应戒酒,因饮酒可增加服用降压药物的耐药性。如饮酒,建议每日饮酒量应为少量,男性饮酒的酒精不超过25g,即葡萄酒<100~150ml,或啤酒<250~500ml,或白酒<25~50ml;女性则减半量,孕妇不饮酒。不提倡饮高度烈性酒。WHO对酒的新建议是越少越好。

(三)心理护理

1. 评估患者 通过问诊了解患者的家庭、社会、文化状况及行为,分析患者的心理,向患者解释造成高血压病最主要的原因及疾病的转归,再向患者说明高血压病可以控制,甚至可以治愈,从而以增强患者战胜疾病的信心。

2. 克服心理障碍 针对中年高血压患者存在的不良心理进行施护。麻痹大意心理:自以为年轻,身强力壮,采取无所谓的态度。针对这种心理首先要唤起患者对疾病的重视,使之认识到防治高血压病的重要性,在调养方法和注意事项上给予正确的引导,使之配合医师治疗,同时给患者制定个体化健康教育计划，并调动家属参与治疗活动，配合医护完成治疗任务，使之早日康复；焦虑、紧张、恐惧心理：一些患者，认为得了高血压病就是终身疾病，而且还会得心脑血管病，于是，久而久之产生焦虑恐惧心理。采取的措施是暗示诱导，应诱导患者使其注意力从一个客体转移到另一个客体，从而打破原来心理上存在的恶性循环，保持乐观情绪，轻松愉快地接受治疗，以达到防病治病的目的。

（四）正确测量血压

血压测量是诊断高血压及评估其严重程度的主要手段，目前主要用以下 3 种方法：

1. 诊所血压　是目前临床诊断高血压和分级的标准方法，由医护人员在标准条件下按统一的规范进行测量。具体要求如下：

（1）选择符合计量标准的水银柱血压计或者经国际标准（BHS 和 AAMD）检验合格的电子血压计进行测量。

（2）使用大小合适的袖带，袖带气囊至少应包裹 80% 上臂。大多数人的臂围 25 ~ 35cm，应使用长 35cm、宽 12 ~ 13cm 规格气囊的袖带；肥胖者或臂围大者应使用大规格袖带；儿童使用小规格袖带。

（3）被测量者至少安静休息 5min，在测量前 30min 内禁止吸烟或饮咖啡，排空膀胱。

（4）被测量者取坐位，最好坐靠背椅，裸露右上臂，上臂与心脏处在同一水平。如果怀疑外周血管病，首次就诊时应测量左、右上臂血压。特殊情况下可以取卧位或站立位。老年人、糖尿病患者及出现直立性低血压情况者，应加测直立位血压。直立位血压应在卧位改为直立位后 1min 和 5min 时测量。

（5）将袖带缚于被测者的上臂，袖带的下缘应在肘弯上 2.5cm，松紧适宜。将听诊器探头置于肱动脉搏动处。

（6）测量时快速充气，使气囊内压力达到桡动脉搏动消失后再升高 30mmHg（4.0kPa），然后以恒定的速率（2 ~ 6mmHg/s）缓慢放气。在心率缓慢者，放气速率应更慢些。获得舒张压读数后，快速放气至零。

（7）在放气过程中仔细听取柯氏音，观察柯氏音第 I 时相（第一音）和第 V 时相（消失音）水银柱凸面的垂直高度。收缩压读数取柯氏音第 I 时相，舒张压读数取柯氏音第 V 时相。<12 岁儿童、妊娠妇女、严重贫血、甲状腺功能亢进、主动脉瓣关闭不全及柯氏音不消失者，以柯氏音第 IV 时相（变音）定为舒张压。

（8）血压单位在临床使用时采用毫米汞柱（mmHg），在我国正式出版物中注明毫米汞柱与千帕斯卡（kPa）的换算关系，1mmHg = 0.133kPa。

（9）应相隔 1 ~ 2min 重复测量，取 2 次读数的平均值记录。如果收缩压或舒张压的 2 次读数相差 5mmHg 以上，应再次测量，取 3 次读数的平均值记录。

2. 自测血压　具体如下：

（1）对于评估血压水平及严重程度，评价降压效应，改善治疗依从性，增强治疗的主动参与，自测血压具有独特优点。且无白大衣效应，可重复性较好。目前，患者家庭自测血压在评价血压水平和指导降压治疗上已经成为诊所血压的重要补充。然而，对于精神焦虑或根据血压读数常自行改变治疗方案的患者，不建议自测血压。

（2）推荐使用符合国际标准的上臂式全自动或半自动电子血压计，正常上限参考值为 135/85mmHg。应注意患者向医生报告自测血压数据时可能有主观选择性，即报告偏差，患者有意或无意选择较高或较低的血压读数向医师报告，影响医师判断病情和修改治疗。有记忆存储数据功能的电子血压计可克服报告偏差。血压读数的报告方式可采用每周或每月的平均值。家庭自测血压低于诊所血压，家庭自测血压 135/85mmHg 相当于诊所血压 140/90mmHg。对血压正常的人建议定期测量血压（20 ~ 29 岁，每 2 年测 1 次；30 岁以上每年至少 1 次）。

3. 动态血压　具体如下。

（1）动态血压监测能提供日常活动和睡眠时血压的情况：动态血压监测提供评价在无靶器官损害的情况下（白大衣效应）高血压的可靠证据，也有助于评估明显耐药的患者，抗高血压药物引起的低血压综合征，阵发性高血压以及自主神经功能失调。动态血压测值常低于诊所血压测值。通常高血压患者清醒时血压≥135/85mmHg，睡眠时≥120/75mmHg。动态血压监测值与靶器官损害的相关性优于诊所血压。动态血压监测能提供血压升高占测量总数的百分比、整体血压负荷及睡眠时血压降低的程度。大多数人在夜间血压下降10%~20%，如果不存在这种血压下降现象，则其发生心血管事件的危险会增加。

（2）动态血压测量应使用符合国际标准的监测仪：动态血压的正常值推荐以下国内参考标准：24h平均值<130/80mmHg，白昼平均值<135/85mmHg，夜间平均值<125/75mmHg。正常情况下，夜间血压均值比白昼血压值低10%~15%。

（3）动态血压监测在临床上可用于诊断白大衣性高血压、隐蔽性高血压、顽固难治性高血压、发作性高血压或低血压，评估血压升高严重程度，但是目前主要仍用于临床研究，例如评估心血管调节机制、预后意义、新药或治疗方案疗效考核等，不能取代诊所血压测量。

（4）动态血压测量时应注意以下问题：①测量时间间隔应设定一般为每30min测1次。可根据需要而设定所需的时间间隔。②指导患者日常活动，避免剧烈运动。测血压时患者上臂要保持伸展和静止状态。③若首次检查由于伪迹较多而使读数<80%的预期值，应再次测量。④可根据24h平均血压，日间血压或夜间血压进行临床决策参考，但倾向于应用24h平均血压。

（五）适量运动

1. 运动的作用　运动除了可以促进血液循环，降低胆固醇的生成外，并能增强肌肉、骨骼，减少关节僵硬的发生，还能增加食欲，促进肠胃蠕动、预防便秘、改善睡眠。

2. 运动的形式　最好养成持续运动的习惯，对中老年人应包括有氧、伸展及增强肌力练习3类，具体项目可选择步行、慢跑、太极拳、门球、气功等。

3. 运动强度的控制　每个参加运动的人特别是中老年人和高血压患者在运动前最好了解一下自己的身体状况，以决定自己的运动种类、强度、频度和持续运动时间。运动强度必须因人而异，按科学锻炼的要求，常用运动强度指标可用运动时最大心率达到180（或170）减去年龄，如50岁的人运动心率为120~130次/min，如果求精确则采用最大心率的60%~85%作为运动适宜心率，需在医师指导下进行。运动频度一般要求每周3~5次，每次持续20~60min即可，可根据运动者身体状况和所选择的运动种类以及气候条件等而定。

（六）在医生指导下正确用药

1. 减药　高血压患者一般须终身治疗。患者经确诊为高血压后若自行停药，其血压（或迟或早）终将回复到治疗前水平。但患者的血压若长期控制，可以试图小心、逐步地减少服药数或剂量。尤其是认真地进行非药物治疗，密切地观察改进生活方式进度和效果的患者。患者在试行这种"逐步减药"时，应十分仔细地监测血压。

2. 记录　一般高血压病患者的治疗时间长达数十年，治疗方案会有多次变换，包括药物的选择。最好建议患者详细记录其用过的治疗药物及疗效。医生则更应为经手治疗的患者保存充分的记录，随时备用。

3. 剂量的调整　对大多数非重症或急症高血压，要寻找其最小有效耐受剂量药物，也不宜降压太快。故开始给小剂量药物，经1个月后，如疗效不够而不良反应少或可耐受，可增加剂量；如出现不良反应不能耐受，则改用另一类药物。随访期间血压的测量应在每天的同一时间，对重症高血压，须及早控制其血压，可以较早递增剂量和合并用药。随访时除患者主观感觉外，还要做必要的化验检查，以了解靶器官状况和有无药物不良反应。对于非重症或急症高血压，经治疗血压长期稳定达1年以上，可以考虑减少剂量，目的为减少药物的可能不良反应，但以不影响疗效为前提。

（1）选择针对性强的降血压药：降血压药物品种很多，个体差异很大，同一种药物不同的患者服用后的效果会因人而异。对医生开的降血压药，护理人员和患者必须了解药物的名称、作用、剂量、用法、不良反应等，并遵照医嘱按时服药。

（2）合适的剂量：一般由小剂量开始，逐渐调整到合适的剂量。晚上睡觉前的治疗剂量，尤其要偏小，因入睡后如果血压降得太低，则易出现脑动脉血栓形成。药品剂量不能忽大忽小，否则血压波动太大，会造成实质性脏器的损伤。

（3）不能急于求成：如血压降得太低，常会引起急性缺血性脑血管病和心脏缺血性疾病的发生。

（4）不要轻易中断治疗：应用降血压药过程中，症状改善后，仍需坚持长期服药，也不可随意减少剂量，必须听从医生的治疗安排。

（5）不宜频繁更换降血压药物：各种降血压药，在人体内的作用时间不尽相同，更换降血压药时，往往会引起血压的波动，换降血压药必须在医生指导下进行，不宜多种药合用，以避免药物不良反应。

（6）患痴呆症或意识不清的老人，护理人员必须协助服药，并帮助管理好药物，以免发生危险。

（7）注意观察不良反应，必要时，采取相应的防范措施。若患者突然出现头痛、多汗、恶心、呕吐、烦躁、心慌等症状，家人协助患者立即平卧抬高头部，用湿毛巾敷在头部；测量血压，若血压过高，应用硝苯地平嚼碎舌下含服等，以快速降血压；如果半小时后血压仍不下降，且症状明显，应立即去医院就诊。

（张菊香）

第四节　心绞痛

心绞痛（angina pectoris）是冠状动脉供血不足，心肌急剧的、暂时的缺血与缺氧引起的综合征。其特点为阵发性的前胸压榨性疼痛感觉，主要位于胸骨后部，可放射至左上肢，常发生于劳累或情绪激动时，持续数分钟，休息或服用硝酸酯制剂后消失。本病多见于男性，多数患者在 40 岁以上，劳累、情绪激动、饱食、受寒、阴雨天气、急性循环衰竭等为常见的诱因。

一、病因

1. 基本病因　对心脏予以机械性刺激并不引起疼痛，但心肌缺血、缺氧则引起疼痛。当冠状动脉的"供血"与心肌的"需氧"出现矛盾，冠状动脉血流量不能满足心肌代谢需要时，引起心肌急剧的、暂时的缺血、缺氧时，即产生心绞痛。

2. 其他病因　除冠状动脉粥样硬化外，主动脉瓣狭窄或关闭不全、梅毒性主动脉炎、肥厚性心肌病、先天性冠状动脉畸形、风湿性冠状动脉炎，都可引起冠状动脉在心室舒张期充盈障碍，引发心绞痛。

二、临床表现与诊断

（一）临床表现

1. 症状和体征　具体如下。

（1）部位：典型心绞痛主要在胸骨体上段或中段之后，可波及心前区，有手掌大小范围，可放射至左肩、左上肢前内侧，达无名指和小指；不典型心绞痛疼痛可位于胸骨下段、左心前区或上腹部，放射至颈、下颌、左肩胛部或右前胸。

（2）性质：胸痛为压迫、发闷，或紧缩性，也可有烧灼感。发作时，患者往往不自觉地停止原来的活动，直至症状缓解。

（3）诱因：典型的心绞痛常在相似的条件下发生。以体力劳累为主，其次为情绪激动。登楼、平地快步走、饱餐后步行、逆风行走，甚至用力大便或将臂举过头部的轻微动作，暴露于寒冷环境、进冷饮、身体其他部位的疼痛，以及恐怖、紧张、发怒、烦恼等情绪变化，都可诱发。晨间痛阈低，轻微劳力如刷牙、剃须、步行即可引起发作；上午及下午痛阈提高，则较重的劳力亦可不诱发。

（4）时间：疼痛出现后常逐步加重，然后在 3～5min 内逐渐消失，一般在停止原活动后缓解。一般为 1～15min，多数 3～5min，偶可达 30min 的，可数天或数星期发作 1 次，亦可 1d 内发作多次。

（5）硝酸甘油的效应：舌下含有硝酸甘油片如有效，心绞痛应于 1～2min 内缓解，对卧位型心绞痛，硝酸甘油可能无效。在评定硝酸甘油的效应时，还要注意患者所用的药物是否已经失效或接近失效。

2. 体征 平时无异常体征，心绞痛发作时常见心律增快、血压升高、表情焦虑、皮肤冷或出汗，有时出现第四或第三奔马律。可有暂时性心尖部收缩期杂音，是乳头肌缺血以致功能失调引起二尖瓣关闭不全所致。

（二）诊断

1. 冠心病诊断 具体如下。

（1）据典型的发作特点和体征，含用硝酸甘油后缓解，结合年龄和存在冠心病易患因素，除外其他原因所致的心绞痛，一般即可建立诊断。

（2）心绞痛发作时心电图：绝大多数患者 ST 段压低 0.1mV（1mm）以上，T 波平坦或倒置（变异型心绞痛者则有关导联 ST 段抬高），发作过后数分钟内逐渐恢复。

（3）心电图无改变的患者可考虑做负荷试验：发作不典型者，诊断要依靠观察硝酸甘油的疗效和发作时心电图的改变；如仍不能确诊，可多次复查心电图、心电图负荷试验或 24h 动态心电图连续监测，如心电图出现阳性变化或负荷试验诱发心绞痛发作亦可确诊。

（4）诊断有困难者可考虑行选择性冠状动脉造影或做冠状动脉 CT：考虑施行外科手术治疗者则必须行选择性冠状动脉造影。冠状动脉内超声检查可显示管壁的病变，对诊断可能更有帮助。

2. 近年对确诊心绞痛的患者主张进行仔细的分型诊断 根据世界卫生组织"缺血性心脏病的命名及诊断标准"，现将心绞痛作如下归类。

（1）劳累性心绞痛：是由运动或其他增加心肌需氧量的情况所诱发的心绞痛。包括 3 种类型。①稳定型劳累性心绞痛：简称稳定型心绞痛，亦称普通型心绞痛。是最常见的心绞痛。指由心肌缺血缺氧引起的典型心绞痛发作，其性质在 1~3 个月内并无改变。即每日和每周疼痛发作次数大致相同，诱发疼痛的劳累和情绪激动程度相同，每次发作疼痛的性质和疼痛部位无改变，用硝酸甘油后也在相同时间内发生疗效。②初发型劳累性心绞痛：简称初发型心绞痛。指患者过去未发生过心绞痛或心肌梗死，而现在发生由心肌缺血缺氧引起的心绞痛，时间尚在 1~2 个月内。有过稳定型心绞痛但已数月不发生心绞痛，再发生心绞痛未到 1 个月者也归入本型。③恶化型劳累性心绞痛：进行型心绞痛指原有稳定型心绞痛的患者，在 3 个月内疼痛的频率、程度、诱发因素经常变动，进行性恶化。可发展为心肌梗死与猝死。

（2）自发性心绞痛：心绞痛发作与心肌需氧量无明显关系，与劳累性心绞痛相比，疼痛持续时间一般较长，程度较重，且不易为硝酸甘油所缓解。包括四种类型：①卧位型心绞痛：在休息时或熟睡时发生的心绞痛，其发作时间较长，症状也较重，发作与体力活动或情绪激动无明显关系，常发生在半夜，偶尔在午睡或休息时发作。疼痛常剧烈难忍，患者烦躁不安、起床走动。硝酸甘油的疗效不明显或仅能暂时缓解。可能与夜梦、夜间血压降低或发生未被察觉的左心室衰竭，以致狭窄的冠状动脉远端心肌灌注不足；或平卧时静脉回流增加，心脏工作量增加，需氧增加等有关。②变异型心绞痛：本型患者心绞痛的性质、与卧位型心绞痛相似，也常在夜间发作，但发作时心电图表现不同，显示有关导联的 ST 段抬高而与之相对应的导联中则 ST 段压低。本型心绞痛是由于在冠状动脉狭窄的基础上，该支血管发生痉挛，引起一片心肌缺血所致。③中间综合征：亦称冠状动脉功能不全。指心肌缺血引起的心绞痛发作历时较长，达 30min 或 1h 以上，发作常在休息时或睡眠中发生，但心电图、放射性核素和血清学检查无心肌坏死的表现。本型疼痛其性质是介于心绞痛与心肌梗死之间，常是心肌梗死的前奏。④梗死后心绞痛：在急性心肌梗死后不久或数周后发生的心绞痛。由于供血的冠状动脉阻塞，发生心肌梗死，但心肌尚未完全坏死，一部分未坏死的心肌处于严重缺血状态下又发生疼痛，随时有再发生梗死的可能。

（3）混合性心绞痛：劳累性和自发性心绞痛混合出现，因冠状动脉的病变使冠状动脉血流储备固定地减少，同时又发生短暂的再减损所致，兼有劳累性和自发性心绞痛的临床表现。有人认为这种心绞痛在临床上实甚常见。

（4）不稳定型心绞痛：在临床上被广泛应用并被认为是稳定型劳累性心绞痛和心肌梗死和猝死之间的中间状态。它包括了除稳定型劳累性心绞痛外的上述所有了类型。其病理基础是在原有病变上发生冠状动脉内膜下出血、粥样硬化斑块破裂、血小板或纤维蛋白凝集、冠状动脉痉挛等除了没有诊断心肌梗死的明确的心电图和心肌酶谱变化外，目前应用的不稳定心绞痛的定义根据以下 3 个病史特征做出。①在相对稳定的劳累相关性心绞痛基础上出现逐渐增强的疼痛。②新出现的心绞痛（通常 1 个月内），由很轻度的劳力活动即可引起心绞痛。③在静息和很轻劳力时出现心绞痛。

三、治疗原则

预防：主要预防动脉粥样硬化的发生和发展。

治疗原则：改善冠状动脉的血供；减低心肌的耗氧；同时治疗动脉粥样硬化。

（一）发作时的治疗

（1）休息：发作时立刻休息，经休息后症状可缓解。

（2）药物治疗：应用作用较快硝酸酯制剂。

（3）在应用上述药物的同时，可考虑用镇静药。

（二）缓解期的治疗

系统治疗，清除诱因、注意休息、使用作用持久的抗动脉粥样硬化药物，以防心绞痛发作，可单独、交替或联合应用。宜尽量避免各种确知足以诱致发作的因素。调节饮食，特别是一次进食不应过饱；禁绝烟酒。调整日常生活与工作量；减轻精神负担；保持适当的体力活动，但以不致发生疼痛症状为度；一般不需卧床休息。

（三）其他治疗

低分子右旋糖酐或羟乙基淀粉注射液，作用为改善微循环的灌流，可用于心绞痛的频繁发作。抗凝药，如肝素；溶血栓药和抗血小板药可用于治疗不稳定型心绞痛。高压氧治疗增加全身的氧供应，可使顽固的心绞痛得到改善，但疗效不易巩固。体外反搏治疗可能增加冠状动脉的血供，也可考虑应用。兼有早期心力衰竭者，治疗心绞痛的同时宜用快速作用的洋地黄类制剂。

（四）外科手术治疗

主动脉－冠状动脉旁路移植手术（coronary artery bypass grafting, CABG）方法：取患者自身的大隐静脉或内乳动脉作为旁路移植材料。一端吻合在主动脉，另一端吻合在有病变的冠状动脉段的远端，引主动脉的血液以改善该冠状动脉所供血的心肌的血流量。

（五）经皮腔内冠状动脉成形术

经皮腔内冠状动脉成形术（percutaneous transluminal coronary angioplasty, PTCA）方法：冠状动脉造影后，针对相应病变，应用带球囊的心导管经周围动脉送到冠状动脉，在导引钢丝的指引下进入狭窄部位；向球囊内加压注入稀释的造影剂使之扩张，解除狭窄。

（六）其他冠状动脉介入性治疗

由于 PTCA 有较高的术后再狭窄发生率，近来采用一些其他成形方法如激光冠状动脉成形术（PTCLA）、冠状动脉斑块旋切术、冠状动脉斑块旋磨术、冠状动脉内支架安置等，期望降低再狭窄发生率。

（七）运动锻炼疗法

谨慎安排进度适宜的运动锻炼有助于促进侧支循环的发展，提高体力活动的耐受量，改善症状。

四、常见护理问题

（一）舒适的改变——心绞痛

1. 相关因素　与心肌急剧、短暂地缺血、缺氧，冠状动脉痉挛有关。

2. 临床表现 阵发性胸骨后疼痛。

3. 护理措施 如下所述。

（1）心绞痛发作时立即停止步行或工作，休息片刻即可缓解。根据疼痛发生的特点，评估心绞痛严重程度（表2-3），制定相应活动计划。频发者或严重心绞痛者，严格限制体力活动，并绝对卧床休息。

表2-3 劳累性心绞痛分级

心绞痛分级	表现
Ⅰ级：日常活动时无症状	较日常活动重的体力活动，如平地小跑步、快速或持重物上三楼、上陡坡等时引起心绞痛
Ⅱ级：日常活动稍受限制	一般体力活动，如常速步行 1.5～2km、上三楼、上坡等即引起心绞痛
Ⅲ级：日常活动明显受损	较日常活动轻的体力活动，如常速步行 0.5～1km、上二楼、上小坡等即引起心绞痛
Ⅳ级：任何体力活动均引起心绞痛	轻微体力活动（如在室内缓行）即引起心绞痛，严重者休息时亦发生心绞痛

（2）遵医嘱给予患者舌下含服硝酸甘油、吸氧，记录心电图，并通知医生。心绞痛频发或严重者遵医嘱使用硝酸甘油静脉微泵推注。由于此类药物能扩张头面部血管，有些患者使用后会出现颜面潮红、头痛等症状，应向患者说明。

（3）用药后动态观察患者胸痛变化情况，同时监测 ECG，必要时进行心电监测。

（4）告知患者在心绞痛发作时的应对技巧：一是立即停止活动；另一是立即含服硝酸甘油。向患者讲解含服硝酸甘油是因为舌下有丰富的静脉丛，吸收见效比口服硝酸甘油快。若疼痛持续 15min 以上不缓解，则有可能发生心肌梗死，需立即急诊就医。

（二）焦虑

1. 相关因素 与心绞痛反复频繁发作、疗效不理想有关。

2. 临床表现 睡眠不佳，缺乏自信心、思维混乱。

3. 护理措施 如下所述。

（1）向患者讲解心绞痛的治疗是一个长期过程，需要有毅力，鼓励其说出内心想法，针对其具体心理情况给予指导与帮助。

（2）心绞痛发作时，尽量陪伴患者，多与患者沟通，指导患者掌握心绞痛发作的有效应对措施。

（3）及时向患者分析讲解疾病好转信息，增强患者治疗信心。

（4）告知患者不良心理状况对疾病的负面影响，鼓励患者进行舒展身心的活动（如听音乐、看报纸）等活动，转移患者注意力。

（三）知识缺乏

1. 相关因素 与缺乏知识来源，认识能力有限有关。

2. 临床表现 患者不能说出心绞痛相关知识，不知如何避免相关因素。

3. 护理措施 如下所述。

（1）避免诱发心绞痛的相关因素：如情绪激动、饱食、焦虑不安等不良心理状态。

（2）告知患者心绞痛的症状为胸骨后疼痛，可放射至左臂、颈、胸，常为压迫或紧缩感。

（3）指导患者硝酸甘油使用注意事项。

（4）提供简单易懂的书面或影像资料，使患者了解自身疾病的相关知识。

五、健康教育

（一）心理指导

告知患者需保持良好心态，因精神紧张、情绪激动、饱食、焦虑不安等不良心理状态，可诱发和加重病情。患者常因不适而烦躁不安，且伴恐惧，此时鼓励患者表达感觉，告知尽量做深呼吸，放松情绪才能使疾病尽快消除。

（二）饮食指导

1. 减少饮食热能　控制体重少量多餐（每天 4～5 餐），晚餐尤应控制进食量，提倡饭后散步，切忌暴饮暴食，避免过饱；减少脂肪总量，限制饱和脂肪酸和胆固醇的摄入量，增加不饱和脂肪酸；限制单糖和双糖摄入量，供给适量的矿物质及维生素，戒烟戒酒。

2. 在食物选择方面，应适当控制主食和含糖零食　多吃粗粮、杂粮，如玉米、小米、荞麦等；禽肉、鱼类，以及核桃仁、花生、葵花子等硬果类含不饱和脂肪酸较多，可多食用；多食蔬菜和水果，不限量，尤其是超体重者，更应多选用带色蔬菜，如菠菜、油菜、番茄、茄子和带酸味的新鲜水果，如苹果、橘子、山楂，提倡吃新鲜泡菜；多用豆油、花生油、菜油及香油等植物油；蛋白质按劳动强度供给，冠心病患者蛋白质按 2g/kg 供给。尽量多食用黄豆及其制品，如豆腐、豆干、百叶等，其他如绿豆、赤豆也很好。

3. 禁忌食物　忌烟、酒、咖啡以及辛辣的刺激性食品；少用猪油、黄油等动物油烹调；禁用动物脂肪高的食物，如猪肉、牛肉、羊肉及含胆固醇高的动物内脏、动物脂肪、脑髓、贝类、乌贼鱼、蛋黄等；食盐不宜多用，每天 2～4g；含钠味精也应适量限用。

（三）作息指导

制定固定的日常活动计划，避免劳累。避免突发性的劳力动作，尤其在较长时间休息以后。如凌晨起来后活动动作宜慢。心绞痛发作时，应停止所有活动，卧床休息。频发或严重心绞痛患者，严格限制体力活动，应绝对卧床休息。

（四）用药指导

1. 硝酸酯类　硝酸甘油是缓解心绞痛的首选药。

（1）心绞痛发作时可用短效制剂 1 片舌下含化，1～2min 即开始起作用，持续半小时；勿吞服。如药物不易溶解，可轻轻嚼碎继续含化。

（2）应用硝酸酯类药物时可能出现头晕、头胀痛、头部跳动感、面红、心悸，继续用药数日后可自行消失。

（3）硝酸甘油应储存在棕褐色的密闭小玻璃瓶中，防止受热、受潮，使用时应注意有效期，每用 6 个月须更换药物。如果含服药物时无舌尖麻刺、烧灼感，说明药物已失效，不宜再使用。

（4）为避免直立性低血压所引起的晕厥，用药后患者应平卧片刻，必要时吸氧。长期反复应用会产生耐药性而效力降低，但停用 10d 以上，复用可恢复效力。

2. 长期服用 β 受体阻滞药者　如使用阿替洛尔（氨酰心安）、美托洛尔（倍他乐克）时，应指导患者用药。

（1）不能随意突然停药或漏服，否则会引起心绞痛加重或心肌梗死。

（2）应在饭前服用，因食物能延缓此类药物吸收。

（3）用药过程中注意监测心率、血压、心电图等。

3. 钙通道阻滞药　目前不主张使用短效制剂（如硝苯地平），以减少心肌耗氧量。

（五）特殊及行为指导

（1）寒冷刺激可诱发心绞痛发作，不宜用冷水洗脸，洗澡时注意水温及时间。外出应戴口罩或围巾。

（2）患者应随身携带心绞痛急救盒（内装硝酸甘油片）：心绞痛发作时，立即停止活动并休息，保持安静。及时使用硝酸甘油制剂，如片剂舌下含服，喷雾剂喷舌底 1～2 下，贴剂粘贴在心前区。如果自行用药后，心绞痛未缓解。应请求协助救护。

（3）有条件者可以氧气吸入，使用氧气时，避免明火。

（4）患者洗澡时应告诉家属，不宜在饱餐或饥饿时进行，水温勿过冷过热，时间不宜过长，门不要上锁，以防发生意外。

（5）与患者讨论引起心绞痛的发作诱因，确定需要的帮助，总结预防发作的方法。

（六）病情观察指导

注意观察胸痛的发作时间、部位、性质、有无放射性及伴随症状，定时监测心率、心律。若心绞痛发作次数增加，持续时间延长，疼痛程度加重，含服硝酸甘油无效者，有可能是心肌梗死先兆，应立即就诊。

（七）出院指导

（1）减轻体重，肥胖者需限制饮食热量及适当增加体力活动，避免采用剧烈运动防治各种可加重病情的疾病，如高血压、糖尿病、贫血、甲亢等。特别要控制血压，使血压维持在正常水平。

（2）慢性稳定型心绞痛患者大多数可继续正常性生活，为预防心绞痛发作，可在 1h 前含服硝酸甘油 1 片。

（3）患者应随身携带硝酸甘油片以备急用，患者及家属应熟知药物的放置地点，以备急需。

（张菊香）

第五节　心肌梗死

心肌梗死（myocardial infarction）是心肌缺血性坏死。为在冠状动脉病变基础上，发生冠状动脉供血急剧减少或中断，使相应的心肌严重而持久地急性缺血所致。

一、病因和发病机制

1. 病因　基本病因是冠状动脉粥样硬化（偶为冠状动脉痉挛、栓塞、炎症、先天性畸形、外伤、冠状动脉阻塞所致）。造成管腔狭窄和心肌供血不足，而侧支循环尚未建立时，下列原因加重心肌缺血即可发生心肌梗死。在此基础上，一旦冠状动脉血供进一步急剧减少或中断 20~30min，使心肌严重而持久地急性缺血达 0.5h 以上，即可发生心肌梗死。

另心肌梗死发生严重心律失常、休克、心力衰竭，均可使冠状动脉血流量进一步下降，心肌坏死范围扩大。

2. 发病机制　冠状动脉病变：血管闭塞处于相应的心肌部位坏死。

二、临床表现

临床表现与梗死面积大小、梗死部位、侧支循环情况密切相关。

1. 先兆　多数患者于发病前数日可有前驱症状，如原有心绞痛近日发作频繁，程度加重，持续时间较久，休息或硝酸甘油不能缓解，甚至在休息中或睡眠中发作。表现为突发上腹部剧痛、恶心、呕吐、急性心力衰竭，或严重律失常。心电图检查可显示 ST 段一过性抬高或降低，T 波高大或明显倒置。

2. 症状　具体如下。

（1）疼痛：最早出现症状。少数患者可无疼痛，起病即表现休克或急性肺水肿。有些患者疼痛部位在上腹部，且伴有恶心、呕吐、易与胃穿孔、急性胰腺炎等急腹症相混淆。

（2）全身症状：发热、心动过速、白细胞增高、红细胞沉降率增快，由坏死物质吸收所引起。一般在疼痛 24~48h 出现，程度与梗死范围呈正相关，体温 38℃ 左右，很少超过 39℃，持续约 1 周。

（3）胃肠道症状：疼痛可伴恶心、呕吐、上腹胀痛，与迷走神经受坏死物质刺激和胃肠道组织灌注不足等有关。

（4）心律失常：75%~95% 的患者伴有心律失常，以 24h 内为最多见，以室性心律失常最多。

（5）休克：20% 患者，数小时至 1 周内发生，主要原因如下。①心肌遭受严重损害，左心室排血量急剧将低（心源性休克）。②剧烈胸痛引起神经反射性周围血管扩张。③因呕吐、大汗、摄入不足所致血容量不足。

（6）心力衰竭：主要是急性左侧心力衰竭。可在最初几天内发生，或在疼痛、休克好转阶段，为梗死后心脏舒缩力减弱或不协调所致。

急性心肌梗死引起的心力衰竭称为泵衰竭。按 Killip 分级法可分为：Ⅰ级，尚无明显心力衰竭；Ⅱ级，有左侧心力衰竭；Ⅲ级，有急性肺水肿；Ⅳ级，有心源性休克。

3. 体征　具体如下。

（1）心脏体征：心率多增快，第一心音减弱，出现第四心音。若心尖区出现收缩期杂音，多为乳头肌功能不全所致。反应性纤维心包炎者，有心包摩擦音。

（2）血压：均有不同程度的降低，起病前有高血压者，血压可降至正常。

（3）其他：可有心力衰竭、休克体征、心律失常有关的体征。

三、治疗原则

心肌梗死的救治原则为：①挽救濒死心肌，防止梗死扩大，缩小心肌缺血范围。②保护、维持心脏功能。③及时处理严重心律失常、泵衰竭及各种并发症。

（一）监护及一般治疗（motoring and general care）

1. 休息　卧床休息 1 周，保持安静，必要时给予镇静药。
2. 吸氧　持续吸氧 2~3d，有并发症者须延长吸氧时间。
3. 监测　在 CCU 进行 ECG、血压、呼吸、监测 5~7d。
4. 限制活动　无并发症者，根据病情制定活动计划，详见护理部分。
5. 进食易消化食物　不宜过饱，可少量多餐。保持大便通畅，必要时给予缓泻药。

（二）解除疼痛（relief of pain）

尽快止痛，可应用强力止痛药。

（1）哌替啶（度冷丁）：50~100mg 紧急肌内注射。

（2）吗啡：5~10mg 皮下注射，必要时 1~2h 后再注射 1 次以后每 4~6h 可重复应用，注意呼吸抑制作用。

（3）轻者：可待因 0.03~0.06g 口服或罂粟碱 0.03~0.06g 肌内注射或口服。

（4）试用硝酸甘油 0.3mg，异山梨酯 5~10mg 舌下含用或静脉滴注，注意心率增快，BP 下降等不良反应。

（5）顽固者，人工冬眠疗法。

（三）再灌注心肌（myocardial reperfusion）

意义：再通疗法是目前治疗 AMI 的积极治疗措施，在起病 3~6h 内，使闭塞的冠状动脉再通，心肌得到再灌注，挽救濒死的心肌，以缩小梗死范围，改善预后。

适应证：再通疗法只适于透壁心肌梗死，所以心电图上必须要有 2 个或 2 个以上相邻导联 ST 段抬高 >0.1mV，方可进行再通治疗。心肌梗死发病后 6h 内再通疗法是最理想的；发病 6~12h ST 段抬高的 AMI。

方法：溶栓疗法，紧急施行 PTCA，随后再安置支架。

1. 溶栓疗法（thrombolysis）　具体如下。

（1）溶栓的药物：尿激酶、链激酶、重组组织型纤维蛋白溶酶原激活药（rt-PA）等。

（2）注意事项：①溶栓期间进行严密心电监护：及时发现并处理再灌注心律失常。溶栓 3h 内心律失常发生率最高，84% 心律失常发生在溶栓 4h 之内。前壁心肌梗死时，心律失常多为室性心律失常，如频发室性期前收缩、加速室性自主心律、室性心动过速、心室颤动等；下壁梗死时，心律失常多发生窦性心动过缓、房室传导阻滞。②血压监测：低血压是急性心梗的常见症状，可由于心肌大面积梗死、心肌收缩力明显降低、心排血量减少所至，但也可能与血容量不足、再灌注性损伤、血管扩张药及合并出血等有关。一般低血压在急性心肌梗死后 4h 最明显。对单纯的低血压状态，应加强对血压的监测。在溶栓进行的 30min 内，10min 测量 1 次血压；溶栓结束后 3h 内，30min 测量 1 次；之后 1h 测量 1 次；

血压平稳后根据病情延长测量时间。③用药期间注意出血倾向：在溶栓期间应严密观察患者有无皮肤黏膜出血、尿血、便血及颅内出血（观察瞳孔意识），输液穿刺部位有无瘀点、瘀斑、牙龈出血等。溶栓后 3d 内每天检查 1 次尿常规、大便隐血和出凝血时间，溶栓次日复查血小板，应尽早发现出血性并发症，早期采取有效的治疗措施。

（3）不宜溶栓的情况：①年龄大于 70 岁。②ST 段抬高，时间 >24h。③就诊时严重高血压（ > 180/110mmHg）。④仅有 ST 段压低（如非 Q 心梗，心内膜下心梗）及不稳定性心绞痛。⑤有出血倾向、外伤、活动性溃疡病、糖尿病视网膜病变，脑出血史及 6 个月内缺血性脑卒中史，夹层动脉瘤，半个月内手术等。

（4）判断再通指标

1）冠状动脉造影直接判断。

2）临床间接判断血栓溶解（再通）指标：①ECG 抬高的 ST 段于 2h 内回降 >50%。②胸痛 2h 内基本消失。③2h 内出现再灌注性心律失常。④血清 CK – MB 酶峰值提前出现（14h 内）。

2. 经皮冠状动脉腔内成形术　如下所述。

（1）补救性 PTCA：经溶栓治疗，冠状动脉再通后又再堵塞，或再通后仍有重度狭窄者，如无出血禁忌，可紧急施行 PTCA，随后再安置支架。预防再梗和再发心绞痛。

（2）直接 PTCA：不进行溶栓治疗，直接进行 PTCA 作为冠状动脉再通的手段，其目的在于挽救心肌。

适应证：①对有溶栓禁忌或不适宜溶栓治疗的患者，以及对升压药无反应的心源性休克患者应首选直接 PTCA。②对有溶栓禁忌证的高危患者，如年龄 >70 岁、既往有 AMI 史、广泛前壁心肌梗死以及收缩压 <100mmHg、心率 >100 次/min 或 Killip 分级 > Ⅰ级的患者若有条件最好选择直接 PTCA。

（四）控制休克

最好根据血流动力学监测结果用药。

1. 补充血容量　估计血容量不足，中心静脉压下降者，用低分子右旋糖酐、10% GS 500ml 或 0.9% NS 500ml 静脉滴入。输液后中心静脉压 >18cmH_2O，则停止补充血容量。

2. 应用升压药　补充血容量后血压仍不升，而心排血量正常时，提示周围血管张力不足，此时可用升压药物。多巴胺或间羟胺微泵静脉使用，两者亦可合用。亦可选用多巴酚丁胺。

3. 应用血管扩张药　经上述处理后血压仍不升，周围血管收缩致四肢厥冷时可使用硝酸甘油。

4. 其他措施　纠正酸中毒，保护肾功能，避免脑缺血，必要时应用糖皮质激素和洋地黄制剂。

5. 主动脉内球囊反搏术（intra aortic balloon pumping，IABP）　上述治疗无效时可考虑应用 IABP，在 IABP 辅助循环下行冠脉造影，随即行 PTCA、CABG。

（五）治疗心力衰竭

主要治疗左侧心力衰竭，见"心力衰竭"节。

（六）其他治疗

有助于挽救濒死心肌，防止梗死扩大，缩小缺血范围，根据患者具体情况选用。

1. β 受体阻滞药、钙通道阻滞药，ACE 抑制药的使用　改善心肌重构，防止梗死范围扩大改善预后。

2. 抗凝疗法　口服阿司匹林等药物。

3. 极化液疗法　有利于心脏收缩，减少心律失常，有利 ST 段恢复。极化液具体配置 10% KCl 15ml + 胰岛素 8U + 10% GS 500ml。

4. 促进心肌代谢药物　维生素 C、维生素 B_6、1、6 – 二磷酸果糖、辅酶 Q_{10} 等。

5. 右旋糖酐 40 或羟乙基淀粉　降低血黏度，改善微循环。

（七）并发症的处理

1. 栓塞　溶栓或抗凝治疗。

2. 心脏破裂　乳头肌断裂、VSD 者手术治疗。

3. 室壁瘤　影响心功能或引起严重心律失常者手术治疗。

4. 心肌梗死后综合征　可用糖皮质激素、阿司匹林、吲哚美辛等。

（八）右室心肌梗死的处理

表现为右侧心力衰竭伴低血压者治疗以扩容为主，维持血压治疗，不宜用利尿药。

四、常见护理问题

（一）疼痛

1. 相关因素　与心肌急剧缺血、缺氧有关。

2. 主要表现　胸骨后剧烈疼痛，伴烦躁不安、出汗、恐惧或有濒死感。

3. 护理措施　如下所述。

（1）绝对卧床休息（包括精神和体力）：休息即为最好的疗法之一，病情稳定无特殊不适，且在急性期均应绝对卧床休息，严禁探视，避免精神紧张，一切活动包括翻身、进食、洗脸、大小便等均应在医护人员协助下进行，避免生扯硬拽现象。如果患者焦虑、抑郁情绪严重并有睡眠障碍等表现时，应根据病情选择没有禁忌的镇静药物，如哌替啶等。

（2）做好氧疗管理：心肌梗死时由于持续的心肌缺血缺氧，代谢物积聚或产生多肽类致癌物等，刺激神经末梢，经神经传导至大脑产生痛觉，而疼痛使患者烦躁不安、情绪恶化，加重心肌缺氧，影响治疗效果。若胸闷、疼痛剧烈或症状不缓解、持续时间长，氧流量可控制在 5～6L/min，待症状消失后改为 3～4L/min，一般不少于72h，5d 后可根据情况间断给氧。

（3）患者的心理管理：疾病给患者带来胸闷、疼痛等压抑的感觉，再加上环境的生疏，可使患者恐惧、紧张不安，而这又导致交感神经兴奋引起血压升高，心肌耗氧量增加，诱发心律失常，加重心肌缺血坏死，因此，应了解患者的职业、文化、经济、家庭情况及发病的诱因，关心体贴患者，消除紧张恐惧心理，让患者树立战胜疾病的信心，使患者处于一个最佳心理状态。

（二）恐惧

1. 相关因素　可与下列因素有关：①胸闷不适、胸痛、濒死感。②因病房病友病重或死亡。③病室环境陌生/监护、抢救设备。

2. 主要表现　心情紧张、烦躁不安。

3. 护理措施　如下所述。

（1）消除患者紧张与恐惧心理：救治过程中要始终关心体贴，态度和蔼，鼓励患者表达自己的感受，安慰患者，使之尽快适应环境，进入患者角色。

（2）了解患者的思想状况，向患者讲清情绪与疾病的关系，使患者明白紧张的情绪会加重病情，使病情恶化。劝慰患者消除紧张情绪，使患者处于接受治疗的最佳心理状态。

（3）向患者介绍救治心梗的特效药及先进仪器设备，肯定效果与作用，使患者得到精神上的安慰和对医护人员的信任。在治疗护理过程中做到忙而不乱，紧张而有序，迅速而准确。

（4）给患者讲解抢救成功的例子，使其树立战胜疾病的信心。

（5）针对心理反应进行耐心解释，真诚坦率地为其排忧解难，做好生活护理，给他们创造一个安静、舒适、安全、整洁的休息环境。

（三）自理缺陷

1. 相关因素　与治疗性活动受限有关。

2. 主要表现　日常生活不能自理。

3. 护理措施　如下所述。

（1）心肌梗死急性期卧床期间协助患者洗漱进食、大小便及个人卫生等生活护理。

（2）将患者经常使用的物品放在易拿取的地方，以减少患者拿东西时的体力消耗。

（3）将呼叫器放在患者手边，听到铃响立即给予答复。

（4）提供患者有关疾病治疗及预后的确切消息，强调正面效果，以增加患者自我照顾的能力和信心，并向患者说明健康程序，不要允许患者延长卧床休息时间。

（5）在患者活动耐力范围内，鼓励患者从事部分生活自理活动和运动，以增加患者的自我价值感。

（6）让患者有足够的时间，缓慢地进行自理活动或者在活动过程中提供多次短暂的休息时间；或者给予较多的协助，以避免患者过度劳累。

（四）便秘

1. 相关因素　与长期卧床、不习惯床上排便、进食量减少有关。

2. 主要表现　大便干结，超过 2d 未排大便。

3. 护理措施　如下所述。

（1）合理饮食：提醒患者饮食要节制，要选择清淡易消化、产气少、无刺激的食物。进食速度不宜过快、少食多餐。

（2）遵医嘱给予大便软化药或缓泻药。

（3）鼓励患者定时排便，安置患者于舒适体位排便。

（4）不习惯于床上排便的患者，应向其讲明病情及需要在床上排便的理由并用屏风遮挡。

（5）告知病患者排便时不要太用力，可用手掌在腹部按乙状结肠走行方向做环形按摩。

（五）潜在并发症——心力衰竭

1. 相关因素　与梗死面积过大、心肌收缩力减弱有关。

2. 主要表现　咳嗽、气短、心悸、发绀，严重者出现肺水肿表现。

3. 护理措施　如下所述。

（1）避免诱发心力衰竭的因素：上感、劳累、情绪激动、感染，不适当的活动。

（2）若突然出现急性左侧心力衰竭，应立即采取急救，详见"心力衰竭"一节。

（六）潜在并发症——心源性休克

1. 相关因素　与心肌梗死、心排血量减少有关。

2. 主要表现　血压下降，面色苍白、皮肤湿冷、脉细速、尿少。

3. 护理措施　如下所述。

（1）严密观察神志、意识、血压、脉搏、呼吸、尿量等情况并做好记录。

（2）观察患者末梢循环情况，如皮肤温度、湿度、色泽。

（3）注意保暖。

（4）保持输液通畅，并根据心率、血压、呼吸及用药情况随时调整滴速。

（七）潜在并发症——心律失常

1. 相关因素　与心肌缺血、缺氧、电解质失衡有关。

2. 主要表现　室性期前收缩、快速型心律失常、缓慢型心律失常。

3. 护理措施　如下所述。

（1）给予心电监护，监测患者心律、心率、血压、脉搏、呼吸及心电图改变，并做好记录。

（2）嘱患者尽量避免诱发心律失常的因素：如情绪激动、烟酒、浓茶、咖啡等。

（3）向患者说明心律失常的临床表现及感受，若出现心悸、胸闷、胸痛、心前区不适等症状，应及时告诉医护人员。

（4）遵医嘱应用抗心律失常药物，并观察药物疗效及不良反应。

（5）备好各种抢救药物和仪器：如除颤器、起搏器，抗心律失常药及复苏药。

五、健康教育

（一）心理指导

本病起病急，症状明显，患者因剧烈疼痛而有濒死感，又因担心病情及疾病预后而产生焦虑、紧张等情绪，护士应陪伴在患者身旁，允许患者表达出对死亡的恐惧如呻吟、易怒等，用亲切的态度回答患者提出的问题。解释先进的治疗方法及监护设备的作用。

（二）饮食指导

急性心梗 2~3d 时以流质为主，每天总热能 500~800kcal；控制液体量，减轻心脏负担，口服液体量应控制在 1 000ml/d；用低脂、低胆固醇、低盐、适量蛋白质、高食物纤维饮食，脂肪限制在 40g/d 以内，胆固醇应 <300mg/d；选择容易消化吸收的食物，不宜过热过冷，保持大便通畅，排便时不可用力过猛；病情稳定 3d 后可逐渐改半流质、低脂饮食，总热能 1 000kcal/d 左右。避免食用辛辣或发酵食物，减少便秘和腹胀。康复期低糖、低胆固醇饮食，多吃富含维生素和钾的食物，伴有高血压病或心力衰竭者应限制钠盐摄入量。

在食物选择方面，心梗急性期主食可用藕粉、米汤、菜水、去油过筛肉汤、淡茶水、红枣泥汤；选低胆固醇及有降脂作用的食物，可食用的有鱼类、鸡蛋清、瘦肉末、嫩碎蔬菜及水果，降脂食物有山楂、香菇、大蒜、洋葱、海鱼、绿豆等。病情好转后改为半流质，可食用浓米汤、厚藕粉、枣泥汤、去油肉绒、鸡绒汤、薄面糊等。病情稳定后，可逐渐增加或进软食，如面条、面片、馄饨、面包、米粉、粥等。恢复期饮食治疗按冠心病饮食治疗。

禁忌食物：凡胀气、刺激性流质不宜吃，如豆浆、牛奶、浓茶、咖啡等；忌烟酒及刺激性食物和调味品，限制食盐和味精用量。

（三）作息指导

保证睡眠时间，2 次活动间要有充分的休息。急性期后 1~3d 应绝对卧床，第 4~6d 可在床上做上下肢被动运动。1 周后，无并发症的患者可床上坐起活动。每天 3~5 次，每次 20min，动作宜慢。有并发症者，卧床时间延长。第 2 周起开始床边站立→床旁活动→室内活动→完成个人卫生。根据患者对运动的反应，逐渐增加活动量。第 2 周后室外走廊行走，第 3~4 周试着上下 1 层楼梯。

（四）用药指导

常见治疗及用药观察如下。

1. 止痛　使用吗啡或哌替啶止痛，配合观察镇静止痛的效果及有无呼吸抑制，脉搏加快。

2. 溶栓治疗　溶栓过程中应配合监测心率、心律、呼吸、血压，注意胸痛情况和皮肤、牙龈、呕吐物及尿液有无出血现象，发现异常应及时报告医护人员，及时处理。

3. 硝酸酯类药　配合用药时间及用药剂量，使用过程中要注意观察疼痛有无缓解，有无头晕、头痛、血压下降等不良反应。

4. 抑制血小板聚集药物　药物宜餐后服。用药期间注意有无胃部不适，有无皮下、牙龈出血，定期检查血小板数量。

（五）行为指导

（1）大便干结时忌用力排便，应用开塞露塞肛或服用缓泻药如口服酚酞等方法保持大便通畅。

（2）接受氧气吸入时，要保证氧气吸入的有效浓度以达到改善缺氧状态的效果，同时注意用氧安全，避免明火。

（3）病情未稳定时忌随意增加活动量，以免加重心脏负担，诱发或加重心肌梗死。

（4）在输液过程中，应遵循医护人员控制的静脉滴注速度，切忌随意加快输液速度。

（5）当患者严重气急，大汗，端坐呼吸，应取坐位或半坐卧位，两腿下垂，有条件者立即吸氧。并应注意用氧的安全。

（6）当患者出现心脏骤停时，应积极处理。

（7）指导患者3个月后性生活技巧。

（8）选择一天中休息最充分的时刻行房事（早晨最好）。避免温度过高或过低时，避免饭后或酒后进行房事。

（9）如需要，可在性生活时吸氧。

（10）如果出现胸部不舒适或呼吸困难，应立即终止。

（六）病情观察指导

注意观察胸痛的性质、部位、程度、持续时间，有无向他处放射；配合监测体温、心率、心律、呼吸及血压及电解质情况，以便及时处理。

（七）出院指导

（1）养成良好的生活方式，生活规律，作息定时，保证充足的睡眠。病情稳定无并发症的急性心肌梗死，6周后可每天步行、打太极拳。8～12周可骑车、洗衣等。3～6个月后可部分或完全恢复工作。但不应继续从事重体力劳动、驾驶员、高空作业或工作量过大。

（2）注意保暖，适当添加衣服。

（3）饮食宜清淡，避免饱餐，忌烟酒及减肥，防止便秘。

（4）坚持按医嘱服药，随身备硝酸甘油，有多种剂型的药物，如片剂、喷雾剂，定期复诊。

（5）心肌梗死最初3个月内不适宜坐飞机及单独外出，原则上不过性生活。

（吕丽萍）

第六节　感染性心内膜炎

感染性心内膜炎是心内膜表面的微生物感染，伴赘生物形成。生物是大小不等、形状不一的血小板和纤维素团块，内有微生物和炎症细胞。瓣膜是最常受累部位，间隔缺损部位、腱索或心壁内膜也可发生感染。而动静脉瘘、动脉瘘（如动脉导管未闭）、主动脉缩窄部位的感染虽然属于动脉内膜炎，但临床与病理均类似于感染性心膜炎。

感染性心内膜炎根据病程可分为急性和亚急性。急性感染性心内膜炎特点是：中毒症状明显；病情发展迅速，数天或数周引起瓣膜损害；迁移性感染多见；病原体主要是金黄色葡萄球菌。亚急性感染性心内膜炎特点是：中毒症状轻；病程长，可数周至数月；迁移性感染少见；病原体多见草绿色链球菌，其次为肠球菌。

感染性心内膜炎又可分为自体瓣膜心内膜炎、人工瓣膜心内膜炎和静脉药瘾者的心内膜炎。本章主要阐述自体瓣膜心内膜炎。

一、病因与发病机制

（一）病因

感染性心内膜炎主要是由链球菌和葡萄球菌感染。急性感染性心内膜炎主要由金黄色葡萄球菌引起，少数患者由肺炎球菌、淋球菌、A族链球菌和流感杆菌等所致。亚急性感染性心内膜炎由草绿色链球菌感染最常见，其次为D族链球菌（牛链球菌和肠球菌）、表皮葡萄球菌，其他细菌较少见。真菌、立克次体和衣原体等是感染性心内膜炎少见的致病微生物。

（二）发病机制

1. 急性感染性心内膜炎　目前尚不明确，由来自皮肤、肌肉、骨骼、肺等部位的活动性感染灶的病原菌，细菌量大，细菌毒力强，具有很强的侵袭性和黏附于心内膜的能力。主要累及正常心瓣膜，主动脉瓣常受累。

2. 亚急性感染性心内膜炎　亚急性感染性心内膜炎临床上至少占据病例的2/3，其发病与以下因素有关：

（1）血流动力学因素：亚急性感染性心内膜炎患者约有 3/4 主要发生于器质性心脏病，多为心脏瓣膜病，主要是二尖瓣和主动脉瓣，其次是先天性心血管病，如室间隔缺损、动脉导管未闭、法洛四联症和主动脉狭窄。赘生物常位于二尖瓣关闭不全的瓣叶心房面、主动脉瓣关闭不全的瓣叶心室面和室间隔缺损的间隔右心室侧，可能与这些部位的压力下降和内膜灌注减少，利于微生物沉积和生长有关。高速射流冲击心脏或大血管内膜处可使局部损伤，如二尖瓣反流面对的左心房壁、主动脉反流面对的二尖瓣前叶有关腱索和乳头肌，未闭动脉导管射流面对的肺动脉壁的内皮损伤，并容易感染。在压差小的部位，发生亚急性感染性心内膜炎少见，如房间隔缺损和大室间隔缺损或血流缓慢时，如房颤和心力衰竭时少见，瓣膜狭窄时比关闭不全少见。

近年来，随着风湿性心脏病发病率的下降，风湿性瓣膜心内膜炎发生率也随之下降。由于超声心动图诊断技术的普遍应用，主动脉瓣二叶瓣畸形、二尖瓣脱垂和老年性退行性瓣膜病的诊断率提高和风湿性瓣膜病心内膜炎发病率的下降，而非风湿性瓣膜病的心内膜炎发病率有所升高。

（2）非细菌性血栓性心内膜病变：研究证实，当内膜的内皮受损暴露内皮下结缔组织的胶原纤维时，血小板聚集，形成血小板微血栓和纤维蛋白沉积，成为结节样无菌性赘生物，称其为非细菌性血栓性心内膜病变，是细菌定居瓣膜表面的重要因素。无菌性赘生物最常见于湍流区域、瘢痕处（如感染性心内膜炎后）和心脏外因素所致内膜受损。正常瓣膜可偶见。

（3）短暂性菌血症感染无菌性赘生物：各种感染或细菌寄居的皮肤黏膜的创伤（如手术、器械操作等）导致暂时性菌血症。皮肤和心脏外其他部位葡萄球菌感染的菌血症；口腔创伤常致草绿色链球菌菌血症；消化道和泌尿生殖道创伤或感染常引起肠球菌和革兰阴性杆菌菌血症，循环中的细菌如定居在无菌性赘生物上。细菌定居后，迅速繁殖，促使血小板进一步聚集和纤维蛋白沉积，感染性赘生物增大。纤维蛋白层覆盖在赘生物外，阻止吞噬细胞进入，为细菌生存繁殖提供良好的庇护所，即发生感染性心内膜炎。

细菌感染无菌性赘生物需要有几个因素：①发生菌血症的频度。②循环中细菌的数量，这与感染程度和局部寄居细菌的数量有关。③细菌黏附于无菌性赘生物的能力。草绿色链球菌从口腔进入血流的机会频繁，黏附性强，因而成为亚急性感染性心内膜炎最常见致病菌；虽然大肠埃希菌的菌血症常见，但黏附性差，极少引起心内膜炎。

二、临床表现

从短暂性菌血症的发生至症状出现之间的时间多在 2 周以内，但有不少患者无明确的细菌进入途径可寻。

（一）症状

1. 发热　发热是感染性心内膜炎最常见的症状，除有些老年或心、肾衰竭重症患者外，几乎均有发热，常伴有头痛、背痛和肌肉关节痛的症状。亚急性感染性心内膜炎起病隐匿，可伴有全身不适、乏力、食欲缺乏和体重减轻等症状，可有弛张性低热，一般 <39℃，午后和晚上高。急性感染性心内膜炎常有急性化脓性感染，呈暴发性败血症过程，有高热、寒战。常可突发心力衰竭。

2. 非特异性症状　如下所述。

（1）脾大：有 15%~50%，病程 >6 周的患者可出现。急性感染性心内膜炎少见。

（2）贫血：贫血较为常见，尤其多见于亚急性感染性心内膜炎，伴有苍白无力和多汗。多为轻、中度贫血，晚期患者有重度贫血。主要由于感染骨髓抑制所致。

（3）杵状指（趾）：部分患者可见。

3. 动脉栓塞　多发生于病程后期，但也有少部分患者为首发症状。赘生物引起动脉栓塞可发生在机体的任何部位，如脑、心脏、脾、肾、肠系膜及四肢。脑栓塞的发生率最高。在由左向右分流的先天性心血管病或右心内膜炎时，肺循环栓塞常见。如三尖瓣赘生物脱落引起肺栓塞，表现为突然咳嗽、呼吸困难、咯血或胸痛等症状。肺栓塞还可发展为肺坏死、空洞，甚至脓气胸。

（二）体征

1. 心脏杂音 80%～85%的患者可闻心脏杂音，是基础心脏病和（或）心内膜炎导致瓣膜损害所致。

2. 周围体征 可能是微血管炎或微栓塞所致，多为非特异性，包括：①瘀点：多见病程长者，可出现于任何部位，以锁骨、皮肤、口腔黏膜和睑结膜常见。②指、趾甲下线状出血。③Roth 斑：多见于亚急性感染性心内膜炎，表现为视网膜的卵圆形出血斑，其中心呈白色。④Osler 结节：为指和趾垫出现豌豆大的红或紫色痛性结节，较常见于亚急性感染性心内膜炎。⑤Janeway 损害：是手掌和足底处直径 1～4mm，无痛性出血红斑，主要见于急性感染性心内膜炎。

（三）并发症

1. 心脏 包括以下几点。

（1）心力衰竭：是最常见并发症，主要由瓣膜关闭不全所致，以主动脉瓣受损患者最多见。其次为二尖瓣受损的患者，三尖瓣受损的患者也可发生。各种原因的瓣膜穿孔或腱索断裂导致急性瓣膜关闭不全时，均可诱发急性左心衰竭。

（2）心肌脓肿：常见于急性感染性心内膜炎患者，可发生于心脏任何部位，以瓣膜周围特别在主动脉瓣环多见，可导致房室和室内传导阻滞。可偶见心肌脓肿穿破。

（3）急性心肌梗死：多见于主动脉瓣感染时，出现冠状动脉细菌性动脉瘤，引起冠状动脉栓塞，发生急性心肌梗死。

（4）化脓性心包炎：主要发生于急性感染性心内膜炎患者，但不多见。

（5）心肌炎。

2. 细菌性动脉瘤 多见于亚急性感染性心内膜炎患者，发生率为3%～5%。一般见于病程晚期，多无自觉症状。受累动脉多为近端主动脉及主动脉窦、脑、内脏和四肢，可扪及的搏动性肿块，发生周围血管时易诊断。如果发生在脑、肠系膜动脉或其他深部组织的动脉时，常到动脉瘤出血时才可确诊。

3. 迁移性脓肿 多见于急性感染性心内膜炎患者，亚急性感染性心内膜炎患者少见，多发生在肝、脾、骨髓和神经系统。

4. 神经系统 神经系统受累表现，约有1/3患者发生。

（1）脑栓塞：占其中1/2。最常受累的是大脑中动脉及其分支。

（2）脑细菌性动脉瘤：除非破裂出血，多无症状。

（3）脑出血：由脑栓塞或细菌性动脉瘤破裂所致。

（4）中毒性脑病：可有脑膜刺激征。

（5）化脓性脑膜炎：不常见，主要见于急性感染性心内膜炎患者，尤其是金黄色葡萄球菌性心内膜炎。

（6）脑脓肿。

5. 肾 大多数患者有肾损害：①肾动脉栓塞和肾梗死：多见于急性感染性心内膜炎患者。②局灶性或弥漫性肾小球肾炎：常见于亚急性感染性心内膜炎患者。③肾脓肿：但少见。

三、实验室检查

（一）常规项目

1. 尿常规 显微镜下常有血尿和轻度蛋白尿。肉眼血尿提示肾梗死。红细胞管型和大量蛋白尿提示弥漫性肾小球性肾炎。

2. 血常规 白细胞计数正常或轻度升高，分类计数轻度左移。可有"耳垂组织细胞"现象，即揉耳垂后穿刺的第一滴血液涂片时可见大单核细胞，是单核－吞噬细胞系统过度受刺激的表现。急性感染性心内膜炎常有血白细胞计数增高，并有核左移。红细胞沉降率升高。亚急性感染性心内膜炎患者常见正常色素型正常细胞性贫血。

（二）免疫学检查

80%的患者血清出现免疫复合物，25%的患者有高丙种球蛋白血症。亚急性感染性心内膜炎在病程6周以上的患者中有50%类风湿因子阳性。当并发弥漫性肾小球肾炎的患者，血清补体可降低。免疫学异常表现在感染治愈后可消失。

（三）血培养

血培养是诊断菌血症和感染性心内膜炎的最有价值重要方法。近期未接受过抗生素治疗的患者血培养阳性率可高达95%以上。血培养的阳性率降低，常由于2周内用过抗生素或采血、培养技术不当所致。

（四）X线检查

肺部多处小片状浸润阴影，提示脓毒性肺栓塞所致的肺炎。左心衰竭时可有肺淤血或肺水肿征。主动脉增宽可是主动脉细菌性动脉瘤所致。

细菌性动脉瘤有时需经血管造影协助诊断。

CT扫描有助于脑梗死、脓肿和出血的诊断。

（五）心电图

心肌梗死心电图表现可见于急性感染性心内膜炎患者。主动脉瓣环或室间隔脓肿的患者可出现房室、室内传导阻滞的情况。

（六）超声心动图

超声心动图发现赘生物、瓣周并发症等支持心内膜炎的证据，对明确感染性心内膜炎诊断有重要价值。经食管超声（TTE）可以检出<5mm的赘生物，敏感性高达95%以上。

四、治疗原则

（一）抗微生物药物治疗

抗微生物药物治疗是治疗本病最重要的措施。用药原则为：①早期应用。②充分用药，选用灭菌性抗微生物药物，大剂量和长疗程。③静脉用药为主，保持稳定、高的血药浓度。④病原微生物不明时，急性感染性心内膜炎应选用针对金黄色葡萄球菌、链球菌和革兰阴性杆菌均有效的广谱抗生素，亚急性感染性心内膜炎应用针对链球菌、肠球菌的抗生素。⑤培养出病原微生物时，应根据致病菌对药物的敏感程度选择抗微生物药物。

1. 经验治疗　病原菌尚未培养出时，对急性感染性心内膜炎患者，采用萘夫西林、氨苄西林和庆大霉素，静脉注射或滴注。亚急性感染性心内膜炎患者，按常见的致病菌链球菌的用药方案，以青霉素为主或加庆大霉素静脉滴注。

2. 已知致病微生物时的治疗　具体如下。

（1）青霉素敏感的细菌治疗：至少用药4周。对青霉素敏感的细菌如草绿色链球菌、牛链球菌、肺炎球菌等。①首选大剂量青霉素分次静脉滴注。②青霉素加庆大霉素静脉滴注或肌注。③青霉素过敏时可选择头孢曲松或万古霉素静脉滴注。

（2）青霉素耐药的链球菌治疗：①青霉素加庆大霉素，青霉素应用4周，庆大霉素应用2周。②万古霉素剂量同前，疗程4周。

（3）肠球菌心内膜炎治疗：①大剂量青霉素加庆大霉素静脉滴注。②氨苄西林加庆大霉素，用药4～6周，治疗过程中酌减或撤除庆大霉素，防其不良反应。③治疗效果不佳或不能耐受者可改用万古霉素，静脉滴注，疗程4～6周。

（4）对金黄色葡萄球菌和表皮葡萄球菌的治疗：①萘夫西林或苯唑西林，静脉滴注，用药4～6周，治疗开始3～5d加用庆大霉素，剂量同前。②青霉素过敏或无效患者，可用头孢唑林，静脉滴注，用药4～6周，治疗开始3～5d，加用庆大霉素。③如青霉素和头孢菌素无效时，可用万古霉素4～

6 周。

（5）耐药的金黄色葡萄球菌和表皮葡萄球菌治疗：应用万古霉素治疗 4 周。

（6）对其他细菌治疗：用青霉素、头孢菌素或万古霉素，加或不加氨基糖苷类，疗程 4~6 周。革兰阴性杆菌感染，可用氨苄西林、哌拉西林、头孢噻肟或头孢拉定，静脉滴注。加庆大霉素，静脉滴注。环丙沙星，静脉滴注也可有效。

（7）真菌感染治疗：用两性霉素 B，静脉滴注。首日 1mg，之后每日递增 3~5mg，总量 3~5g。在用药过程中，应注意两性霉素的不良反应。完成两性霉素疗程后，可口服氟胞嘧啶，用药需数月。

（二）外科治疗

有严重心脏并发症或抗生素治疗无效的患者，应考虑手术治疗。

五、护理措施

（一）一般护理

要保持室内环境清洁整齐，定时开窗通风，保持空气新鲜。注意防寒保暖，保持口腔、皮肤清洁，预防呼吸道、皮肤感染。

（二）饮食护理

给予高热量、高蛋白、高维生素、易消化的半流食或软食，注意补充蔬菜、水果，变换膳食花样和口味，促进食欲，补充高热引起的机体消耗。

（三）发热护理

观察体温和皮肤黏膜，每 4~6h 测量 1 次，并准确记录，以判断病情进展和治疗效果。观察患者皮肤情况，检查有无指、趾甲下线状出血、指和趾垫出现豌豆大的红或紫色痛性结节、手掌和足底无痛性出血红斑等周围体征。

高热患者应卧床休息，给予物理降温如温水擦浴、冰袋等，及时记录降温后体温变化。及时更换被汗浸湿的床单、被套，为避免患者因大汗频繁更换衣服而受凉，可在患者出汗多的时候，在衣服与皮肤之间衬以柔软的毛巾，便于及时更换，增加舒适感。

患者高热、大汗要及时补充水分，必要时注意补充电解质，记录出入量，保证水及电解质的平衡。注意口腔护理，防止感染，增加食欲。

（四）正确采集血标本

正确留取合格的血培养标本，对于本病的诊断、治疗十分重要，而采血方法、培养技术及应用抗生素的时间，都可影响血培养阳性率。告诉患者暂时停用抗生素和反复多次抽取血的必要性，以取得患者的理解和配合。留取血培养标本方法如下：

对于未开始治疗的亚急性感染性心内膜炎患者，应在第 1d 每间隔 1h 采血 1 次，共 3 次。如次日未见细菌生长，重复采血 3 次后，开始抗生素治疗。

已用过抗生素患者，应停药 2~7d 后采血。急性感染心内膜炎患者应在入院后 3h 内，每隔 1h 1 次共取 3 个血标本后开始治疗。

每次取静脉血 10~20ml，做需氧和厌氧培养，至少应培养 3 周，并周期性做革兰染色涂片和次代培养。必要时培养基需补充特殊营养或采用特殊培养技术。

（五）病情观察

严密观察体温及生命体征的变化；观察心脏杂音的部位、强度、性质有无变化，如有新杂音出现、杂音性质的改变往往与赘生物导致瓣叶破损、穿孔或腱索断裂有关；注意观察脏器动脉栓塞有关症状，当患者发生可疑征象，尽早报告医师及时处理。

（六）用药护理

遵医嘱给予抗生素治疗，告诉患者病原菌隐藏在赘生物内和内皮下，需要坚持大剂量、全疗程、时间长的抗生素治疗才能杀灭，要严格按时间、剂量准确地用药，以确保维持有效的血药浓度。注意保护患者静脉血管，有计划地使用，以保证完成长时间的治疗。在用药过程中要注意观察用药效果和可能出现的不良反应，如有发生及时报告医师，调整抗生素应用方案。

（七）健康教育

1. 提高患者依从性　帮助患者及家属认识本病的病因、发病机制，坚持足够疗程的治疗意义。

2. 就诊注意事项　告诉患者在就诊时应向医师讲明本人有心内膜炎病史，在实施口腔内手术如拔牙、扁桃体摘除，上呼吸道手术或操作及生殖、泌尿、消化道侵入性检查或其他外科手术前，应预防性使用抗生素。

3. 预防感染　嘱咐患者平时要注意防寒、保暖，保持口腔及皮肤清洁，不要挤压痤疮、疖、痈等感染病灶，减少病原菌侵入机会。

4. 病情观察　帮助患者掌握病情自我观察方法，如自测体温，观察体温变化，观察有无栓塞表现等，定期门诊随诊，有病情变化及时就诊。

5. 家属支持　教育患者家属要在长时间疾病诊治过程中，注意给患者生活照顾，心理支持，鼓励协助患者积极治疗。

（吕丽萍）

第三章

消化系统疾病护理

第一节　消化系统常见症状的护理

一、恶心、呕吐

恶心是上腹部一种紧迫欲吐的不适感，可单独存在，但常为呕吐的先兆，是延髓的呕吐中枢受到刺激的结果。恶心严重时可伴有迷走神经兴奋症状，如皮肤苍白、头晕、流涎和心动过速。

呕吐是胃内容物或部分肠内容物通过食管逆流出口腔的反射动作。呕吐可排出胃内有毒物质，对人体有保护作用，但持久而剧烈的呕吐可引起脱水、电解质紊乱及营养障碍等不良结果。

（一）评估

1. 病因评估

（1）反射性呕吐

1）消化系统疾病：①口咽刺激；②胃肠疾病：如急性胃肠炎、慢性胃炎、幽门梗阻、肠梗阻等；③肝、胆、胰疾病：如急性肝炎、急性胆囊炎、胆石症、急性胰腺炎等；④腹膜及肠系膜疾病：如急性腹膜炎。

2）其他系统疾病：①泌尿系统及生殖系统疾病：如泌尿系统结石、肾绞痛、急性肾盂肾炎、盆腔炎等；②心血管疾病：如急性心肌梗死、心力衰竭及休克等；③眼部疾病：如青光眼、屈光不正等；④急性传染病。

（2）中枢性呕吐

1）中枢神经系统疾病：①中枢神经感染：如各种病原体引起的脑膜炎、脑炎；②颅内血管疾病：如脑出血、脑栓塞或脑动脉血栓形成等；③颅脑损伤：如脑震荡、颅内血肿。

2）药物或化学毒物的作用：如洋地黄、各类抗菌药物、抗癌药物以及砷、有机磷等。

3）其他：如妊娠、代谢障碍（如尿毒症）、酮中毒、低钠血症等。

（3）前庭障碍性呕吐：如迷路炎、晕动病等。

（4）神经官能性呕吐：如胃神经官能症、癔病等。

2. 症状评估

（1）发作状态：注意呕吐前有无恶心，呕吐发生的时间、频率、呕吐方式，呕吐与进食的关系。

（2）呕吐物的量、性状和特点：观察呕吐物的性质、气味和量及消化程度，并注意是否混有血液、胆汁、粪便等。上消化道出血时呕吐物呈咖啡色甚至鲜红色；消化性溃疡并发幽门梗阻时呕吐常在餐后发生，呕吐量大，呕吐物含酸性发酵宿食；低位肠梗阻时呕吐物带粪臭味；急性胰腺炎可出现频繁剧烈的呕吐，吐出胃内容物甚至胆汁。呕吐频繁且量大者可引起水电解质紊乱、代谢性碱中毒。

（3）伴随症状及身心状况：是否伴有腹痛、腹泻、食欲减退、发热、头痛、眩晕等，以及患者的生命体征、神志、营养状况，有无疲乏无力，有无焦虑、抑郁及其程度。如伴腹泻多见于急性胃肠炎或细菌性食物中毒、霍乱等；长期呕吐伴畏食者可致营养不良；伴右上腹痛及发热、寒战或有黄疸者应考虑胆囊炎或胆石症。

3. 实验室评估　呕吐物的毒物分析或细菌培养等检查，呕吐量大者监测血清电解质、酸碱平衡状况。

（二）护理措施

（1）清醒患者呕吐时应协助其坐起或侧卧位，膝部弯曲，使其头偏向一侧，取容器接呕吐物；对昏迷患者应尽可能吸尽口腔呕吐物，避免因不慎将呕吐物吸入气道而引发窒息。

（2）观察呕吐特点，记录呕吐的次数，呕吐物的性质、量、颜色及气味。

（3）呕吐后应及时给患者漱口，清理被污染的床褥、衣被等。

（4）监测生命体征，准确记录出入水量，观察有无脱水征象。

（5）积极补充水分和电解质，口服补液时，应少量多次饮用，以免引起恶心呕吐，严重时应遵医嘱予以静脉补液。

（6）当出现恶心、呕吐时鼓励患者做深呼吸或转移注意力，对频繁呕吐的患者可针刺内关、足三里等穴位，或按医嘱给甲氧氯普胺（胃复安）、多潘立酮（吗丁啉）等止呕药物。镇吐药物可引起倦怠、嗜睡等反应，应予以解释。对剧烈呕吐的患者，应用镇吐剂后，尤应加强观察，以防掩盖其他病情。

（7）使用棉签、纱布清洁口腔时，注意避免刺激舌、咽、上腭等，以防诱发呕吐。

二、腹痛

腹痛是指各种原因引起的腹部的疼痛，为消化系统最常见症状，也是患者就诊的重要原因。腹痛可为器质性或功能性，多数由腹部脏器疾病引起，但胸部及全身性疾病也可引起腹痛。

（一）评估

1. 病因评估　急性腹痛多由腹腔脏器的急性炎症、扭转或破裂，空腔脏器梗阻或扩张，腹腔内血管阻塞等引起；慢性腹痛的原因常为腹腔脏器的慢性炎症、腹腔脏器包膜的张力增加、消化性溃疡、胃肠神经功能紊乱、肿瘤压迫及浸润等。

2. 症状评估

（1）发作状态及诱发因素：了解起病急骤或缓慢，腹痛与进食、活动、体位等因素的关系；多数腹痛有一定的诱发因素，如胆囊炎或胆石症发作前常有进食肥腻食物，急性胰腺炎发作前常有酗酒史。

（2）腹痛的部位、性质、程度和持续时间：腹痛可表现为隐痛、钝痛、灼痛、胀痛、刀割样痛、钻痛或绞痛等，可为持续性或阵发性疼痛，其部位、性质和程度常与疾病有关。如胃、十二指肠疾病引起的腹痛多为中上腹部隐痛、灼痛或不适感，伴畏食、恶心、呕吐、嗳气、反酸等。小肠疾病多呈脐周疼痛，并有腹泻、腹胀等表现。大肠病变所致的腹痛为腹部一侧或双侧疼痛。急性胰腺炎常出现上腹部剧烈疼痛，为持续性钝痛、钻痛或绞痛，并向腰背部呈带状放射。急性腹膜炎时疼痛弥漫全腹，腹肌紧张，有压痛、反跳痛。

（3）伴随症状：腹痛可伴有恶心、呕吐、腹泻、呕血、便血、血尿、发热等症状，如腹痛伴发热寒战者显示有炎症存在，见于急性胆管感染、胆囊炎、肝脓肿等；腹痛伴黄疸者可能与胆系疾病或胰腺疾病有关；腹痛伴休克，同时有贫血者可能是腹腔脏器破裂，无贫血者则见于胃肠穿孔、绞窄性肠梗阻、急性出血性坏死性胰腺炎。

（4）全身评估：评估患者生命体征、神志、神态、体位、营养状况，以及有关疾病的相应体征等。

3. 实验室及其他检查　根据不同病种进行相应的实验室检查，必要时需做 X 线检查、消化内镜检查、B 超检查等。

（二）护理措施

1. 疼痛评估　观察并记录患者腹痛的部位、性质及程度，发作的时间、频率、持续时间，以及相关疾病的其他临床表现。

2. 指导患者采用非药物性缓解疼痛的方法

（1）分散注意力：如深呼吸、数数、谈话等。

（2）行为疗法：如放松技术、冥想、音乐疗法、生物反馈等。

（3）局部热疗法：除急腹症外，对疼痛局部可使用热水袋进行热敷，从而解除肌肉痉挛而达到止痛效果。

（4）针灸止痛：根据不同疾病和疼痛部位选择针疗穴位。

3. 药物止痛　根据病情、疼痛性质和程度遵医嘱给予药物止痛。癌性疼痛应遵循按需给药的原则，有效控制患者的疼痛，疼痛缓解或消失后及时停药。观察药物的止痛效果及不良反应。急性剧烈腹痛诊断未明时，不可随意使用镇痛药物，以免掩盖症状，延误病情。

4. 生活护理　协助患者取适当体位以利于休息，减少疲劳感和体力消耗。急性剧烈腹痛患者应卧床休息，要加强巡视，随时了解和满足患者所需，做好生活护理。烦躁不安者应采取防护措施，防止坠床等意外发生。

5. 心理护理　针对性地对患者进行心理疏导，使其减轻紧张恐惧心理，精神放松，情绪稳定，从而利于增强患者对疼痛的耐受性，减轻疼痛。

三、腹胀

腹胀是一种腹部胀满、膨隆的不适感觉，可由胃肠道积气、积食或积粪、腹水、气腹、腹腔内肿物、胃肠功能紊乱等引起，亦可由低钾血症所致。

（一）评估

1. 病因评估

（1）胃肠胀气

1）吞咽大量空气：如饮用大量碳酸饮料、嚼口香糖、张口呼吸、打鼾、吃饭狼吞虎咽等，以及十二指肠溃疡、胆囊炎、食管炎等任何引起胸腹部疼痛及恶心、呕吐的疾病，都会使人在不知不觉中吞下大量的空气。

2）胃肠道内产气过多：包括消化不良、食入大量不易消化的食物或产气食物。

3）肠内气体通过障碍：一般情况下，小肠梗阻时腹部膨胀是逐渐增加的；大肠梗阻时则是严重腹胀，但症状亦是逐渐出现的；但是高位性小肠梗阻时最明显的症状是呕吐，当腹部剧烈疼痛时呕吐呈喷射状，且含绿色胆汁；低位性小肠梗阻时有明显的腹胀，且呕吐物呈粪臭味；大肠梗阻时有明显的腹胀、完全性便秘，呕吐少见。

4）肠壁气体吸收障碍：如门脉高压、各种原因引起的肠炎、结肠过敏等，因胃肠血液循环障碍使得消化吸收功能降低，影响气体的吸收。

5）肠蠕动减弱：如肠梗阻、肠麻痹、巨结肠症、甲状腺功能低下、低钾血症、长期卧床或使用药物（如吗啡、654-2）。

（2）腹水

1）低蛋白血症：造成胶体渗透压降低。

2）水分排泄障碍：因血清中含高浓度的抗利尿激素（ADH），使排尿量减少。

3）类固醇分泌过多：醛固酮过多症是因肝脏无法代谢醛固酮，使水钠重吸收增加，排尿量减少，水分存积于体内。

4）渗出性腹水：引起的病因包括癌症侵犯腹膜、结核性腹膜炎、腹外伤、主动脉瘤破裂、胆管或肠道穿孔等。

5）漏出性腹水：引起的病因包括肝硬化、心力衰竭、肾病综合征等。

（3）腹腔内肿物：包括腹腔内的组织或器官发生肿大形成腹腔内异常包块，如肝硬化、脾大；腹腔内巨大肿瘤或肿物。

2. 症状评估

（1）发作状态：腹胀出现的时间长短、发展速度，询问患者过去有无胃炎、溃疡病、腹部手术史、心血管系统疾病、呼吸系统疾病、肝肾疾病及外伤史。

（2）腹胀的部位、程度。

（3）伴随症状及体征：有无腹痛、恶心、呕吐、食欲不振、呼吸困难、排便异常、体重减轻等。如伴有蜘蛛痣、肝掌、肚脐周围静脉曲张则考虑肝硬化所造成的腹水和门脉高压；伴有肠鸣音 >10 次/min、声音高调亢奋则表明有肠梗阻；腹部叩诊如为鼓音则为肠胀气，若为移动性浊音，则应考虑腹水的可能，若为实音，则为腹部肿物。

（4）全身评估：评估患者生命体征、神志、体重、腹围、出入量、体位、行动、营养状况，有无精神紧张、焦虑不安等，以及有关疾病的相应体征。

（二）护理措施

1. 胀气

（1）根据病情，针对性地选择以下措施

1）肛管排气法：将肛管由肛门插入直肠，排除肠腔内积气，减轻腹胀。

2）胃肠减压法：对于术后肠蠕动未恢复或肠梗阻的患者，给予插入胃管以抽出胃液和气体达到减轻腹胀的作用。

3）热敷腹部顺时针按摩法：热敷执行完后应注意排气的时间，腹胀是否减轻或解除。

4）给予洗肠或软便剂：如是便秘引起的腹胀，则根据医嘱给予洗肠或软便剂，以促进肠蠕动。

（2）保持病室安静：倾听患者的不安、不满、不舒适与痛苦的主诉，并使之获得充分的休息。

（3）适时告诉患者病情：使之对自己的疾病有所认识、了解，避免害怕与焦虑。

（4）饮食：限制产气食物如豆制品、芋头、土豆、包心菜、洋葱、牛奶、汽水、啤酒、胡萝卜，多摄取促进肠蠕动的蔬菜、糙米和富含纤维素的食品。限制发酵食品，如面包、馒头、面食类。必要时少量多餐，严重腹胀时禁食。

（5）增加活动量，经常更换体位，以促进肠蠕动。

2. 腹水

（1）每日详细记录出入水量，并根据出入水量随时评估患者体液平衡的情况。

（2）根据病情定期在同一时间、同一条件下测量体重、腹围，并记录。

（3）维持水及电解质平衡：合理安排和调整输液顺序，密切观察皮肤弹性或者黏膜干燥情况，必要时监测中心静脉压；观察并记录生命体征、体重、出入水量及尿比重，作为液体补充的根据；给予低钾血症患者补钾；监测尿及血清电解质的生化检验值，并随时报告不正常值，以便及时补充和调整。

（4）饮食：腹水患者常伴有食欲不振，故饮食应符合患者的嗜好，以促进患者的食欲为原则。采用高蛋白、高维生素、低钠易于消化的饮食，必要时限制水分，少量多餐。若合并肾病，则应给予低蛋白饮食。限制易发酵食品，如马铃薯、碳酸饮料。腹水严重时，可遵医嘱禁食。

（5）药物治疗的护理：遵医嘱给予利尿剂，告知患者利尿剂用后的反应及不良反应；应用利尿剂应注意监测血压、脉搏、体重、腹围及血清电解质、肝功能等；嘱患者多食含钾高的食物如柑橘、菠菜、牛奶、蛋类、豆类；腹水严重时，为增加胶体渗透压，可遵医嘱输入新鲜冷冻血浆，再用利尿剂加速体液的排出。

（6）腹腔穿刺放液的护理：当饮食和药疗法无法有效控制腹水的形成时，则采取腹腔穿刺放液术，暂时缓解腹水所带来的不适。护理措施见本章腹腔穿刺术的护理。

（7）卧位：协助患者采取舒适卧位，如半坐卧位或高坐卧位，维持安静的治疗环境。

（8）皮肤护理：保持皮肤完整性，加强翻身，预防压疮，剪短手指甲以防抓伤皮肤。

（9）加强心理护理。

四、腹泻

排便次数增多，粪便稀薄并带有黏液、脓血或未消化的食物，称为腹泻。腹泻多由肠管蠕动增快，水分不能充分吸收以及肠分泌增多、脂肪消化不良而引起。

（一）评估

1. 病因评估　腹泻多由于肠道疾病引起，其他原因有药物、全身性疾病、过敏和心理因素等。

2. 症状评估

（1）发作状态：腹泻发生的时间、与进食的关系。急性腹泻起病多骤然，病程较短，多为感染或食物中毒；慢性腹泻病程较长，多见于慢性感染、炎症、吸收不良或肠道肿瘤。食物中毒所致的腹泻多有不洁食物进食史，进食某些食物后即发生腹泻可能与过敏反应有关，神经官能性腹泻多发生于进食后1h左右。

（2）评估粪便的性状、次数、量、气味及颜色：小肠病变引起的腹泻粪便呈糊状或水样，可含有未完全消化的食物成分；大肠病变引起的腹泻粪便可含脓、血、黏液，病变累及直肠可出现里急后重。阿米巴痢疾的大便呈暗红色（或果酱样）；如为细菌感染，则初为水样后为黏液血便或脓血便；粪便中带大量黏液而无病理成分者常见于肠易激综合征。

（3）伴随症状：有无腹痛及疼痛的部位，有无里急后重、恶心呕吐、发热等伴随症状。如急性腹泻常有腹痛，尤以感染性腹泻为明显。小肠疾病的腹泻疼痛常在脐周，便后腹痛多不缓解，而结肠疾病则疼痛多在下腹，且便后疼痛常可缓解或减轻。

（4）全身评估：评估患者的生命体征、神志、尿量、皮肤弹性、肛周皮肤等，有无口渴、疲乏无力等失水表现，有无水电解质紊乱、酸碱失衡等。慢性腹泻时应注意患者的营养状况，有无消瘦、贫血体征。腹部体检时了解有无腹部肿块或腹水、肠鸣音情况。有无精神紧张、焦虑不安等。

3. 实验室评估　粪便标本的显微镜检查或细菌检查，监测血清电解质、酸碱平衡状况。

（二）护理措施

1. 病情观察　包括排便情况、伴随症状、全身情况及血生化指标的监测。

2. 合理饮食　选择低脂、少渣、易消化食物，适当补充水分和食盐，避免食用茄子、韭菜、芹菜、酸性食物和碳酸类饮料等多纤维易胀气的食物，避免刺激性食物。急性腹泻应根据病情和医嘱采取禁食，逐渐过渡到流质、半流质、软食以至普通饮食。

3. 活动与休息　急性起病、全身症状明显的患者应卧床休息，避免精神紧张，注意腹部保暖。慢性轻症者可适当活动。

4. 用药护理　遵医嘱给予抗感染药物、止泻药以及输液。应用止泻药时注意观察患者排便情况，腹泻得到控制时及时停药。应用解痉止痛剂如阿托品时，注意观察药物不良反应如口干、视力模糊、心动过速等。

5. 肛周皮肤护理　排便后应用温水清洗肛周，保持肛门清洁干燥。排便次数较多、肛门刺激较明显者，给予便后温水坐浴或肛门热敷，可用凡士林油或抗生素软膏涂抹肛周，以保护肛周皮肤，促进损伤处愈合。

6. 心理护理　向患者解释情绪、运动与肠道活动的关系。指导患者作松弛训练，安排患者每天至少用20～30min进行做操、散步等活动，减轻心理不安和恐惧。

五、吞咽困难

吞咽困难是由于下颌、双唇、舌、软腭、咽喉、食道上括约肌或食道功能受损所致的吞咽功能障碍，表现为吞咽费力，咽食或饮水时有梗阻感觉或发噎感，吞咽过程较长，伴有或不伴有吞咽痛，严重时不能咽下食物。

（一）评估

1. 病因评估

（1）口咽部疾病：如口炎、咽炎、咽后壁脓肿、咽肿瘤等。

（2）食管疾病：如食管炎、食管瘢痕性狭窄、食管癌、胃食管反流病、贲门失弛缓症等。

（3）神经肌肉病：如各种原因引起的球麻痹、重症肌无力、多发性肌炎等。

（4）结缔组织病：如系统性硬化症累及食管。

（5）纵隔肿瘤、主动脉瘤等压迫食管。

（6）精神性疾病：如癔病等。

2. 症状评估

（1）发作状态：评估患者起病形式是渐进性的还是突发的，有无外伤史。

（2）评估患者的吞咽动作，吞咽障碍持续时间及严重程度，梗阻平面。

（3）伴随症状：是否存在反流，是否存在疼痛及声音嘶哑，吞咽时是否出现咳嗽或气梗；有无无法解释的体重下降、反复肺部炎症，有无进食习惯的改变，或是牙齿疾患或颈椎病等。

（二）护理措施

1. 饮食护理　吞咽困难的患者进食量少，必然导致营养失调，因此应嘱患者保证饮食的质量，并根据病情鼓励患者进流质或半流质饮食，但应少食多餐，避免粗糙、过冷、过热和有刺激的食物，如浓茶、咖啡、辣椒、醋酸、酒及对食管黏膜有损害的药物，应禁烟。中晚期食管癌引起的吞咽困难，可插胃管进行鼻饲要素饮食，以保证营养平衡，为手术、化疗和放疗创造条件。

2. 静脉补充营养　静脉内给予治疗药物的同时，可酌情静脉补充高价营养，如静脉用多种维生素、脂肪乳、血浆等，以增强体质配合治疗。输注营养液时，应严格注意无菌操作，防止污染，并做好输液的巡视工作，定期测体重和判断营养状况。

3. 病情观察　认真、细致的观察病情变化，首先了解吞咽困难的原因，实施对症护理，告诉患者注意事项，并做好解释工作，配合医生做出正确判断。

4. 睡眠与休息　吞咽困难的患者进食量相对减少，身体衰弱，故应保证足够的睡眠以减少机体消耗，增加抵抗力，但应注意睡眠的姿势。

5. 对症护理　进食后出现呕吐的患者，应立即将头偏向一侧，防止呕吐物吸入气管引起窒息，仔细观察呕吐物的性质、颜色、气味及量的变化，并立即清洁口腔，清除被褥上的呕吐物以减少恶性刺激。患者进食后出现胸闷、胸痛，应报告医生及时处理。

6. 心理护理　吞咽困难的患者进食时常伴有疼痛，因而可能出现畏食或拒食，导致营养不良而加重病情。医护人员应从心理上给予安慰，耐心地向患者讲明疾病发生、发展规律及康复过程，帮助患者了解病情，正确指导进食的方法及应配合的体位，消除患者的恐惧心理，使患者积极地进食，配合治疗，以期改善吞咽困难的症状。

7. 加强基础护理　口腔护理是防止口腔感染、保持口腔正常生理功能及促进食欲的重要措施，清晨、餐后及睡前均应进行口腔护理。长期卧床的患者应多翻身，以防止压疮的发生。

（吕丽萍）

第二节　急性胃炎

一、概述

急性胃炎指由各种原因引起的急性胃黏膜炎症，其病变可以仅局限于胃底、胃体、胃窦的任何一部分，病变深度大多局限于黏膜层，严重时则可累及黏膜下层、肌层，甚至达浆膜层。临床表现多种多样，可以有上腹痛、恶心、呕吐、上腹不适、呕血、黑粪，也可无症状，而仅有胃镜下表现。急性胃炎的病因虽然多样，但各种类型在临床表现、病变的发展规律和临床诊治等方面有一些共性。大多数患者，通过及时诊治能很快痊愈，但也有部分患者其病变可以长期存在并转化为慢性胃炎。

二、护理评估

（一）健康史

评估患者既往有无胃病史，有无服用对胃有刺激的药物，如阿司匹林、保泰松、洋地黄、铁剂等，评估患者的饮食情况及睡眠。

（二）临床症状评估与观察

1. 腹痛的评估　患者主要表现为上腹痛、饱胀不适。多数患者无症状，或症状被原发疾病所掩盖。

2. 恶心、呕吐的评估　患者可有恶心、呕吐、食欲不振等症状，注意观察患者呕吐的次数及呕吐物的性质、量的情况。

3. 腹泻的评估　食用沙门菌、嗜盐菌或葡萄球菌毒素污染食物引起的胃炎患者常伴有腹泻。评估患者的大便次数、颜色、性状及量的情况。

4. 呕血和（或）黑粪的评估　在所有上消化道出血的病例中，急性糜烂出血性胃炎所致的消化道出血占 10%～30%，仅次于消化性溃疡。

（三）辅助检查的评估

1. 病理　主要表现为中性粒细胞浸润。

2. 胃镜检查　可见胃黏膜充血、水肿、糜烂、出血及炎性渗出。

3. 实验室检查　血常规检查：糜烂性胃炎可有红细胞、血红蛋白减少。大便常规检查：大便潜血阳性。血电解质检查：剧烈腹泻患者可有水、电解质紊乱。

（四）心理－社会因素评估

1. 生活方式　评估患者生活是否规律，包括学习或工作、活动、休息与睡眠的规律性，有无烟酒嗜好等。评估患者是否能得到亲人及朋友的关爱。

2. 饮食习惯　评估患者是否进食过冷、过热、过于粗糙的食物；是否食用刺激性食物，如辛辣、过酸或过甜的食物，以及浓茶、浓咖啡、烈酒等；是否注意饮食卫生。

3. 焦虑或恐惧　因出现呕血、黑粪或症状反复发作而产生紧张、焦虑、恐惧心理。

4. 认知程度　是否了解急性胃炎的病因及诱发因素，以及如何防护。

（五）腹部体征评估

上腹部压痛是常见体征，有时上腹胀气明显。

三、护理问题

1. 腹痛　由胃黏膜的炎性病变所致。

2. 营养失调：低于机体需要量　由胃黏膜的炎性病变所致的食物摄入、吸收障碍所致。

3. 焦虑　由呕血、黑粪及病情反复所致。

四、护理目标

（1）患者腹痛症状减轻或消失。

（2）患者住院期间保证机体需热量，维持水电解质及酸碱平衡。

（3）患者焦虑程度减轻或消失。

五、护理措施

（一）一般护理

1. 休息　患者应注意休息，减少活动，对急性应激造成者应卧床休息，同时应做好患者的心理疏导。

2. 饮食　一般可给予无渣、半流质的温热饮食。如少量出血可给予牛奶、米汤等以中和胃酸，有利于黏膜的修复。剧烈呕吐、呕血的患者应禁食，可静脉补充营养。

3. 环境　为患者创造整洁、舒适、安静的环境，定时开窗通风，保证空气新鲜及温湿度适宜，使其心情舒畅。

（二）心理护理

1. 解释症状出现的原因　患者因出现呕血、黑粪或症状反复发作而产生紧张、焦虑、恐惧心理。护理人员应向其耐心说明出血原因，并给予解释和安慰。应告知患者，通过有效治疗，出血会很快停止；并通过自我护理和保健，可减少本病的复发次数。

2. 心理疏导　耐心解答患者及家属提出的问题，向患者解释精神紧张不利于呕吐的缓解，特别是有的呕吐与精神因素有关，紧张、焦虑还会影响食欲和消化能力，而树立信心及情绪稳定则有利于症状的缓解。

3. 应用放松技术　利用深呼吸、转移注意力等放松技术，减少呕吐的发生。

（三）治疗配合

1. 患者腹痛的时候　遵医嘱给予局部热敷、按摩、针灸，或给予止痛药物等缓解腹痛症状，同时应安慰、陪伴患者以使其精神放松，消除紧张恐惧心理，保持情绪稳定，从而增强患者对疼痛的耐受性；非药物止痛方法还可以用分散注意力法，如数数、谈话、深呼吸等；行为疗法，如放松技术、冥想、音乐疗法等。

2. 患者恶心、呕吐、上腹不适　评估症状是否与精神因素有关，关心和帮助患者消除紧张情绪。观察患者呕吐的次数及呕吐物的性质和量的情况。一般呕吐物为消化液和食物时有酸臭味。混有大量胆汁时呈绿色，混有血液呈鲜红色或棕色残渣。及时为患者清理呕吐物、更换衣物，协助患者采取舒适体位。

3. 患者呕血、黑粪　排除鼻腔出血及进食大量动物血、铁剂等所致呕吐物呈咖啡色或黑粪。观察患者呕血与黑粪的颜色性状和量的情况，必要时遵医嘱给予输血、补液、补充血容量治疗。

（四）用药护理

（1）向患者讲解药物的作用、不良反应、服用时的注意事项，如抑制胃酸的药物多于饭前服用；抗生素类多于饭后服用，并询问患者有无过敏史，严密观察用药后的反应；应用止泻药时应注意观察排便情况，观察大便的颜色、性状、次数及量，腹泻控制时应及时停药；保护胃黏膜的药物大多数是餐前服用，个别药例外；应用解痉止痛药如654-2或阿托品时，会出现口干等不良反应，并且青光眼及前列腺肥大者禁用。

（2）保证患者每日的液体入量，根据患者情况和药物性质调节滴注速度，合理安排所用药物的前后顺序。

（五）健康教育

（1）应向患者及家属讲明病因，如是药物引起，应告诫今后禁止用此药；如疾病需要必须用该药，必须遵医嘱配合服用制酸剂以及胃黏膜保护剂。

（2）嗜酒者应劝告戒酒。

（3）嘱患者进食要有规律，避免食生、冷、硬及刺激性食物和饮料。

（4）让患者及家属了解本病为急性病，应及时治疗及预防复发，防止发展为慢性胃炎。

（5）应遵医嘱按时用药，如有不适，及时来院就医。

（裴红艳）

第三节 慢性胃炎

一、概述

慢性胃炎系指不同病因引起的慢性胃黏膜炎性病变，其发病率在各种胃病中居位首。随着年龄增长而逐渐增高，男性稍多于女性。

二、护理评估

（一）健康史

评估患者既往有无其他疾病，是否长期服用 NSAID 类消炎药如阿司匹林、吲哚美辛等，有无烟酒嗜好及饮食、睡眠情况。

（二）临床症状评估与观察

1. 腹痛的评估 评估腹痛发生的原因或诱因，疼痛的部位、性质和程度；与进食、活动、体位等因素的关系，有无伴随症状。慢性胃炎进展缓慢，多无明显症状。部分患者可有上腹部隐痛与饱胀的表现。腹痛无明显节律性，通常进食后较重，空腹时较轻。

2. 恶心、呕吐的评估 评估恶心、呕吐发生的时间、频率、原因或诱因，与进食的关系；呕吐的特点及呕吐物的性质、量；有无伴随症状，是否与精神因素有关。慢性胃炎的患者进食硬、冷、辛辣或其他刺激性食物时可引发恶心、反酸、嗳气、上腹不适、食欲不振等症状。

3. 贫血的评估 慢性胃炎并发胃黏膜糜烂者可出现少量或大量上消化道出血，表现以黑粪为主，持续 3~4d 停止。长期少量出血可引发缺铁性贫血，患者可出现头晕、乏力及消瘦等症状。

（三）辅助检查的评估

1. 胃镜及黏膜活组织检查 这是最可靠的诊断方法，可直接观察黏膜病损。慢性萎缩性胃炎可见黏膜呈颗粒状、黏膜血管显露、色泽灰暗、皱襞细小；慢性浅表性胃炎可见红斑、黏膜粗糙不平、出血点（斑）。两种胃炎皆可见伴有糜烂、胆汁反流。活组织检查可进行病理诊断，同时可检测幽门螺杆菌。

2. 胃酸的测定 慢性浅表性胃炎胃酸分泌可正常或轻度降低，而萎缩性胃炎胃酸明显降低，其分泌胃酸功能随胃腺体的萎缩、肠腺化生程度的加重而降低。

3. 血清学检查 慢性胃体炎患者血清抗壁细胞抗体和内因子抗体呈阳性，血清胃泌素明显升高；慢性胃窦炎患者血清抗壁细胞抗体多呈阴性，血清胃泌素下降或正常。

4. 幽门螺杆菌检测 通过侵入性和非侵入性方法检测幽门螺杆菌。慢性胃炎患者胃黏膜中幽门螺杆菌阳性率的高低与胃炎活动与否有关，且不同部位的胃黏膜其幽门螺杆菌的检测率亦不相同。幽门螺杆菌的检测对慢性胃炎患者的临床治疗有指导意义。

（四）心理-社会因素评估

1. 生活方式 评估患者生活是否有规律；生活或工作负担及承受能力；有无过度紧张、焦虑等负性情绪；睡眠的质量等。

2. 饮食习惯 评估患者平时饮食习惯及食欲，进食时间是否规律；有无特殊的食物喜好或禁忌，有无食物过敏，有无烟酒嗜好。

3. 心理-社会状况 评估患者的性格及精神状态；患病对患者日常生活、工作的影响。患者有无焦虑、抑郁、悲观等负性情绪及其程度。评估患者的家庭成员组成，家庭经济、文化、教育背景，对患者的关怀和支持程度；医疗费用来源或支付方式。

4. 认知程度 评估患者对慢性胃炎的病因、诱因及如何预防的了解程度。

（五）腹部体征的评估

慢性胃炎的体征多不明显，少数患者可出现上腹轻压痛。

三、护理问题

1. 疼痛　由胃黏膜炎性病变所致。
2. 营养失调：低于机体需要量　由厌食、消化吸收不良所致。
3. 焦虑　由病情反复、病程迁延所致。
4. 活动无耐力　由慢性胃炎引起贫血所致。
5. 知识缺乏　缺乏对慢性胃炎病因和预防知识的了解。

四、护理目标

（1）患者疼痛减轻或消失。
（2）患者住院期间能保证机体所需热量、水分、电解质的摄入。
（3）患者焦虑程度减轻或消失。
（4）患者活动耐力恢复或有所改善。
（5）患者能自述疾病的诱因及预防保健知识。

五、护理措施

（一）一般护理

1. 休息　指导患者急性发作时应卧床休息，并可用转移注意力、做深呼吸等方法来减轻。
2. 活动　病情缓解时，进行适当的锻炼，以增强机体抵抗力。嘱患者生活要有规律，避免过度劳累，注意劳逸结合。
3. 饮食　急性发作时可予少渣半流食，恢复期患者指导其食用富含营养、易消化的食物，避免食用辛辣、生冷等刺激性食物及浓茶、咖啡等饮料。嗜酒患者嘱其戒酒。指导患者加强饮食卫生并养成良好的饮食习惯，定时进餐、少量多餐、细嚼慢咽。如胃酸缺乏者可酌情食用酸性食物如山楂、食醋等。
4. 环境　为患者创造良好的休息环境，定时开窗通风，保证病室的温湿度适宜。

（二）心理护理

1. 减轻焦虑　提供安全舒适的环境，减少患者的不良刺激。避免患者与其他有焦虑情绪的患者或亲属接触。指导其散步、听音乐等转移注意力的方法。
2. 心理疏导　首先帮助患者分析这次产生焦虑的原因，了解患者内心的期待和要求；然后共同商讨这些要求是否能够实现，以及错误的应对机制所产生的后果。指导患者采取正确的应对机制。
3. 树立信心　向患者讲解疾病的病因及防治知识，指导患者如何保持合理的生活方式和去除对疾病的不利因素。并可以请有过类似疾病的患者讲解采取正确应对机制所取得的良好效果。

（三）治疗配合

1. 腹痛　评估患者疼痛的部位、性质及程度。嘱患者卧床休息，协助患者采取有利于减轻疼痛的体位。可利用局部热敷、针灸等方法来缓解疼痛。必要时遵医嘱给予药物止痛。
2. 活动无耐力　协助患者进行日常生活活动。指导患者体位改变时动作要慢，以免发生直立性低血压。根据患者病情与患者共同制定每日的活动计划，指导患者逐渐增加活动量。
3. 恶心、呕吐　协助患者采取正确体位，头偏向一侧，防止误吸。安慰患者，消除患者紧张、焦虑的情绪。呕吐后及时为患者清理，更换床单位并协助患者采取舒适体位。观察呕吐物的性质、量及呕吐次数。必要时遵医嘱给予止吐药物治疗。

附：呕吐物性质及特点分析

1. 呕吐不伴恶心　呕吐突然发生，无恶心、干呕的先兆，伴明显头痛，且呕吐于头痛剧烈时出现，常见于神经血管头痛、脑震荡、脑溢血、脑炎、脑膜炎及脑肿瘤等。

2. 呕吐伴恶心　多见于胃源性呕吐，例如胃炎、胃溃疡、胃穿孔、胃癌等，呕吐多与进食、饮酒、服用药物有关，吐后常感轻松。

3. 清晨呕吐　多见于妊娠呕吐和酒精性胃炎的呕吐。

4. 食后即恶心、呕吐　如果食物尚未到达胃内就发生呕吐，多为食管的疾病，如食管癌、食管贲门失弛缓症。食后即有恶心、呕吐伴腹痛、腹胀常见于急性胃肠炎、阿米巴痢疾。

5. 呕吐发生于饭后 2 ~ 3h　可见于胃炎、胃溃疡和胃癌。

6. 呕吐发生于饭后 4 ~ 6h　可见于十二指肠溃疡。

7. 呕吐发生在夜间　呕吐发生在夜间，且量多有发酵味者，常见于幽门梗阻、胃及十二指肠溃疡、胃癌。

8. 大量呕吐　呕吐物如为大量，提示有幽门梗阻、胃潴留或十二指肠瘀滞。

9. 少量呕吐　呕吐常不费力，每口吐出量不多，可有恶心，进食后可立即发生，吐完后可再进食，多见于神经官能性呕吐。

10. 呕吐物性质辨别　如下所述。

(1) 呕吐物酸臭：呕吐物酸臭或呕吐隔日食物见于幽门梗阻、急性胃炎。

(2) 呕吐物中有血：应考虑消化性溃疡、胃癌。

(3) 呕吐黄绿苦水：应考虑十二指肠梗阻。

(4) 呕吐物带粪便：见于肠梗阻晚期，带有粪臭味见于小肠梗阻。

（四）用药护理

(1) 向患者讲解药物的作用、不良反应及用药的注意事项，观察患者用药后的反应。

(2) 根据患者的情况进行指导，避免使用对胃黏膜有刺激的药物，必须使用时应同时服用抑酸剂或胃黏膜保护剂。

(3) 有幽门螺杆菌感染的患者，应向其讲解清除幽门螺杆菌的重要性，嘱其连续服药两周，停药 4 周后再复查。

(4) 静脉给药患者，应根据患者的病情、年龄等情况调节滴注速度，保证入量。

（五）健康教育

(1) 向患者及家属介绍本病的有关病因，指导患者避免诱发因素。

(2) 教育患者保持良好的心理状态，平时生活要有规律，合理安排工作和休息时间，注意劳逸结合，积极配合治疗。

(3) 强调饮食调理对防止疾病复发的重要性，指导患者加强饮食卫生和饮食营养，养成有规律的饮食习惯。

(4) 避免刺激性食物及饮料，嗜酒患者应戒酒。

(5) 向患者介绍所用药物的名称、作用、不良反应，以及服用的方法剂量和疗程。

(6) 嘱患者定期按时服药，如有不适及时就诊。

（裴红艳）

第四节　上消化道大出血

一、概述

上消化道出血（upper gastrointestinal hemorrhage）系指屈氏韧带（the ligament of Treitz）以上的消化

道，包括食管、胃、十二指肠、胃空肠吻合术后的空肠病变，以及胰、胆病变的出血，是常见急症之一。

上消化道大量出血：指数小时内的失血量大于 1 000ml，或大于循环血容量的 20%，临床表现为呕血或黑粪，常伴有血容量减少而引起的急性周围循环衰竭，导致失血性休克而危及患者的生命。

二、护理评估

（一）临床表现

上消化道出血的临床表现一般取决于病变性质、部位和出血量与速度。

1. 呕血与黑粪 是上消化道出血的特征性表现。上消化道大量出血之后，均有黑粪。出血部位在幽门以上者常伴有呕血。若出血量较少、速度慢也可无呕血。反之，幽门以下出血如出血量大、速度快，可因血反流入胃腔引起恶心、呕吐而表现为呕血。

呕血多为棕褐色，呈咖啡渣样，这是血液经胃酸作用形成正铁血红素所致。如出血量大，未经胃酸充分混合即呕出，则为鲜红或有血块。黑粪呈柏油样，黏稠而发亮，系血红蛋白的铁经肠内硫化物作用形成硫化铁所致。出血量大时，血液在肠内推进快，粪便可呈暗红甚至鲜红色，酷似下消化道出血。呕吐物及黑粪潜血试验呈强阳性。

2. 失血性周围循环衰竭 急性大量失血由于循环血容量迅速减少而导致周围循环衰竭。一般表现为头晕、心慌、乏力，突然起立发生晕厥、口渴、出冷汗、心率加快、血压偏低等。严重者呈休克状态，表现为烦躁不安或神志不清、面色苍白、四肢湿冷、口唇发绀、呼吸急促、血压下降、脉压差缩小、心率加快，休克未改善时尿量减少。

3. 贫血和血象变化 慢性出血可表现为贫血。急性大量出血后均有急性失血后贫血，但在出血的早期，血红蛋白浓度、红细胞计数与血细胞比容可无明显变化。在出血后，一般须经 3～4h 以上才出现贫血，出血后 24～72h 红细胞稀释到最大限度。贫血程度除取决于失血量外，还和出血前有无贫血基础、出血后液体平衡状况等因素有关。

急性出血患者为正细胞正色素性贫血，在出血后骨髓有明显代偿性增生，可暂时出现大细胞性贫血，慢性失血则呈小细胞低色素性贫血。出血 24h 内网织红细胞即见增高，至出血后 4～7d 可高达 5%～15%，以后逐渐降至正常。如出血未止，网织红细胞可持续升高。

上消化道大量出血 2～5h，白细胞计数升达（10～20）×10⁹/L，出血停止后 2～3d 才恢复正常。但在肝硬化患者，如同时有脾功能亢进，则白细胞计数可不增高。

4. 发热 上消化道大量出血后，多数患者在 24h 内出现低热，但一般不超过 38.5℃，持续 3～5d 降至正常。

5. 氮质血症 在上消化道大量出血后，由于大量血液蛋白质的消化产物在肠道被吸收，血中尿素氮浓度可暂时增高，称为肠性氮质血症。一般于一次出血后数小时血尿素氮开始上升，约 24～48h 可达高峰，大多不超出 14.3mmol/L（40mg/dl），3～4 日后降至正常。

血容量减少及低血压，导致肾血流量减少、肾小球过滤率下降，亦可引起一过性氮质血症。对血尿素氮持续升高超过 3～4d 或明显升高超过 17.9mmol/L（50mg/dl）者，若活动性出血已停止，且血容量已基本纠正而尿量仍少，则应考虑由于休克时间过长或原有肾脏病变基础而发生肾功能衰竭。

（二）辅助检查

1. 实验室检查 测定红细胞、白细胞和血小板计数，血红蛋白浓度、血细胞比容、肝功能、肾功能、粪潜血等，有助于估计失血量及动态观察有无活动性出血，判断治疗效果及协助病因诊断。

2. 胃镜检查 是目前诊断上消化道出血病因的首选检查方法。胃镜检查在直视下顺序观察食管、胃、十二指肠球部直至降段，从而判断出血病变的部位、病因及出血情况。多主张检查在出血后 24～48h 内进行，称急诊胃镜检查（emergency endoscopy）。一般认为这可大大提高出血病因诊断的准确性，因为有些病变如急性糜烂出血性胃炎可在短短几天内愈合而不留痕迹；有些病变如血管异常在活动性出血或近期出血期间才易于发现；对同时存在两个或多个病变者可确定其出血所在。急诊胃镜检查还可根据病变的特征判断是否继续出血或估计再出血的危险性，并同时进行内镜止血治疗。在急诊胃镜检查前需先纠正休克、补充血容量、改善贫血。如有大量活动性出血，可先插胃管抽吸胃内积血，并用生理盐水灌洗，以免积血影响观察。

3. X线钡餐检查　X线钡餐检查目前已多为胃镜检查所代替，故主要适用于有胃镜检查禁忌证或不愿进行胃镜检查者，但对经胃镜检查出血原因未明，疑病变在十二指肠降段以下小肠段，则有特殊诊断价值。检查一般在出血停止且病情基本稳定数日后进行。

4. 其他检查　选择性动脉造影、放射性核素^{99m}Tc标记红细胞扫描、吞棉线试验及小肠镜检查等主要适用于不明原因的小肠出血。由于胃镜检查已能彻底搜寻十二指肠降段以上消化道病变，故上述检查很少应用于上消化道出血的诊断。但在某些特殊情况，如患者处于上消化道持续严重大量出血紧急状态，以致胃镜检查无法安全进行或因积血影响视野而无法判断出血灶，而患者又有手术禁忌，此时行选择性肠系膜动脉造影可能发现出血部位，并同时进行介入治疗。

（三）治疗原则

上消化道大量出血病情急、变化快，严重者可危及生命，应采取积极措施进行抢救。抗休克、迅速补充血容量应放在一切医疗措施的首位。

1. 一般急救措施　患者应卧位休息，保持呼吸道通畅，避免呕血时血液吸入引起窒息，必要时吸氧，活动性出血期间禁食。

严密监测患者生命体征，如心率、血压、呼吸、尿量及神志变化。观察呕血与黑粪情况。定期复查血红蛋白浓度、红细胞计数、血细胞比容与血尿素氮。必要时行中心静脉压测定。对老年患者根据情况进行心电监护。

2. 积极补充血容量　立即查血型和配血，尽快建立有效的静脉输液通道，尽快补充血容量。在配血过程中，可先输平衡液或葡萄糖盐水。遇血源缺乏，可用右旋糖酐或其他血浆代用品暂时代替输血。改善急性失血性周围循环衰竭的关键是要输足全血。下列情况为紧急输血指征（图3-1）。

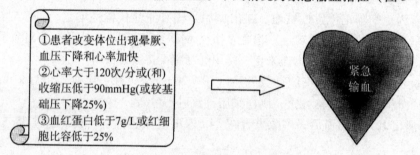

①患者改变体位出现晕厥、血压下降和心率加快
②心率大于120次/分或(和)收缩压低于90mmHg(或较基础压下降25%)
③血红蛋白低于7g/L或红细胞比容低于25%

紧急输血

图3-1　紧急输血指征

输血量视患者周围循环动力学及贫血改善情况而定，尿量是有价值的参考指标。应注意避免因输液、输血过快、过多而引起肺水肿，原有心脏病或老年患者必要时可根据中心静脉压调节输入量。肝硬化患者宜用新鲜血。

3. 止血措施　见图3-2。

（四）护理诊断（图3-3）

1. 组织灌注量改变　与上消化道大量出血有关。

2. 体液不足　与出血有关。

3. 恐惧　与出血有关。

4. 活动无耐力　与血容量减少有关。

5. 有受伤的危险，如创伤、窒息、误吸　与食管胃底黏膜长时间受压、囊管阻塞气道、血液或分泌物反流入气管有关。

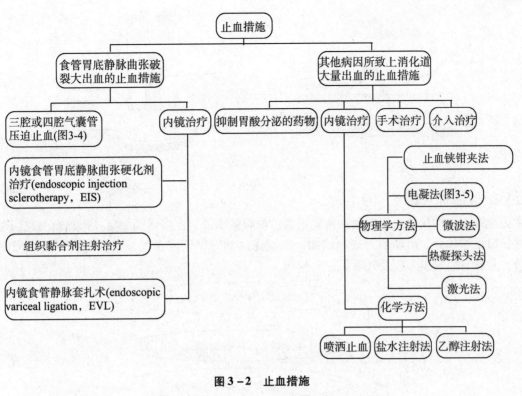

图 3-2　止血措施

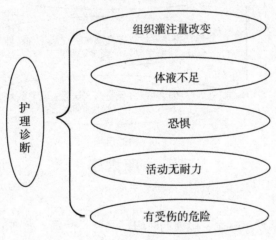

图 3-3　护理诊断

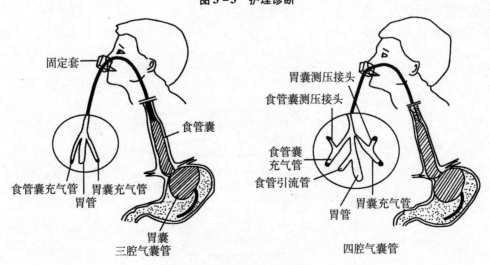

图 3-4　三（四）腔气囊管的使用

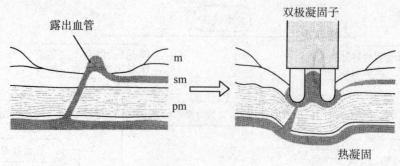

图 3-5 电凝止血

（五）护理目标（图 3-6）

患者无继续出血的征象，组织灌注恢复正常；没有脱水征，生命体征稳定；因出血引起的恐惧感减轻；能够获得足够休息，活动耐力逐渐增加，能叙述活动时保证安全的要点；患者呼吸道通畅，无窒息、误吸，食管胃底黏膜未因受气囊压迫而损伤。

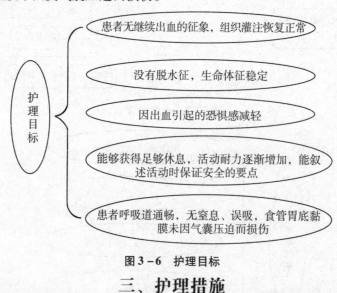

图 3-6 护理目标

三、护理措施

（一）评估（图 3-7）

（1）患者生命体征，观察发生呕血、黑粪的时间、颜色、性质，准确记录出入量。

（2）评估患者脱水的程度、尿量、尿色、电解质水平。

（3）评估患者的耐受力，观察患者有无出血性改变。

（4）评估患者的情绪状况。

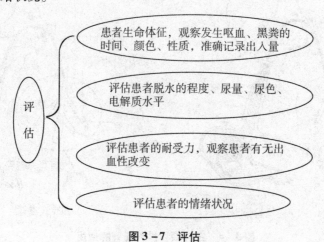

图 3-7 评估

（二）生活护理

1. 休息与体位　大出血时患者应绝对卧床休息，保持安静，及时帮助患者清理被污染的床单，取平卧位并将下肢略抬高，以保证脑部供血。呕吐时头偏向一侧，保证呼吸道通畅，防止窒息或误吸；必要时用负压吸引器清除气道内的分泌物、血液或呕吐物，保持呼吸道通畅。遵医嘱给予吸氧。

2. 饮食护理　见图3-8。

（1）出血活动期应禁食。

（2）出血停止后

1）消化性溃疡引起的出血，于出血停止6h可进温凉、清淡无刺激性的流食，以后可改为半流食、软食，或营养丰富、易消化食物。开始需少量多餐，逐步过渡到正常饮食。忌食生冷食物、粗糙、坚硬、刺激性食物。

2）食管胃底静脉曲张破裂出血，出血停止后1～2日可进高热量、高维生素流食，限制钠和蛋白质摄入，避免诱发和加重腹水、肝性脑病。避免进食粗糙的硬食，应细嚼慢咽，防止损伤曲张静脉而再次出血。

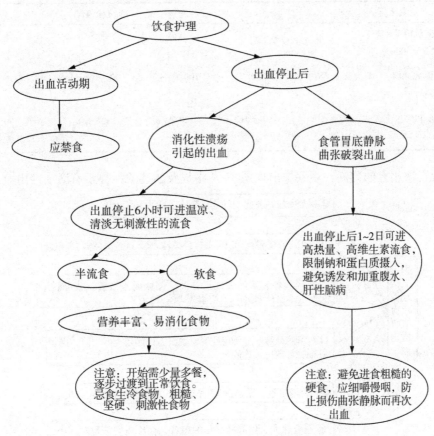

图3-8　饮食护理

（三）心理护理

突然大量的呕血，常使患者及其家属极度恐惧不安。反复长期消化道出血，则容易使患者产生恐惧、悲观、绝望的心理反应，对疾病的治疗失去信心。而患者的消极情绪，又可加重病情，不利于疾病的康复。应关心、安慰、陪伴患者，但避免在床边讨论病情。抢救工作应迅速、忙而不乱，以减轻患者的紧张情绪及恐惧心理。经常巡视，大出血时陪伴患者，使其有安全感。呕血或解黑粪后及时清除血迹、污物，以减少对患者的恶性刺激。解释各项检查、治疗措施，听取并解答患者或家属的提问，以减轻他们的疑虑。

（四）治疗配合

1. 病情观察　上消化道大量出血在短期内出现休克症状，为临床常见的急症，应做好病情的观察。

（1）出血量的估计（表3-1）及出血程度的分类（表3-2）。

表3-1　出血量的估计

出血量	临床表现
>5ml	粪潜血（+）
>50~70ml	黑粪
250~300ml	呕血
<400ml	不引起全身症状
400~500ml	可引起全身症状
>1 000ml	急性周围循环衰竭或失血性休克

表3-2　上消化道出血程度的分类

分级	失血量	血压	脉搏	血红蛋白	症状
轻度	全身总血量的10%~15%（成人失血量<500ml）	基本正常	正常	无变化	可有头晕
中度	全身总血量的20%（成人失血量的800~1 000ml）	下降	100次/分	70~100g/L	一时性眩晕、口渴、心悸、少尿
重度	全身总血量30%以上（成人失血量>1 500ml）	<80mmHg	>120次/分	<70g/L	心悸、冷汗、四肢厥冷、尿少、神志恍惚

（2）继续或再次出血的判断：观察中出现图3-9中提及的迹象，提示有活动性出血或再次出血。

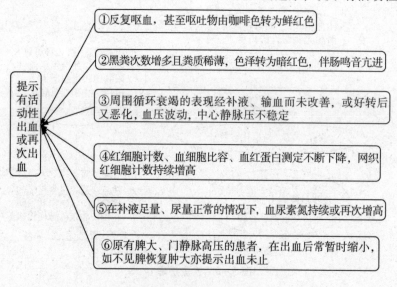

图3-9　判断是否存在活动性出血

（3）出血性休克的观察：大出血时严密监测患者的心率、血压、呼吸和神志变化，必要时进行心电监护。准确记录出入量，疑有休克时留置导尿管，测每小时尿量，应保持尿量30ml/h。注意症状、体征的观察，如患者烦躁不安、面色苍白、皮肤湿冷、四肢湿冷提示微循环血液灌注不足；而皮肤逐渐转暖、出汗停止则提示血液灌注好转。

2. 用药护理　立即建立静脉通道。遵医嘱迅速、准确地实施输血、输液、各种止血药物治疗及用药等抢救措施，并观察治疗效果及不良反应。输液开始应快，必要时测定中心静脉压作为调整输液量和速度的依据。避免因输液、输血过多、过快而引起急性肺水肿，对老年患者和心肺功能不全者尤应注意。肝病患者忌用吗啡、巴比妥类药物；应输新鲜血，因库存血含氨量高，易诱发肝性脑病。血管加压素可引起腹痛、血压升高、心律失常、心肌缺血，甚至发生心肌梗死，故滴注速度应遵医嘱准确无误，并严密观察不良反应。患有冠心病的患者忌用血管加压素。

3. 三（四）腔气囊管的护理　熟练的操作和插管后的密切观察及细致护理是达到预期止血效果的关键。留置三（四）腔气囊管流程见图3－10。留置三（四）腔气囊管的注意事项见图3－11。

插管前仔细检查，确保食管引流管、胃管、食管囊管、胃囊管通畅，并分别做好标记，检查两气囊无漏气后抽尽囊内气体，备用

向患者解释，以消除恐惧，说明插管的目的，告知插管时配合方法，并给患者做深呼吸和吞咽示范动作

协助医师为患者做鼻腔、咽喉部局麻，经鼻腔或口腔插管至胃内，将食管引流管、胃管连接负压吸引器或定时抽吸，观察出血是否停止，并记录引流液的性状、颜色及量

出血停止后，放松牵引，放出囊内气体，保留管道继续观察24小时未再出血可考虑拔管，对昏迷患者可继续留置管道用于注入流质食物和药液

拔管前口服石蜡油20～30ml，润滑黏膜和管、囊外壁，抽尽囊内气体，以缓慢、轻巧的动作拔管。气囊压迫一般以3～4日为限，继续出血者可适当延长

图3－10　留置三（四）腔气囊管流程

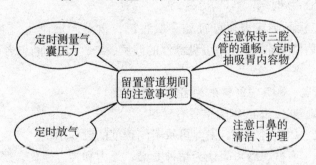

图3－11　留置三（四）腔气囊管的注意事项

（五）健康指导

1. 介绍病因　上消化道出血的临床过程及预后因引起出血的病因而异。

2. 介绍治疗　应帮助患者和家属掌握有关疾病的预防、治疗和护理知识，以减少再度出血的危险。

3. 饮食指导　注意饮食卫生和规律，进食营养丰富、易消化的食物，避免过饥或暴饮暴食，避免粗糙、刺激性食物，或过冷、过热、产气多的食物、饮料等，合理饮食是避免诱发上消化道出血的重要环节。

4. 生活指导　加强口腔护理，保持皮肤清洁，预防并发症。生活起居要有规律，劳逸结合，保持乐观情绪，保证睡眠，减少外部刺激，重者需卧床休息并注意保暖。应戒烟、戒酒，在医师指导下用药。

5. 特殊交代　指导患者及家属学会早期识别出血征象及应急措施，若出现呕血、黑粪或头晕、心悸等不适，立即卧床休息，保持安静，减少身体活动；呕吐时取侧卧位以免误吸；立即送医院治疗。

6. 复查指导　有呕血、黑粪、上腹不适应随时就诊。

（六）护理评价

患者出血停止，组织灌注恢复正常；无脱水征，生命体征恢复正常；恐惧感减轻；休息和睡眠充足，活动耐力增加或恢复至出血前的水平；患者活动时无晕厥、跌倒等意外发生；无窒息或误吸，食管胃底黏膜无糜烂、坏死。

（裴红艳）

第五节　假膜性肠炎

一、概述

假膜性肠炎（pseudomembranous colitis，PMC）是一种主要发生于结肠，也可累及小肠的急性黏膜坏死、纤维素渗出性炎症，黏膜表面覆有黄白或黄绿色假膜，其多系在应用抗生素后导致正常肠道菌群失调，难辨梭状芽孢杆菌（clostridium difficile，CD）大量繁殖，产生毒素致病，因此，有人称其为 CD 相关性腹泻（clostridium difficile – associated diarrhea，CDAD）。Henoun 报道 CDAD 占医院感染性腹泻患者的 25%。该病多发生于老年人、重症患者、免疫功能低下和外科手术后等患者。年龄多在 50~59 岁，女性稍多于男性。

二、护理评估

（一）评估患者的健康史及家族史

询问患者既往身体状况，尤其是近期是否发生过比较严重的感染，以及近期使用抗生素的情况。

（二）临床症状评估与观察

1. 评估患者腹泻的症状　临床表现可轻如一般腹泻，重至严重血便。患者表现为水泻（90%~95%），可达 10 次/日，较重病例水样便中可见漂浮的假膜，5%~10% 的患者可有血便。顽固腹泻可长达 2~4 周。

2. 评估患者腹痛的情况　80%~90% 的患者会出现腹痛。

3. 评估患者有无发热症状　近 80% 的患者有发热。

4. 评估患者营养状况　因患者腹泻、发热可致不同程度的营养不良。

5. 评估患者精神状态　有些患者可表现为精神萎靡、乏力和神志模糊，严重者可进入昏迷状态。

（三）辅助检查评估

1. 血液检查　白细胞增多，多在（10~20）$\times 10^9$/L 以上，甚至高达 40×10^9/L 或更高，以中性粒细胞增多为主。有低白蛋白血症、电解质失常或酸碱平衡失调。

2. 粪便检查　大便涂片如发现大量革兰阳性球菌，提示葡萄球菌性肠炎。难辨梭状芽孢杆菌培养及毒素测定对诊断假膜性肠炎具有非常重要的意义。

3. 内镜检查　是诊断假膜性肠炎快速而可靠的方法。轻者内镜下可无典型表现，肠黏膜可正常或仅有轻度充血水肿。严重者可见黏膜表面覆以黄白或黄绿色假膜。早期，假膜呈斑点状跳跃分布；进一步发展，病灶扩大，隆起，周围有红晕，红晕周边黏膜正常或水肿。假膜相互融合成各种形态，重者可形成假膜管型。假膜附着较紧，强行剥脱后可见其下黏膜凹陷、充血、出血。皱襞顶部最易受累，可因水肿而增粗增厚。

4. X 线检查　腹平片可见结肠扩张、结肠袋肥大、肠腔积液和指压痕。气钡灌肠双重造影显示结肠黏膜紊乱，边缘呈毛刷状，黏膜表面见许多圆形或不规则结节状阴影、指压痕及溃疡征。

5. B 超检查　可见肠腔扩张、积液。

6. CT 检查　提示肠壁增厚，皱襞增粗。

（四）心理 - 社会因素评估

（1）评估患者对假膜性肠炎的认识程度。

（2）评估患者心理承受能力、性格类型。

（3）评估患者是否缺少亲人及朋友的关爱。

（4）评估患者是否存在焦虑及恐惧心理。

（5）评估患者是否有经济负担。

（6）评估患者的生活方式及饮食习惯。

（五）腹部体征的评估

其中 10% ~ 20% 的患者在查体时腹部会出现反跳痛。

三、护理问题

1. 腹泻　由肠毒素与细胞毒素在致病过程中的协同作用，肠毒素通过黏膜上皮细胞的 cAMP 系统使水、盐分泌增加所致。

2. 腹痛　由肠内容物通过充血、水肿的肠管而引起的刺激痛所致。

3. 体温过高　由肠道炎症活动及继发感染所致。

4. 部分生活自理能力缺陷　与静脉输液有关。

5. 营养失调：低于机体需要量　由腹泻、肠道吸收障碍所致。

6. 有体液不足的危险　与肠道炎症所致腹泻有关。

7. 有肛周皮肤完整性受损的危险　与腹泻有关。

8. 潜在的并发症：肠穿孔、中毒性巨结肠　与肠黏膜基底层受损，结肠扩张有关。

9. 潜在的并发症：水、电解质紊乱，低蛋白血症　与腹泻、肠黏膜上皮细胞脱落、基底膜受损、液体和纤维素有关。

10. 焦虑　由腹痛腹泻所致。

四、护理目标

（1）患者主诉大便次数减少或恢复正常排便。

（2）患者主诉腹痛症状减轻或缓解。

（3）患者体温恢复正常。

（4）患者住院期间生活需要得到满足。

（5）患者住院期间体重增加，贫血症状得到改善。

（6）保持体液平衡，患者不感到口渴，皮肤弹性良好，血压和心率在正常范围。

（7）患者住院期间肛周皮肤完整无破损。

（8）患者住院期间，通过护士的密切观察，能够及早发现并发症，得到及时治疗。

（9）患者住院期间不出现水、电解质紊乱，或通过护士的密切观察，能够及早发现，得到及时纠正；血清总蛋白、白蛋白达到正常水平。

（10）患者住院期间保持良好的心理状态。

五、护理措施

（一）一般护理

（1）为患者提供舒适安静的环境，嘱患者卧床休息，避免劳累。

（2）室内定时通风，保持空气清新，调节合适的温度湿度。

（3）患者大便次数多，指导患者保护肛周皮肤，每次便后用柔软的卫生纸擦拭，并用温水清洗、软毛巾蘸干，避免用力搓擦，保持局部清洁干燥，如有发红，可局部涂抹鞣酸软膏或润肤油。

(4) 将日常用品放置于患者随手可及的地方，定时巡视病房，满足患者各项生理需要。

（二）心理护理

（1）患者入院时主动接待，热情服务，向患者及家属介绍病房环境及规章制度，取得患者及家属的配合，消除恐惧心理。

（2）患者腹痛、腹泻时，应耐心倾听患者主诉，安慰患者，稳定患者情绪，帮助患者建立战胜疾病的信心。

（3）向患者讲解各项检查的目的、方法，术前准备及术后注意事项，消除患者的恐惧心理。

（三）治疗配合

（1）观察患者大便的次数、性状、量以及有无黏液脓血，及时通知医生给予药物治疗。

（2）观察患者腹痛的部位、性质、持续时间、缓解方式及腹部体征的变化，及时发现，避免肠穿孔及中毒性巨结肠的发生。

（3）观察患者生命体征变化，尤其是体温变化，注意观察热型，遵医嘱应用物理降温及药物降温。

（4）评估患者营养状况，监测血常规、电解质及血清白蛋白、总蛋白的变化，观察患者有无皮肤黏膜干燥、弹性差、尿少等脱水表现。

（5）指导患者合理选择饮食，一般给予高营养低渣饮食，适量补充维生素及微量元素。

（6）指导患者合理用药，观察药物效果及不良反应。

（四）用药护理

（1）抗菌治疗（表3-3）。

表3-3　假膜性肠炎患者的抗菌治疗

万古霉素、去甲万古霉素使用注意事项
·输入速度不可过快：否则可产生红斑样或荨麻疹样反应
·浓度不可过高：可致血栓性静脉炎，应适当控制药液浓度和滴注速度
·不可肌内注射
·不良反应：可引起口麻、刺痛感、皮肤瘙痒、嗜酸粒细胞增多、药物热、感冒样反应以及血压剧降、过敏性休克反应等，与许多药物可产生沉淀反应
·含本品的输液中不得添加其他药物

（2）保证患者每日液体入量，根据药物的性质和患者自身情况合理调节滴注速度。

（五）健康教育

（1）向患者及家属介绍假膜性肠炎的病因、疾病过程以及预防方法。

（2）指导患者合理选择饮食，避免粗纤维和刺激性食物。

（3）讲解用药的注意事项、不良反应及服用方法，教会患者自我观察。

（4）嘱患者注意腹部保暖，避免受凉，如有不适随时就医。

（杨言慧）

第六节　病毒性肝炎

病毒性肝炎（viral hepatitis）简称肝炎，是由多种肝炎病毒引起的以肝脏病变为主的一组传染性疾病。目前确定的肝炎病毒有甲型、乙型、丙型、丁型及戊型，各型病原不同，但临床表现基本相似，以疲乏、食欲减退、肝大、肝功能异常为主要表现，部分病例出现黄疸。

甲型及戊型主要表现为急性肝炎。而乙型、丙型及丁型可转化为慢性肝炎并可发展为肝硬化，且与肝癌的发生有密切的关系。

一、病原学

目前已经证实，导致病毒性肝炎的肝炎病毒有甲、乙、丙、丁、戊五种。近年发现的庚型肝炎病毒、输血传播病毒等是否引起肝炎尚没有确切定论。

1. 甲型肝炎病毒（hepatitis A virus，HAV）　属于小 RNA 病毒科的嗜肝病毒属。感染后在肝细胞内复制。HAV 直径为 27~32nm，无包膜。在电镜下可见充实或中空两种球形颗粒，前者是完整的 HAV 颗粒，含 RNA 基因，具有感染性，后者为病毒的缺陷型，有抗原性，但无传染性。HAV 对外界抵抗力较强，耐酸碱，能耐 56℃30 分钟，室温下可生存 1 周，在贝壳类动物、污水、海水、泥土中可存活数月。60℃12 小时部分灭活；煮沸 5 分钟全部灭活。紫外线（1.1W，0.9cm 深）1 分钟、1.5~2.5mg/L 余氯 15 分钟、3% 甲醛 5 分钟可灭活。

2. 乙型肝炎病毒（hepatitis B virus，HBV）　HBV 属于嗜肝 DNA 病毒科。在电镜下可见 3 种病毒颗粒。①Dane 颗粒，又称大球形颗粒，是完整的 HBV 颗粒，直径 42nm，分为胞膜和核心两部分，包膜内含乙型肝炎表面抗原（HBsAg）、糖蛋白与细胞脂肪。核心部分含环状双股 DNA、DNA 聚合酶（DNAP）和核心抗原（HBcAg），是病毒复制的主体。②小球形颗粒。③管状颗粒。后两者不是完整的病毒颗粒，是 HBV 的一个部分，仅含包膜蛋白。HBV 基因组易突变，影响血清学指标的检测，并与肝炎慢性化、肝衰竭、肝细胞癌的发生密切相关。HBV 的抵抗力很强，能耐 60℃4 小时及一般浓度的消毒剂，在血清中 30~32℃可保存 6 个月，−20℃可保存 15 年，但煮沸 10 分钟、65℃10 小时或高压蒸气消毒可使之灭活。

3. 丙型肝炎病毒（hepatitis C virus，HCV）　属于黄病毒科丙型肝炎病毒属。HCV 为球形病毒颗粒，直径 55nm，外有脂质的外壳、囊膜和棘突结构，内由核心蛋白及核酸组成核衣壳。HCV 基因组为线状单股正链 RNA。HCV 是多变异的病毒，是 5 种肝炎病毒中最易发生变异的一种。在同一患者血中的 HCV 相隔数月即可出现变异。目前可将 HCV 分为 6 个不同基因型，1、2、3 型可再分亚型，即 1a、1b、1c、2a、2b、2c、3a、3b、4a、5a、6a。我国以 1b 型为主，基因分型有助于指导抗病毒治疗。氯仿（10%~20%，V/V）、甲醛（1∶1 000）6 小时及 60℃10 小时可使 HCV 灭活。

4. 丁型肝炎病毒（hepatitis D virus，HDV）　HDV 是一种缺损 RNA 病毒，必须有 HBV 或其他嗜肝 DNA 病毒辅助才能复制、表达。HDV 为直径 35~37nm 的球形颗粒，内部含 HDAg 和基因组 HDV RNA，外壳为 HBsAg。

5. 戊型肝炎病毒（hepatitis E virus，HEV）　属萼状病毒科。免疫电镜下为球形颗粒，直径 27~38nm，无包膜。基因组为单股正链 RNA。HEV 主要在肝细胞内复制，通过胆道排出。HEV 对高热、氯仿、氯化铯敏感。

二、流行病学

1. 甲型肝炎

（1）传染源：主要是急性期患者和隐性感染者，尤其以后者多见，由于其数量多，又不易识别，是最重要的传染源。甲型肝炎无病毒携带状态。患者在发病前 2 周和起病后 1 周，从粪便中排出病毒的数量最多，传染性最强。

（2）传播途径：HAV 主要经粪 - 口途径传播。污染的水源、食物可导致暴发流行，日常生活密切接触大多为散发性发病，极少见输血传播。

（3）人群易感性：抗 HAV 阴性者均易感。6 个月以下婴儿从母体获得了抗 - HAV IgG 而不易感染，6 个月以后抗体逐渐消失而成为易感者。在我国，初次接触 HAV 的儿童最为易感，故以学龄前儿童发病率最高，其次为青年人。成人甲型肝炎抗体阳性率达 90%，感染后免疫力可持续终身。

2. 乙型肝炎

（1）传染源：急、慢性乙型肝炎患者和病毒携带者均可传播乙型肝炎，慢性患者和 HBsAg 携带者是乙型肝炎最主要的传染源，其中以 HBeAg、HBV DNA 阳性的患者传染性最强。

（2）传播途径：①血液传播：是主要的传播方式，包括不洁注射（如静脉药瘾者共用注射器）、针刺、输注含肝炎病毒的血液和血制品、手术、拔牙、血液透析、器官移植等。虽然目前对供血者进行严格筛查，但不能筛除 HBsAg 阴性的 HBV 携带者。②生活密切接触传播：生活上的密切接触是次要的传播方式，主要与接触各种体液和分泌物有关，唾液、精液和阴道分泌物中均可存在 HBV。性接触传播不容忽视，多个性伴侣及同性恋者是高危人群。③母婴传播：主要经胎盘、产道分娩、哺乳和喂养等方式传播。随着乙肝疫苗联合乙型肝炎免疫球蛋白的应用，母婴传播已大为减少。

（3）人群易感性：HBsAg 阴性者均易感。婴幼儿期是获得 HBV 感染最危险的时期。HBsAg 阳性母亲的新生儿、同住者中有 HBsAg 阳性者、反复输血或血制品者、多个性伴侣者、血液透析患者、静脉药瘾者及接触血液的医务工作者、职业献血员等均是感染 HBV 的高危人群。随着年龄增长，经隐性感染获得免疫力的比例增加。感染或接种疫苗后出现抗 – HBs 抗体者具有免疫力。

我国属于乙型肝炎的高流行区，近年国内流行病学调查表明，我国 1～59 岁一般人群 HBsAg 携带率为 7.18%，5 岁以下儿童为 0.96%。据此推算，我国现有的慢性 HBV 感染者约 9 300 万人，其中慢性乙型肝炎患者约 2 000 万例。发病率乡村高于城市，南方高于北方，男女发病比例约为 1.4 ：1，散发为主，有家庭聚集现象。

3. 丙型肝炎
（1）传染源：急、慢性患者和病毒携带者，尤以病毒携带者有重要的意义。
（2）传播途径：与乙型肝炎相似。①血液传播：是 HCV 感染的主要方式，包括输血和血制品、静脉注射毒品、使用非一次性注射器和针头、使用未经严格消毒的医疗器械、内镜、侵袭性操作和针刺、共用剃须刀、牙刷、文身等均可导致血液传播。②性传播。③生活密切接触、母婴途径均可传播 HCV。
（3）人群易感性：各年龄组人群普遍易感。目前检测到的抗 HCV 并非保护性抗体。

4. 丁型肝炎　传染源和传播途径与乙型肝炎相似。人类对 HDV 普遍易感，感染有混合感染和重叠感染两种形式。前者指 HBV 和 HDV 同时感染，感染对象是正常人群或未受 HBV 感染的人群；后者指在 HBV 感染基础上感染 HDV，感染对象是已经感染 HBV 的人群，这类人群对 HDV 的易感性更强。目前仍未发现 HDV 的保护性抗体。本病以南美洲、中东等为高发区，我国以西南地区感染率最高，约为 3%。

5. 戊型肝炎　传染源和传播途径与甲肝相似。戊肝患者或隐性感染者是主要传染源，主要经粪－口途径传播。散发为主，暴发流行均由粪便污染水源所致。春冬季高发，隐性感染为主。发病者主要见于成年人，孕妇感染 HEV 者病死率高。抗 HEV 多在感染后短期内消失。戊型肝炎主要流行于亚洲和非洲，可呈地方性流行。

三、发病机制与病理改变

各型病毒性肝炎的发病机制目前尚未完全明了。

1. 甲型肝炎　HAV 侵入后引起短暂的病毒血症，继而侵入肝脏，在肝细胞内增殖，病毒由胆道进入肠腔，最后由粪便排出。病毒增殖并不直接引起细胞病变，肝细胞损伤机制可能是通过免疫介导引起，如细胞毒性 T 细胞攻击感染病毒的肝细胞。

2. 乙型肝炎　虽然国内外对乙型肝炎的发病机制进行了很多研究，但仍有许多问题有待阐明。HBV 进入机体后，迅速通过血液到达肝脏和其他器官，包括胰腺、胆管、肾小球基底膜、血管等肝外组织，引起肝脏及肝外相应组织的病理改变和免疫功能改变，多数以肝脏病变最为突出。

目前认为，HBV 并不直接引起明显的肝细胞损伤，肝细胞损伤主要由病毒诱发的免疫反应引起，即机体的免疫反应在清除 HBV 的过程中造成肝细胞损伤，而乙型肝炎的慢性化则可能与免疫耐受有关。此外，还可能与感染者年龄、遗传因素有关，儿童期感染或某些 HLA 基因型易出现慢性肝炎。

3. 丙型肝炎　HCV 引起肝细胞损伤的机制与 HCV 的直接致病作用及免疫损伤有关。HCV 的直接致病作用可能是急性丙型肝炎中肝细胞损伤的主要原因，而慢性丙型肝炎则以免疫损伤为主。

丙型肝炎慢性化的可能机制：①HCV 易变异，从而逃避机体免疫；②HCV 在血中的水平很低，容易产生免疫耐受；③HCV 具有泛嗜性，不易清除；④免疫细胞可被 HCV 感染，导致免疫紊乱。

4. 丁型肝炎　HDV 的外壳是 HBsAg 成分，其发病机制类似乙型肝炎，但一般认为 HDV 对肝细胞有直接致病性。

5. 戊型肝炎　细胞免疫是引起肝细胞损伤的主要原因，同时，HEV进入血液也可导致病毒血症。

除甲型和戊型肝炎无慢性肝炎的病理改变以外，各型肝炎的病理改变基本相同。其基本病变为肝细胞肿胀、气球样变性或嗜酸性变性，可有点灶状或融合性坏死或凋亡小体，炎症细胞浸润及库普弗细胞增生肥大。慢性病例可见肝纤维增生形成纤维间隔。肝衰竭可见肝细胞大量坏死。

四、病理生理

1. 黄疸　以肝细胞性黄疸为主，其原因有：①肝细胞坏死，小胆管破裂导致胆汁反流入血窦；②小胆管受压导致胆汁淤积；③肝细胞膜的通透性增加；④肝细胞对胆红素的摄取、结合、排泄等功能障碍。

2. 肝性脑病　多见于肝衰竭和晚期肝硬化。

3. 出血　肝功能严重受损时，可引起出血，其主要原因有：①肝脏合成凝血因子减少，某些凝血因子如Ⅰ、Ⅱ、Ⅴ、Ⅶ、Ⅸ、Ⅹ因子在肝内合成，肝功能衰竭时，导致上述凝血因子缺乏；②肝衰竭出现应激性溃疡；③肝硬化伴脾功能亢进导致血小板减少；④DIC导致凝血因子减少和血小板消耗。

4. 腹水　主要见于肝衰竭和失代偿期肝硬化。早期主要与钠潴留有关，后期与门脉高压、低蛋白血症及淋巴回流障碍有关。

5. 肝肾综合征　主要见于肝衰竭和晚期肝硬化。由于肝脏解毒功能下降、并发感染导致内毒素血症、肾血管收缩、肾缺血等导致肾小球滤过率下降而发生急性肾功能不全，多为功能性，但亦可发展为急性肾小管坏死。

五、临床表现

潜伏期：甲型肝炎5~45天，平均30天；乙型肝炎30~180天，平均70天；丙型肝炎15~150天，平均50天；丁型肝炎28~140天；戊型肝炎10~70天，平均40天。

甲型肝炎和戊型肝炎主要表现为急性肝炎。乙、丙、丁型肝炎除了表现为急性肝炎外，慢性肝炎更常见。5种肝炎病毒之间可出现重叠感染或混合感染，导致病情加重。

1. 急性肝炎　急性肝炎分为两型：急性黄疸型肝炎和急性无黄疸型肝炎。

（1）急性黄疸型肝炎：典型的临床表现有阶段性，分3期，病程1~4个月。

1）黄疸前期：平均5~7天。表现为：①病毒血症：畏寒、发热、疲乏及全身不适等。甲型及戊型肝炎起病较急，发热多在38℃以上。乙型肝炎起病较缓慢，多无发热或发热不明显。②消化系统症状：食欲减退、厌油、恶心、呕吐、腹胀、腹痛和腹泻等。③其他症状：部分乙型肝炎病例可出现荨麻疹、斑丘疹、血管神经性水肿和关节痛等。本病期末出现尿黄。本期持续5~7天。

2）黄疸期：持续2~6周。前期症状好转，而黄疸逐渐加深，尿色深如浓茶，巩膜、皮肤黄染，约2周达到高峰。部分患者可有短暂粪便颜色变浅、皮肤瘙痒、心动过缓等肝内阻塞性黄疸的表现。体检常见肝大、质软，有轻压痛及叩击痛。部分患者有轻度脾大。血清胆红素和转氨酶升高、尿胆红素阳性。

3）恢复期：本期平均持续4周。上述症状消失，黄疸逐渐消退，肝脾回缩，肝功能逐渐恢复正常。

（2）急性无黄疸型肝炎：较黄疸型肝炎多见。主要表现为消化道症状，多较黄疸型肝炎轻。因不易被发现而成为重要的传染源。

2. 慢性肝炎　见于乙、丙、丁型肝炎。我国2010年12月发布的《慢性乙型肝炎防治指南》根据HBeAg状态分为两型。①HBeAg阳性慢性乙型肝炎：血清HBsAg、HBV DNA和HBeAg阳性，抗-HBe抗体阴性，ALT持续或反复异常，或肝组织学检查有炎症病变。②HBeAg阴性慢性乙型肝炎：血清HBsAg和HBV DNA阳性，HBeAg阴性，抗-HBe抗体阳性或阴性，ALT持续或反复异常，或肝组织学检查有炎症病变。根据实验室检查结果，将这两型慢性乙型肝炎进一步分为轻度、中度和重度。

（1）轻度慢性肝炎：反复出现疲乏、纳差、厌油、肝区不适、肝大伴轻压痛，也可有轻度脾大。

部分患者无症状体征。肝功能 1 项或 2 项异常。病程迁延，只有少数发展为中度慢性肝炎。

（2）中度慢性肝炎：症状、体征和实验室检查介于轻度和重度之间。

（3）重度慢性肝炎：有明显或持续出现的肝炎症状、体征，包括疲乏、纳差、厌油、腹胀、腹泻；面色灰暗、蜘蛛痣、肝掌或肝脾大。肝功能持续异常。

3. 重型肝炎（肝衰竭）　是一种最严重的临床类型，占全部病例 0.2% ~ 0.5%，病死率高达 50% ~ 80%。随着治疗水平不断提高，病死率有所下降。各型肝炎均可引起肝衰竭。

（1）临床表现：①黄疸迅速加深，血清胆红素高于 $171\mu mol/L$。②肝脏进行性缩小，出现肝臭。③出血倾向，凝血酶原活动度（PTA）低于 40%。④迅速出现腹水、中毒性鼓肠。⑤精神 – 神经系统症状（肝性脑病）：早期可出现计算能力下降、定向障碍、精神行为异常、烦躁不安、嗜睡和扑翼样震颤等，晚期可发生昏迷，深反射消失。⑥肝肾综合征：出现少尿甚至无尿，电解质、酸碱平衡紊乱以及血尿素氮升高等。

（2）肝衰竭分型可分为 4 种类型

1）急性肝衰竭：起病较急，早期即出现上述肝衰竭的临床表现。尤其是病后 2 周内出现 Ⅱ 度以上肝性脑病、肝脏明显缩小、肝臭等。

2）亚急性肝衰竭：急性黄疸型肝炎起病 15 天至 26 周内出现上述肝衰竭临床表现。肝性脑病多出现在疾病的后期，腹水往往较明显。此型病程可长达数月，易发展成为坏死后性肝硬化。

3）慢加急性肝衰竭：在慢性肝病基础上出现的急性肝功能失代偿。

4）慢性肝衰竭：在慢性肝炎或肝炎后肝硬化基础上发生的肝衰竭。此型主要以同时具有慢性肝病的症状、体征和实验室检查的改变及肝衰竭的临床表现为特点。

（3）肝衰竭发生的诱因：①病后未适当休息；②并发各种感染，常见胆系感染、原发性腹膜炎等；③长期大量嗜酒或在病后嗜酒；④服用对肝脏有损害的药物，如异烟肼、利福平等；⑤合并妊娠。

4. 淤胆型肝炎　以肝内胆汁淤积为主要表现的一种特殊临床类型，又称毛细胆管炎型肝炎。其病程较长，可达 2 ~ 4 个月或更长时间。临床表现类似急性黄疸型肝炎，但自觉症状较轻，黄疸较深且具有以下特点：①"三分离"特征，黄疸深，但消化道症状轻，ALT 升高不明显，PTA 下降不明显；②"梗阻性"特征，在黄疸加深的同时，伴全身皮肤瘙痒，粪便颜色变浅或灰白色；血清碱性磷酸酶（ALP）、谷氨酰转肽酶（γ – GT）和胆固醇显著升高，尿胆红素增加，尿胆原明显减少或消失。

5. 肝炎后肝硬化　在肝炎基础上发展为肝硬化，表现为肝功能异常及门静脉高压。

六、实验室及其他检查

1. 血清酶检测　ALT 在肝功能检测中最为常用，是判定肝细胞损害的重要指标。急性黄疸型肝炎常明显升高；慢性肝炎可持续或反复升高；肝衰竭时因大量肝细胞坏死，ALT 随黄疸迅速加深反而下降，称为胆 – 酶分离。ALT 升高时，天门冬氨酸氨基转移酶（AST）也升高。其他血清酶类，如 ALP、γ – GT 在肝炎时亦可升高。其中，胆碱酯酶（CHE）由肝细胞合成，其活性降低提示肝细胞有明显损伤，其值越低、病情越重。

2. 血清蛋白检测　清蛋白由肝脏合成，球蛋白则由浆细胞和单核 – 吞噬细胞系统合成。当肝功能损害并持续时间较长，因肝脏合成功能不足，可致清蛋白合成减少；而肝解毒功能下降使较多抗原性物质进入血流，刺激免疫系统，产生大量的免疫球蛋白。因此，慢性肝病可出现清蛋白下降、球蛋白升高和 A/G 比值下降。

3. 血清和尿胆红素检测　黄疸型肝炎尿胆原和尿胆红素明显增加，淤胆型肝炎时尿胆红素增加，而尿胆原减少或阴性。血清胆红素检查包括总胆红素、直接胆红素和间接胆红素检查。黄疸型肝炎时，直接和间接胆红素均升高。淤胆型肝炎则以直接胆红素升高为主。

4. 凝血酶原活动度（PTA）检查　PTA 与肝脏损害程度成反比，可用于肝衰竭临床诊断及预后判断。肝衰竭 PTA 常 <40%，PTA 愈低，预后愈差。

5. 血氨浓度检测　若并发肝性脑病，可有血氨升高。

6. 肝炎病毒病原学（标志物）检测　针对不同的肝炎类型选择不同的病毒进行检测。

（1）甲型肝炎：①血清抗 – HAV – IgM：是 HAV 近期感染的指标，是确诊甲型肝炎最主要的标志物。②血清抗 – HAV – IgG：为保护性抗体，见于甲型肝炎疫苗接种后或既往感染 HAV 的患者。③HAV RNA：RT – PCR 检测血或粪中 HAV RNA 阳性率低，临床少用。

（2）乙型肝炎：①表面抗原（HBsAg）与表面抗体（抗 – HBs 抗体）：HBsAg 阳性见于 HBV 感染者。HBV 感染后 3 周血中首先出现 HBsAg。急性 HBV 感染可以表现为自限性，但慢性 HBV 感染者 HBsAg 阳性可持续多年。除血液外，HBsAg 还存在于唾液、尿液、精液等各种体液和分泌物中。目前有研究表明，HBsAg 阴性并不能完全排除 HBV 的现症感染，因为可能有 S 基因突变株存在。抗 – HBs 抗体阳性主要见于预防接种乙型肝炎疫苗后或过去感染 HBV 并产生免疫力的恢复者。②e 抗原（HBeAg）与 e 抗体（抗 – HBe 抗体）：HBeAg 一般只出现在 HBsAg 阳性的血清中。HBeAg 是在 HBV 复制过程中产生的一种可溶性蛋白抗原，因此 HBeAg 阳性提示 HBV 复制活跃，传染性较强。抗 – HBe 抗体在 HBeAg 消失后出现。抗 – HBe 抗体阳性临床上有两种可能性：一是 HBV 复制的减少或停止，此时患者的病情趋于稳定，ALT 多正常且传染性较弱；二是 HBV 前 C 区基因发生变异，此时 HBV 仍然复制活跃，有较强的传染性，甚至病情加重。③核心抗原（HBcAg）与其抗体（抗 – HBc 抗体）：HBcAg 主要存在于受感染的肝细胞核内，也存在于血液中 Dane 颗粒的核心部分。如检测到 HBcAg，表明 HBV 有复制，因检测难度较大，故较少用于临床常规检测。抗 – HBc 抗体出现于 HBsAg 出现后的 3～5 周。当 HBsAg 已消失，抗 – HBs 抗体尚未出现，只检出抗 – HBc 抗体，此阶段称为窗口期。IgM 型抗 – HBc 抗体存在于急性期或慢性乙型肝炎急性发作期；IgG 型抗 – HBc 抗体是过去感染的标志，可保持多年。④乙型肝炎病毒脱氧核糖核酸（HBV DNA）：位于 HBV 的核心部分，是反映 HBV 感染最直接、最特异和最灵敏的指标。阳性提示 HBV 的存在、复制，传染性强。HBVDNA 定量检测有助于抗病毒治疗病例选择及判断疗效。

（3）丙型肝炎：①丙型肝炎病毒核糖核酸（HCV RNA）：在病程早期即可出现，而于治愈后很快消失，因此可作为抗病毒治疗病例选择及判断疗效的重要指标。②丙型肝炎病毒抗体（抗 – HCV 抗体）：是 HCV 感染的标志物而不是保护性抗体。抗 – HCV – IgM 见于丙型肝炎急性期，治愈后可消失。高效价的抗 – HCV – IgG 常提示 HCV 的现症感染，而低效价的抗 – HCV – IgG 可见于丙型肝炎恢复期，甚至治愈后仍可持续存在。

（4）丁型肝炎：血清或肝组织中的 HDAg 和（或）HDV RNA 阳性有确诊意义。急性 HDV 感染时，HDAg 仅在血中出现数天，继之出现抗 – HDV – IgM，持续时间也较短。而抗 – HDV – IgG 效价增高见于慢性丁型肝炎。

（5）戊型肝炎：常检测抗 – HEV – IgM 及抗 – HEV – IgG。由于抗 – HEV – IgG 持续时间不超过 1 年，两者均可作为近期感染的指标。但因检测方法仍不理想，需结合临床进行判断。发病早期采用 RT – PCR 可在粪便和血中检测 HEV RNA，但 HEV 存在时间短，临床少用。

七、诊断要点

有进食未煮熟的海产品，尤其贝壳类食物等，或饮用受污染的水和食用其他不洁食物史，有助于甲、戊型肝炎的诊断。有不洁注射史、手术史及输血和血制品史、肝炎密切接触史等，有助于乙、丙、丁型肝炎的诊断。临床表现为食欲减退、恶心、呕吐等消化道症状，黄疸、肝脾大、肝功能损害者应考虑本病。确诊依赖于肝炎病原学的检查。

八、治疗要点

病毒性肝炎目前仍无特效治疗。治疗原则为综合性治疗，以休息、营养为主，辅以适当药物治疗，避免使用损害肝脏的药物。

1. 急性肝炎　主要采用护肝、抗病毒的治疗方法。

（1）一般及支持疗法：参阅本节相关护理措施。

（2）护肝药物：病情轻者口服维生素类、葡醛内酯（肝泰乐）等。进食少或胃肠症状明显者，如出现呕吐、腹泻，可静脉补充葡萄糖及维生素 C 等。

（3）抗病毒治疗：急性甲、戊型肝炎为自限性疾病，不需要抗病毒治疗。成人急性乙型肝炎多数可以恢复，故不需抗病毒治疗。急性丙型肝炎应早期应用干扰素，其近期疗效可达 70%。用法：干扰素 300 万 U，皮下注射，隔天 1 次，疗程 3~6 个月。

（4）中医中药治疗：中医认为黄疸肝炎由湿热引起，可用清热利湿辨证施治。

2. 慢性肝炎　除了适当休息和营养外，还需要保肝、抗病毒和对症治疗等。根据慢性肝炎临床分度，有无黄疸，有无病毒复制及肝功能受损、肝纤维化的程度等进行治疗。

（1）一般保肝药物和支持疗法：①补充 B 族维生素，如复合维生素 B；②促进解毒功能的药物，如还原型谷胱甘肽（TAD）、葡醛内酯等；③促进能量代谢的药物，如肌苷、ATP、辅酶 A 等；④促进蛋白代谢的药物，如复方氨基酸注射液（15AA）（肝安）；⑤改善微循环的药物：可通过改善微循环起退黄作用，如山莨菪碱、低分子右旋糖酐；⑥输注白蛋白或血浆。

（2）降转氨酶的药物：具有非特异性的降转氨酶作用，可选用：①五味子类药物，如北五味子核仁干粉、联苯双脂滴丸；②垂盆草冲剂。

（3）免疫调控药物：特异性免疫增强剂可试用抗 – HBV 免疫 RNA；非特异性免疫增强剂可选用胸腺肽、猪苓多糖等。

（4）抗病毒药物：以干扰素、核苷（酸）类似物为主。

1）干扰素：能抑制 HBV DNA 及 HCV RNA 的复制。慢性乙型肝炎的使用指征为：①HBV 在活动性复制中，HBV DNA $>10^5$ 拷贝/ml；②肝炎处于活动期。用法：500 万 U 皮下注射或肌内注射，隔天 1 次，或聚乙二醇干扰素 180μg，1 次/周，疗程 6~12 个月。对于慢性丙型肝炎只要 HCV RNA 阳性者均应进行抗病毒治疗，用药方法同急性丙型肝炎，但疗程应延长至 6~12 个月。联合使用利巴韦林可提高疗效。干扰素一般用于 10~65 岁患者，有严重心、肾功能不全、肝硬化失代偿期禁用。

2）核苷（酸）类似物：对 HBV DNA 复制有强力抑制作用，无明显不良反应，是目前乙型肝炎抗病毒治疗研究的热点之一。拉米夫定（lamivudine，LAM）最先用于临床，用法为 100mg，每天 1 次；缺点是易诱发 HBV 变异产生耐药，且使用不当，停药后病毒大量复制可诱发肝衰竭。其他核苷类药物如阿德福韦、替比夫定、恩替卡韦亦已用于慢性乙型肝炎抗病毒治疗。核苷（酸）类似物总体安全性和耐受性良好，但在临床应用中确有少见、罕见严重不良反应的发生，如肾功能不全、肌炎、横纹肌溶解、乳酸酸中毒等，应引起关注。

（5）中医中药治疗：①活血化瘀药物：丹参、赤芍、毛冬青等；②抗纤维化治疗：丹参等。

3. 肝衰竭　主要采用促进肝细胞再生和并发症的防治。

（1）一般治疗及支持疗法：强调卧床休息；减少饮食中的蛋白，以减少肠道内氨的来源；静脉输注白蛋白、血浆；保持水和电解质平衡，防止和纠正低血钾。静滴葡萄糖，补充维生素 B、C、K。

（2）促进肝细胞再生：可选用肝细胞生长因子或胰高血糖素 – 胰岛素（G – I）疗法等。

（3）并发症的防治：常见的并发症主要有出血、肝性脑病、感染等。

1）出血防治：①使用止血药物；②给予新鲜血浆或凝血因子复合物补充凝血因子；③H₂ 受体拮抗剂：如雷尼替丁、法莫替丁等防治消化道出血；④必要时，使用环状十四氨基酸或八肽合成类似物的生长抑素；⑤出现 DIC 时，根据情况补充凝血成分，慎用肝素。

2）肝性脑病的防治：①氨中毒的防治：低蛋白饮食，口服诺氟沙星抑制肠道细菌，口服乳果糖浆酸化肠道和保持排便通畅，静脉使用乙酰谷酰胺或门冬氨酸鸟氨酸降低血氨。②恢复正常神经递质：左旋多巴静滴或保留灌肠，可进入大脑转化为多巴胺，取代假性神经递质如羟苯乙醇胺等，起到苏醒作用。③维持氨基酸比例平衡：使用肝安静滴。④防治脑水肿：用甘露醇快速静滴，必要时加用呋塞米，以提高脱水效果。

3）继发感染的防治：重症肝炎常伴多菌种多部位感染，以肝胆系感染、原发性腹膜炎、革兰阴性菌感染为多。当使用杀菌力强的广谱抗生素时间过长，易出现二重感染，以真菌感染最为常见。治疗可选用半合成青霉素如哌拉西林、二代或三代头孢霉素如头孢西丁、头孢噻肟。有厌氧菌感染时可用甲硝唑。并发真菌感染，应加用氟康唑等抗真菌药物。有条件者可加用丙种球蛋白或胸腺素提高机体免疫力。

4）肝肾综合征的防治：避免引起血容量降低的各种因素。避免使用损害肾脏的药物。少尿时应扩张血容量，可选用低分子右旋糖酐、血浆或白蛋白。使用扩张肾血管药物，如小剂量多巴胺，以增加肾血流量。应用利尿剂如呋塞米等。

（4）人工肝支持系统（artificial liver support systems，ALSS）和肝移植：目前国内外已应用ALSS治疗肝衰竭的患者，目的是替代已丧失的肝功能，清除患者血中的毒性物质，延长患者生存时间，为肝移植赢得时机。肝移植已取得了一定的进展，用于晚期肝硬化及肝衰竭患者，5年存活率已达70%以上。

（5）中医中药：可用茵栀黄注射液辅助治疗，其内含有茵陈、大黄、郁金、栀子、黄芩、毛冬青等。

九、常用护理诊断/问题、措施及依据

1. 活动无耐力　与肝功能受损、能量代谢障碍有关。

（1）休息与活动：急性肝炎、慢性肝炎活动期、肝衰竭应卧床休息，以降低机体代谢率，增加肝脏的血流量，有利于肝细胞修复。待症状好转、黄疸减轻、肝功能改善后，逐渐增加活动量，以不感疲劳为度。肝功能正常1~3个月后可恢复日常活动及工作，但仍应避免过度劳累和重体力劳动。

（2）生活护理：病情严重者需协助患者做好进餐、沐浴、如厕等生活护理。

2. 营养失调：低于机体需要量　与食欲下降、呕吐、腹泻、消化和吸收功能障碍有关。

（1）介绍合理饮食的重要性：向患者及家属解释肝脏是营养代谢的重要器官。肝功能受损时，糖原合成减少，蛋白质、脂肪代谢障碍。合理的饮食可以改善患者的营养状况，促进肝细胞再生和修复，有利于肝功能恢复。

（2）饮食原则：不同阶段的患者选择不同的饮食方案。

1）肝炎急性期：患者常有食欲不振、厌油、恶心、呕吐等症状，此时不宜强调"高营养"或强迫进食，宜进食清淡、易消化、富含维生素的流质。如进食量太少，不能满足生理需要，可遵医嘱静脉补充葡萄糖、脂肪乳和维生素。

2）黄疸消退期：食欲好转后，可逐渐增加饮食，少食多餐，应避免暴饮暴食。注意调节饮食的色、香、味，保证营养摄入。慢性期患者饮食原则如下：卧床或休息者能量摄入以84~105kj/（kg·d）为宜，恢复期以126~147kj/（kg·d）为宜。蛋白质1.5~2.0g/（kg·d），以优质蛋白为主，如牛奶、瘦猪肉、鱼等；碳水化合物300~400g/d，以保证足够热量；脂肪约50~60g/d，多选用植物油；多食水果、蔬菜等含维生素丰富的食物。

3）肝炎后肝硬化、肝衰竭：血氨偏高时，饮食应严格限制蛋白质摄入量，每日不超过20克。

4）各型肝炎患者的饮食禁忌：不宜长期摄入高糖高热量饮食，尤其有糖尿病倾向和肥胖者，以防诱发糖尿病和脂肪肝。腹胀者可减少产气食品（牛奶、豆制品）的摄入。各型肝炎患者均应禁饮酒。

（3）观察胃肠道症状：观察患者的食欲，有无恶心、呕吐、反酸等症状，观察消化道症状与饮食关系，及时对饮食进行调整。如果患者消化道症状较重，特别是伴有中毒性肠麻痹所致的进行性腹胀，则提示病情重。

（4）评估患者营养情况：每周测量体重，最好维持体重在病前水平或略有增加。评估每天进食量，监测有关指标如红细胞计数、血红蛋白水平等。随着病情好转，休息好，食欲改善，食量增加，应防止肥胖和脂肪肝。

3. 潜在并发症　主要有干扰素治疗的不良反应。

（1）用药前宣教：使用干扰素进行抗病毒治疗时，应该在用药前向患者说明干扰素治疗的目的、意义和可能出现的不良反应，以及反应可能持续的时间，使患者有心理准备，便于坚持治疗。

（2）用药期间护理：干扰素的不良反应与干扰素剂量有密切的关系。嘱患者一定要在医生的指导下用药，不要自行决定停药或加量，用药不当易引起病毒变异或药物不良反应增加。治疗过程中应监测：①开始治疗后的第 1 个月，应每 1~2 周检查 1 次血常规，以后每月检查 1 次，直至治疗结束；②生化学指标：包括 ALT、AST 等，治疗开始后每月 1 次，连续 3 次，以后随病情改善可每 3 个月 1 次；③病毒学标志：治疗开始后每 3 个月检测 1 次 HBsAg、HBeAg、抗－HBe 抗体和 HBV DNA；④其他：每 3 个月检测 1 次甲状腺功能、血糖和尿常规等指标；⑤应定期评估精神状态。

常见的不良反应及处理措施有：①发热反应：一般在注射干扰素的最初 3~5 次发生，以第 1 次注射后的 2~3 小时发热最明显，低热至高热不等，可伴有头痛、肌肉、骨骼酸痛，疲倦无力等。反应随治疗次数增加逐渐减轻。应嘱患者多饮水，卧床休息，可在睡前注射，或在注射干扰素同时服用解热镇痛药。②胃肠道反应：部分患者可出现恶心、呕吐、食欲减退、腹泻等胃肠道症状，一般对症处理，严重者应停药。③脱发：有 1/3~1/2 的患者在疗程的中、后期出现脱发，但停药后可恢复。④肝功能损害：极少数患者发生肝功能损害，出现黄疸、ALT 增高等，酌情继续治疗或停药。⑤神经精神症状：极少数患者在疗程的后期可出现忧郁、焦虑等神经精神症状，严重者应减药量或者停药。⑥血象改变：白细胞计数降低较常见，若白细胞在 $3.0 \times 10^9/L$ 以上应坚持治疗，可遵医嘱给予升白细胞药物。当白细胞显著减少，低于 $3.0 \times 10^9/L$ 或中性粒细胞 $< 0.75 \times 10^9/L$，或血小板 $< 50 \times 10^9/L$ 时，可减少干扰素的剂量，甚至停药。干扰素对红细胞计数的影响一般不明显。

十、其他护理诊断/问题

1. 有皮肤完整性受损的危险　与胆盐沉着刺激皮肤神经末梢引起瘙痒；肝衰竭大量腹水形成、长期卧床有关。

2. 有感染的危险　与免疫功能低下有关。

3. 潜在并发症　肝性脑病、肾衰竭。

十一、健康指导

1. 疾病预防指导　甲型和戊型肝炎应预防消化道传播，重点在于加强粪便管理，保护水源，严格饮用水的消毒，加强食品卫生和食具消毒。乙、丙、丁型肝炎预防重点则在于防止通过血液和体液传播。对供血者进行严格筛查，做好血源监测。推广一次性注射用具，重复使用的医疗器械要严格消毒灭菌。大力推广安全注射（包括针灸的针具），并严格遵循医院感染管理中的标准预防原则。服务行业所用的理发、刮脸、修脚、穿刺和文身等器具也应严格消毒。注意个人卫生，不和任何人共用剃须刀和牙具等用品。若性伴侣为 HBsAg 阳性者，应接种乙型肝炎疫苗或采用安全套；在性伴侣健康状况不明的情况下，一定要使用安全套以预防乙型肝炎及其他血源性或性传播疾病。HBsAg、HBeAg、HBV DNA 和 HCV RNA 阳性者应禁止献血和从事托幼、餐饮业工作。

2. 保护易感人群　甲型肝炎流行期间，易感者可接种甲型肝炎减毒活疫苗，对接触者可接种人血清免疫球蛋白以防止发病。乙型肝炎疫苗全程需接种 3 针，按照 0、1、6 个月程序，即接种第 1 针疫苗后，间隔 1 个月及 6 个月注射第 2 及第 3 针疫苗。新生儿接种乙型肝炎疫苗要求在出生后 24 小时内接种，越早越好。接种部位新生儿为臀前部外侧肌内注射，儿童和成人为上臂三角肌中部肌内注射。母亲 HBsAg 阳性者，新生儿应在出生后立即注射高效价抗－HBV－IgG（HBIG），剂量应≥100IU，同时在不同部位注射乙型肝炎疫苗，在 1 个月和 6 个月时分别接种第 2 和第 3 针乙型肝炎疫苗，可显著提高阻断母婴传播的效果。HBIG 对暴露于 HBV 的易感者也适用。医务人员、保育员以及与 HBsAg 阳性者密切接触者，亦应考虑给予乙型肝炎疫苗接种。完成疫苗接种程序后 1~3 个月，如抗－HBs 抗体 >10IU/L，显示已有保护作用。新生儿在出生 12 小时内注射 HBIG 和乙型肝炎疫苗后，可接受 HBsAg 阳性母亲的哺乳。

3. 意外暴露后乙型肝炎预防　在意外接触 HBV 感染者的血液和体液后，应立即检测 HBV DNA、HBsAg、抗－HBs 抗体、HBeAg、抗－HBc 抗体、ALT 和 AST，并在 3 个月和 6 个月后复查。如已接种过乙型肝炎疫苗，且已知抗－HBs 抗体≥10IU/L 者，可不进行特殊处理。如未接种过乙型肝炎疫苗，或虽接种过乙型肝炎疫苗，但抗－HBs抗体＜10mIU/mL或抗－HBs抗体水平不详，应立即注射HBIG 200～400IU，并同时在不同部位接种一针乙型肝炎疫苗（20μg），于1个月和6个月后分别接种第2和第3针乙型肝炎疫苗（各20μg）。

4. 疾病知识指导　慢性乙型和丙型肝炎可反复发作，诱因常为过度劳累、暴饮暴食、酗酒、不合理用药、感染、不良情绪等。应向患者及家属宣传病毒性肝炎的家庭护理和自我保健知识。慢性患者和无症状病毒携带者应做到：①正确对待疾病，保持乐观情绪；②恢复期患者应生活规律，劳逸结合；③加强营养，适当增加蛋白质摄入，但要避免长期高热量、高脂肪饮食。戒烟酒；④不滥用药物，如吗啡、苯巴比妥类、磺胺类及氯丙嗪等药物，以免加重肝损害；⑤患者的食具、用具和洗漱用品应专用，家中密切接触者可行预防接种。

5. 用药指导与病情监测　指导患者遵医嘱抗病毒治疗，明确用药剂量、使用方法、漏用药物或自行停药可能导致的风险。急性肝炎患者出院后第1个月复查1次，以后每1～2个月复查1次，半年后每3个月复查1次，定期复查1～2年。慢性肝炎患者定期复查肝功能、病毒的血清学指标、肝脏B超和与肝纤维化有关的指标，以指导调整治疗方案。

十二、预后

甲型、戊型肝炎一般不会发展为慢性肝炎，其余各型均可病程迁延，发展为慢性肝炎、肝硬化，甚至肝癌。孕妇或老年患者感染戊型肝炎有重症的倾向。慢性淤胆型肝炎易转变为胆汁性肝硬化，预后较差。

（杨言慧）

第七节　肝硬化

肝硬化（hepatic cirrhosis）是一种由不同病因引起的慢性进行性弥漫性肝病。病理特点为广泛的肝细胞变性坏死、再生结节形成、纤维组织增生，正常肝小叶结构破坏和假小叶形成。临床主要表现为肝功能损害和门静脉高压，可有多系统受累，晚期常出现消化道出血、感染、肝性脑病等严重并发症。肝硬化是常见疾病，世界各国的年发病率在25/10万～400/10万，患者以青壮年男性多见，35～50岁为发病高峰年龄，出现并发症时死亡率高。据国外报道，慢性肝病和肝硬化在总人口死因中位居第十二，在25～44岁年龄组死因中位居第七，在45～64岁年龄组死因中位居第五。

一、病因与发病机制

1. 病因　以外界刺激和遗传因素为主。

（1）病毒性肝炎：在我国最常见，约占60%～80%，主要为乙型、丙型和丁型肝炎病毒感染，经过慢性肝炎阶段发展为肝硬化，或是急性或亚急性肝炎有大量肝细胞坏死和肝纤维化时直接演变为肝硬化，乙型和丙型或丁型肝炎病毒的重叠感染可加速病情进展；甲型和戊型病毒性肝炎不发展为肝硬化。

（2）慢性酒精中毒：在我国约占15%，长期大量饮酒，乙醇及其中间代谢产物（乙醛）直接引起中毒性肝损伤，初期肝细胞脂肪变性，进而可发展为酒精性肝炎、肝纤维化，最终导致酒精性肝硬化。酗酒所致的长期营养失调也对肝脏有一定损害作用。

（3）非酒精性脂肪性肝炎：约70%的原因不明的肝硬化可能由非酒精性脂肪性肝炎引起，危险因素包括肥胖、糖尿病、高甘油三酯血症等。

（4）药物或化学毒物：长期服用双醋酚丁、甲基多巴、异烟肼等药物，或长期接触四氯化碳、磷、砷等化学毒物，可引起中毒性肝炎，最终演变为肝硬化。

（5）胆汁淤积：持续存在肝外胆管阻塞或肝内胆汁淤积时，高浓度的胆酸和胆红素的毒性作用可损伤肝细胞，导致胆汁性肝硬化。

（6）遗传和代谢性疾病：由于遗传性或代谢性疾病，导致某些物质或其代谢产物沉积于肝，造成肝损害，并逐渐发展为肝硬化，如肝豆状核变性、血色病、半乳糖血症和 α_1 - 抗胰蛋白酶缺乏症等。

（7）肝静脉回流障碍：慢性充血性心力衰竭、缩窄性心包炎、肝静脉阻塞综合征或肝小静脉闭塞病等致肝脏长期淤血，肝细胞缺氧、坏死和纤维组织增生，最后发展为肝硬化。

（8）免疫紊乱：自身免疫性慢性肝炎最终进展为肝硬化。

（9）血吸虫病：反复或长期感染血吸虫病者，虫卵及其毒性产物在肝脏汇管区沉积，刺激纤维组织增生，导致肝纤维化和门静脉高压，称为血吸虫病性肝纤维化。

（10）隐源性肝硬化：发病原因不能确定的肝硬化，约占 5% ~ 10%。

2. 发病机制　各种病因引起的肝硬化，其病理变化和发展演变过程是基本一致的。特征为广泛的肝细胞变性坏死，正常的肝小叶结构破坏，残存肝细胞形成再生结节，纤维组织弥漫性增生，汇管区之间以及汇管区和肝小叶中央静脉之间由纤维间隔相互连接形成假小叶。假小叶因无正常的血流供应系统，可再发生肝细胞缺氧、坏死和纤维组织增生。上述病理变化逐步进展，造成肝内血管扭曲、受压、闭塞而致血管床缩小，肝内门静脉、肝静脉和肝动脉小分支之间发生异常吻合而形成短路，导致肝血循环紊乱。这些肝内血管网结构异常而致严重的血循环障碍，是形成门静脉高压的病理基础，且使肝细胞缺氧和营养障碍加重，促使肝硬化病变进一步发展。

在肝受到损伤时，肝星状细胞（hepatic stellate cell）激活，在多种细胞因子的参与下转化成纤维细胞，合成过多的胶原，细胞外基质（extracellular matrix，ECM）过度沉积。ECM 的过度沉积以及成分改变是肝纤维化的基础，肝纤维化时胶原含量可较正常时增加 4 ~ 7 倍。胶原在窦状间隙沉积以及肝窦内皮形成连续的基底膜被称为肝窦毛细血管化（sinusoid capillarization）。肝窦毛细血管化及肝窦弥漫性屏障形成，与肝细胞损害和门静脉高压密切相关。早期的纤维化是可逆的，有再生结节形成时则不可逆。

二、临床表现

肝硬化的病程发展通常比较缓慢，可隐伏 3 ~ 5 年或更长时间。临床上根据是否出现腹腔积液（ascites）、上消化道出血或肝性脑病等并发症，分为代偿期和失代偿期肝硬化，现分述如下：

（一）代偿期肝硬化

肝硬化早期无症状或症状轻，以乏力、食欲不振、低热为主要表现，可伴有腹胀、恶心、厌油腻、上腹隐痛及腹泻等。症状常因劳累或伴发病而出现，经休息或治疗可缓解。患者营养状况一般或消瘦，肝轻度大，质地偏硬，可有轻度压痛，脾轻度至中度大。肝功能多在正常范围或轻度异常。

（二）失代偿期肝硬化

此期表现主要为肝功能减退和门静脉高压（portal hypertension）所致的全身多系统症状和体征。

1. 肝功能减退的临床表现　以消化系统症状和出血为主。

（1）全身症状和体征：一般状况较差，疲倦、乏力、精神不振；营养状况较差，消瘦、面色灰暗黝黑（肝病面容）、皮肤巩膜黄染、皮肤干枯粗糙、水肿、舌炎、口角炎等。部分患者有不规则发热，常与病情活动或感染有关。

（2）消化系统症状：食欲减退为最常见症状，甚者畏食，进食后上腹饱胀，有时伴恶心、呕吐，稍进油腻肉食易引起腹泻。上述症状的出现与胃肠道淤血水肿、消化吸收功能紊乱和肠道菌群失调等因素有关。常见腹胀不适，可能与低钾血症、胃肠积气、肝脾肿大和腹腔积液有关。可有腹痛，肝区隐痛常与肝肿大累及包膜有关，脾肿大、脾周围炎可引起左上腹疼痛。肝细胞有进行性或广泛性坏死时可出现黄疸，是肝功能严重减退的表现。

（3）出血倾向和贫血：由于肝合成凝血因子减少、脾功能亢进（hypersplenism）和毛细血管脆性增加，导致凝血功能障碍，常出现鼻出血、牙龈出血、皮肤紫癜和胃肠出血等，女性常有月经过多。由于营养不良（缺乏铁、叶酸和维生素 B_{12} 等）、肠道吸收障碍、脂肪代谢紊乱、胃肠道失血和脾功能亢进等因素，患者可有不同程度的贫血。

（4）内分泌失调：雌激素增多，雄激素和糖皮质激素减少。雄激素转化为雌激素增加、肝对雌激素的灭活功能减退，致体内雌激素增多。胰岛素增多，因肝脏对胰岛素灭活减少，致糖尿病患病率增加。肝功能严重减退时因肝糖原储备减少，易发生低血糖。

2. 门静脉高压的临床表现　正常情况下，门静脉压力为 5～10mmHg，当门静脉压力持续 > 10mmHg 时称为门静脉高压。肝硬化时，门静脉血流量增多且门静脉阻力升高，导致门静脉压力增高。门静脉高压症的三大临床表现是脾大、侧支循环的建立和开放、腹腔积液。

（1）脾大：门静脉高压致脾静脉压力增高，脾淤血而肿胀，一般为轻、中度大，有时可为巨脾。出现脾功能亢进时，脾对血细胞破坏增加，使外周血中白细胞、红细胞和血小板减少。上消化道大量出血时，脾脏可暂时缩小，待出血停止并补足血容量后，脾脏再度增大。

（2）侧支循环的建立和开放：正常情况下，门静脉系与腔静脉系之间的交通支很细小，血流量很少。门静脉压力增高时，来自消化器官和脾脏的回心血液流经肝脏受阻，使门腔静脉交通支开放并扩张，血流量增加，建立起侧支循环。

（3）腹腔积液：是肝硬化肝功能失代偿期最为显著的临床表现。腹腔积液出现前，常有腹胀，以饭后明显。大量腹腔积液时腹部隆起，腹壁绷紧发亮，患者行动困难，可发生脐疝，膈抬高，出现呼吸困难、心悸。部分患者伴有胸腔积液，为腹腔积液经膈淋巴管或经瓣性开口进入胸腔所致。

3. 肝脏情况　早期肝脏增大，表面尚平滑，质中等硬；晚期肝脏缩小，表面可呈结节状，质地坚硬；一般无压痛，但在肝细胞进行性坏死或并发肝炎和肝周围炎时可有压痛与叩击痛。

（三）并发症

1. 上消化道出血　由于食管下段或胃底静脉曲张破裂出血所致，为本病最常见的并发症。常在恶心、呕吐、咳嗽、负重等使腹内压突然升高，或因粗糙食物机械损伤、胃酸反流腐蚀损伤时，引起突然大量的呕血和黑便，可导致出血性休克或诱发肝性脑病，急性出血死亡率平均为32%。应注意的是，部分肝硬化患者上消化道出血的原因系并发急性糜烂出血性胃炎或消化性溃疡。

2. 感染　由于患者抵抗力低下、门腔静脉侧支循环开放等因素，增加了病原体的入侵繁殖机会，易并发感染，如自发性细菌性腹膜炎（spontaneous bacterial peritonitis，SBP）、肺炎、胆管感染、革兰阴性杆菌败血症等。自发性细菌性腹膜炎是腹腔内无脏器穿孔的腹膜急性细菌性感染。其主要原因是肝硬化时单核-吞噬细胞的噬菌作用减弱，肠道内细菌异常繁殖并经由肠壁进入腹膜腔，带菌的淋巴液漏入腹腔以及腹腔积液抗菌能力下降引起感染，致病菌多为革兰阴性杆菌。患者可出现发热、腹痛、腹胀、腹膜刺激征、腹腔积液迅速增长或持续不减，少数病例发生低血压或中毒性休克、难治性腹腔积液或进行性肝功能衰竭。

3. 肝性脑病　是晚期肝硬化的最严重并发症，也是肝硬化患者最常见死亡原因。

4. 原发性肝癌　肝硬化患者短期内出现病情迅速恶化、肝脏进行性增大、原因不明的持续性肝区疼痛或发热、腹腔积液增多且为血性等，应考虑并发原发性肝癌，需做进一步检查。

5. 肝肾综合征（hepatorenal syndrome，HRS）　又称功能性肾衰竭。是肝硬化终末期最常见的严重并发症之一。主要由于有效循环血容量减少、肾血管收缩和肾内血液重新分布，导致肾皮质缺血和肾小球滤过率下降，髓质血流量增加、髓袢重吸收增加引起。

6. 电解质和酸碱平衡紊乱　患者出现腹腔积液和其他并发症后电解质紊乱趋于明显，常见低钠血症、低钾低氯血症与代谢性碱中毒。

7. 肝肺综合征（hepatopulmonary syndrome，HPS）　其定义为严重肝病伴肺血管扩张和低氧血症，晚期肝病患者中 HPS 发生率为13%～47%。肝硬化时内源性扩血管物质（如一氧化氮、胰高血糖素）增加，使肺内毛细血管扩张，肺间质水肿，肺动静脉分流，以及胸腹腔积液压迫引起通气障碍，造成通气/血流比例失调和气体弥散功能下降。临床表现为低氧血症和呼吸困难。吸氧只能暂时缓解症状，但不能逆转病程。

8. 门静脉血栓形成　与门静脉梗阻时门静脉内血流缓慢等因素有关，如血栓局限可无临床症状，如发生门静脉血栓急性完全性梗阻，表现为腹胀、剧烈腹痛、呕血、便血、休克，脾脏迅速增大、腹腔积液加速形成，且常诱发肝性脑病。

三、实验室及其他检查

1. 化验检查　以肝功能、免疫功能、腹腔积液为主。

（1）血常规：代偿期多正常，失代偿期常有不同程度的贫血。脾功能亢进时白细胞和血小板计数亦减少。

（2）尿液检查：尿常规检查代偿期正常，失代偿期可有蛋白尿、血尿和管型尿。有黄疸时尿中可出现胆红素，尿胆原增加。

（3）肝功能试验：代偿期正常或轻度异常，失代偿期多有异常。重症患者血清结合胆红素、总胆红素增高，胆固醇酯低于正常。转氨酶轻、中度增高，肝细胞受损时多以 ALT（GPT）增高较显著，但肝细胞严重坏死时 AST（GOT）常高于 ALT。血清总蛋白正常、降低或增高，但清蛋白降低，球蛋白增高，清蛋白/球蛋白比值降低或倒置；在血清蛋白电泳中，清蛋白减少，γ-球蛋白显著增高。

（4）免疫功能检查：血清 IgG 显著增高，IgA、IgM 也可升高；T 淋巴细胞数常低于正常；可出现抗核抗体、抗平滑肌抗体等非特异性自身抗体；病毒性肝炎肝硬化者，乙型、丙型和丁型肝炎病毒标记可呈阳性反应。

（5）腹腔积液检查：包括腹腔积液颜色、比重、蛋白定量、血清和腹腔积液清蛋白梯度（SAAG）、细胞分类、腺苷脱氨酶（ADA）、血清和腹腔积液 LDH、细菌培养及内毒素测定等。腹腔积液一般为漏出液，SAAG > 11g/L 提示门静脉高压，并发自发性细菌性腹膜炎、结核性腹膜炎或癌变时腹腔积液性质发生相应变化。

2. 影像学检查　X 线钡餐检查示食管静脉曲张者钡剂在黏膜上分布不均，显示虫蚀样或蚯蚓状充盈缺损，纵行黏膜皱襞增宽；胃底静脉曲张时钡剂呈菊花样充盈缺损。超声显像可显示肝脾大小、门静脉高压、腹腔积液。肝早期增大，晚期萎缩，肝实质回声增强、不规则、反射不均匀。门静脉高压症时可见脾大、门静脉直径增宽、侧支血管存在，有腹腔积液时可见液性暗区。CT 和 MRI 检查可显示肝、脾、肝内门静脉、肝静脉、侧支血管形态改变、腹腔积液。

3. 内镜检查　上消化道内镜检查可观察食管、胃底静脉有无曲张及其曲张的程度和范围。并发上消化道出血者，通过急诊内镜检查不仅能明确出血的原因和部位，还能同时进行止血治疗。腹腔镜检查可直接观察肝脾情况。

4. 肝活组织检查　B 超引导下肝穿刺活组织检查可作为代偿期肝硬化诊断的金标准，有助于明确肝硬化的病因，确定肝硬化的病理类型、炎症和纤维化程度，鉴别肝硬化、慢性肝炎与原发性肝癌，指导治疗和判断预后。

四、诊断要点

肝硬化失代偿期的诊断主要根据有病毒性肝炎、长期酗酒、血吸虫病或家族遗传性疾病等病史，肝功能减退与门静脉高压症的临床表现，以及肝功能试验异常等。代偿期的诊断常不容易，故对原因不明的肝脾大、慢性病毒性肝炎、长期大量饮酒者应定期随访，肝穿刺活组织检查有助于早期确诊。

五、治疗要点

目前尚无特效治疗，应重视早期诊断，加强病因治疗，如乙型肝炎肝硬化者抗病毒治疗，酒精性肝硬化者需戒酒，注意一般治疗，以缓解病情，延长代偿期和保持劳动力。肝硬化代偿期患者可服用抗纤维化的药物（如秋水仙碱）及中药，使用保护肝细胞药物（如还原型谷胱甘肽、S-腺苷蛋氨酸、维生素），不宜滥用护肝药物，避免应用对肝有损害的药物。

失代偿期主要是对症治疗、改善肝功能和处理并发症，有手术适应证者慎重选择时机进行手术治疗。

1. 腹腔积液治疗　根据病情选择治疗方案。

（1）限制钠和水的摄入：限钠可加速腹腔积液消退，部分患者通过限钠可发生自发性利尿。水的摄入一般不需过于严格，如血钠 <125mmol/L 时，需限制水的摄入。

（2）利尿剂：是目前临床应用最广泛的治疗腹腔积液的方法。常用保钾利尿剂有螺内酯和氨苯蝶啶，排钾利尿剂有呋塞米和氢氯噻嗪。单独应用排钾利尿剂需注意补钾。螺内酯和呋塞米联合应用有协同作用，并可减少电解质紊乱。首选螺内酯 100mg/d，数日后加用呋塞米 40mg/d，效果不明显时可按比例逐渐加大药量，但螺内酯不超过 400mg/d，呋塞米不超过 160mg/d，腹腔积液消退时逐渐减量。

（3）提高血浆胶体渗透压：定期输注血浆、新鲜血或白蛋白，不仅有助于促进腹腔积液消退，也利于改善机体一般状况和肝功能。

（4）难治性腹腔积液的治疗：难治性腹腔积液（refractory ascites）是经限钠、利尿剂治疗达最大剂量、排除其他因素对利尿剂疗效的影响或已予纠正，仍难以消退或很快复发的腹腔积液。可选择以下治疗方法。

1）大量放腹腔积液加输注白蛋白：患者如无感染、上消化道出血、肝性脑病等并发症，肝代偿功能尚可、凝血功能正常，可选用此法。每次在 1~2 小时内排放腹腔积液 4~6L，同时静脉输注白蛋白 8~10g/L 腹腔积液，继续使用利尿剂。此法可重复进行，消除腹腔积液的效果较好。

2）腹腔积液浓缩回输：将放出的腹腔积液经超滤或透析浓缩后，回输至患者静脉内，从而减轻水、钠潴留并提高血浆清蛋白浓度，增加有效血容量，改善肾血液循环。注意不可回输有感染的腹腔积液或癌性腹腔积液。由于此法有发生感染、电解质紊乱、DIC 等风险，已较少使用。

3）经颈静脉肝内门体分流术（transjugular intrahepatic portosystemic shunt，TIPS）：是通过介入手段经颈静脉放置导管，建立肝静脉与肝内门静脉分支间的分流通道，以降低门静脉系统压力，减少腹腔积液生成。

2. 门静脉高压症的手术治疗　包括各种分流、断流术和脾切除术等，目的是降低门脉系统压力和消除脾功能亢进，主要用于食管胃底静脉曲张破裂大出血各种治疗无效时，或者是曲张静脉破裂出血后预防再次出血。脾切除术是治疗脾功能亢进的有效方式，但只能短期降低门静脉压力。

3. 并发症的治疗　主要有以下几方面。

（1）自发性细菌性腹膜炎：后果严重，易诱发肝肾综合征、肝性脑病等严重并发症，故需早期诊断、积极治疗。选择对肠道革兰阴性菌有效、腹腔积液浓度高、肾毒性小的广谱抗生素，首选第 3 代头孢菌素，可联合应用舒他西林等或喹诺酮类药物。对发生肝肾综合征的高危患者，可静脉输注白蛋白 1.5g/（kg·d），连用 2 天，再以 1g/（kg·d）至病情改善。

（2）肝肾综合征：积极预防或消除肝肾综合征的诱发因素，如感染、上消化道出血、电解质紊乱、过度利尿、使用肾毒性药物等，治疗措施包括输注白蛋白以扩充有效血容量，应用血管活性药物（特利加压素），外科治疗包括经颈静脉肝内门体分流术（TIPS）及肝移植。

（3）其他并发症：肝肺综合征目前无有效的内科治疗，可考虑肝移植。食管胃底静脉曲张破裂出血的治疗主要采用止血法，其他并发症应对症治疗。

4. 肝移植　肝移植是各种原因引起的晚期肝硬化的最佳治疗方法。

六、护理评估

1. 病史　与消化系统症状有密切关系。

（1）患病及治疗经过：询问本病的有关病因，例如：有无肝炎、输血史、心力衰竭、胆管疾病、血吸虫病及家族遗传性疾病史；有无长期接触化学毒物、使用损肝药物、嗜酒，其用量和持续时间；有无慢性肠道感染、消化不良、消瘦、黄疸、出血史；有关的检查、用药和其他治疗情况。

（2）目前病情与一般状况：饮食及消化情况，例如食欲、进食量及食物种类、饮食习惯及爱好。有无食欲减退甚至畏食，有无恶心、呕吐、腹胀、腹痛，呕吐物和粪便的性质及颜色。日常休息及活动量、活动耐力。

（3）心理－精神－社会状况：肝硬化为慢性经过，随着病情发展加重，患者逐渐丧失工作能力，长期治病影响家庭生活、经济负担沉重，均可使患者及其照顾者出现各种心理问题和应对行为的不足。评估时应注意患者的心理状态，有无个性、行为的改变，有无焦虑、抑郁、易怒、悲观等情绪。并发肝性脑病时，患者可出现嗜睡、兴奋、昼夜颠倒等神经精神症状，应注意鉴别。评估患者及家属对疾病的认识程度及态度、家庭经济情况。

2. 身体评估　主要围绕全身状况及腹部体征进行。

（1）意识状态：注意观察患者的精神状态，对人物、时间、地点的定向力。表情淡漠、性格改变或行为异常多为肝性脑病的前驱表现。

（2）营养状况：是否消瘦、皮下脂肪消失、肌肉萎缩。有无水肿，有腹腔积液或水肿时，不能以体重判断患者的营养状况。

（3）皮肤和黏膜：有无肝病面容、皮肤干枯、脱发，有无黄染、出血点、蜘蛛痣、肝掌、腹壁静脉显露或怒张。

（4）呼吸情况：观察呼吸的频率和节律，有无呼吸浅速、呼吸困难和发绀，有无因呼吸困难、心悸而不能平卧，有无胸腔积液形成。

（5）腹部体征：检查有无腹腔积液征，如腹部膨隆、腹壁紧张度增加、脐疝、腹式呼吸减弱、移动性浊音；有无腹膜刺激征。检查肝脾大小、质地、表面情况及有无压痛。

（6）尿量及颜色：有无尿量减少，尿色有无异常。

3. 实验室及其他检查　以生化和腹腔积液检查为主。

（1）血常规检查：有无红细胞减少或全血细胞减少。

（2）血生化检查：肝功能有无异常，如有无血清胆红素增高，ALT、AST异常，血浆清蛋白降低、球蛋白增高及清蛋白/球蛋白比例异常；有无电解质和酸碱平衡紊乱，血氨是否增高，有无氮质血症。

（3）腹腔积液检查：腹腔积液的性质是漏出液抑或渗出液，有无找到病原菌或恶性肿瘤细胞。

（4）其他检查：胃镜检查、钡餐造影检查有无食管胃底静脉曲张；B超、CT、MRI检查有无门静脉高压征象、腹腔积液；肝活组织检查的诊断结果等。

七、常用护理诊断/问题

1. 营养失调：低于机体需要量　与肝功能减退、门静脉高压引起食欲减退、消化和吸收障碍有关。
2. 体液过多　与肝功能减退、门静脉高压引起钠水潴留有关。

八、目标

（1）患者能描述营养不良的原因，遵循饮食计划，保证各种营养物质的摄入。

（2）能叙述腹腔积液和水肿的主要原因，腹腔积液和水肿有所减轻，身体舒适感增加。

九、护理措施及依据

1. 营养失调　对于营养状况低于机体需要量主要采取以下措施加以改正。

（1）饮食护理：既保证饮食营养又遵守必要的饮食限制是改善肝功能、延缓病情进展的基本措施。应向患者及家属说明导致营养状况下降的有关因素、饮食治疗的意义及原则，与患者共同制定符合治疗需要而又为其接受的饮食计划。饮食治疗原则：高热量、高蛋白质、高维生素、易消化饮食，严禁饮酒，适当摄入脂肪，动物脂肪不宜过多摄入，并根据病情变化及时调整。

1）蛋白质：是肝细胞修复和维持血浆清蛋白正常水平的重要物质基础，应保证其摄入量。蛋白质来源以豆制品、鸡蛋、牛奶、鱼、鸡肉、瘦猪肉为主。血氨升高时应限制或禁食蛋白质，待病情好转后再逐渐增加摄入量，并应选择植物蛋白，例如豆制品，因其含蛋氨酸、芳香氨基酸和产氨氨基酸较少。

2）维生素：新鲜蔬菜和水果含有丰富的维生素，例如西红柿、柑橘等富含维生素 C，日常食用以保证维生素的摄取。

3）限制钠和水的摄入：有腹腔积液者应限制钠的摄入（食盐 1.5～2.0g/d），进水量限制在每天1 000ml 左右。应向患者介绍各种食物的成分，例如：高钠食物有咸肉、酱菜、酱油、罐头食品、含钠味精等，应尽量少食用；含钠较少的食物有粮谷类、瓜茄类、水果等。评估患者有无不恰当的饮食习惯而加重水钠潴留，切实控制钠和水的摄入量。限钠饮食常使患者感到食物淡而无味，可适量添加柠檬汁、食醋等，改善食品的调味，以增进食欲。

4）避免损伤曲张静脉：食管胃底静脉曲张者应食菜泥、肉末、软食，进餐时细嚼慢咽，咽下的食团宜小且外表光滑，切勿混入糠皮、硬屑、鱼刺、甲壳等坚硬、粗糙的食物，以防损伤曲张的静脉导致出血。

（2）营养支持：必要时遵医嘱给予静脉补充营养，如高渗葡萄糖液、复方氨基酸、白蛋白或新鲜血。

（3）营养状况监测：经常评估患者的饮食和营养状况，包括每天的食品和进食量，体重和实验室检查有关指标的变化。

2. 体液过多　积极纠正腹腔积液量。

（1）体位：平卧位有利于增加肝、肾血流量，改善肝细胞的营养，提高肾小球滤过率，故应多卧床休息。可抬高下肢，以减轻水肿。阴囊水肿者可用托带托起阴囊，以利水肿消退。大量腹腔积液者卧床时可取半卧位，以使膈下降，有利于呼吸运动，减轻呼吸困难和心悸。

（2）避免腹内压骤增：大量腹腔积液时，应避免使腹内压突然剧增的因素，例如剧烈咳嗽、打喷嚏、用力排便等。

（3）限制钠和水的摄入：措施见本节饮食护理。

（4）用药护理：使用利尿剂时应特别注意维持水电解质和酸碱平衡。利尿速度不宜过快，每天体重减轻一般不超过 0.5kg，有下肢水肿者每天体重减轻不超过 1kg。

（5）腹腔穿刺放腹腔积液的护理：术前说明注意事项，测量体重、腹围、生命体征，排空膀胱以免误伤；术中及术后监测生命体征，观察有无不适反应；术毕用无菌敷料覆盖穿刺部位，如有溢液可用明胶海绵处置；术毕缚紧腹带，以免腹内压骤然下降；记录抽出腹腔积液的量、性质和颜色，腹腔积液培养接种应在床旁进行，每个培养瓶至少接种 10ml 腹腔积液，标本及时送检。

（6）病情观察：观察腹腔积液和下肢水肿的消长，准确记录出入量，测量腹围、体重，并教会患者正确的测量和记录方法。进食量不足、呕吐、腹泻者，或遵医嘱应用利尿剂、放腹腔积液后更应密切观察。监测血清电解质和酸碱度的变化，以及时发现并纠正水电解质、酸碱平衡紊乱，防止肝性脑病、肝肾综合征的发生。

十、评价

（1）患者能自己选择符合饮食治疗计划的食物，保证每天所需热量、蛋白质、维生素等营养成分的摄入。

（2）能陈述减轻水钠潴留的有关措施，正确测量和记录出入量、腹围和体重，腹腔积液和皮下水肿及其引起的身体不适有所减轻。

十一、其他护理诊断/问题

1. 潜在并发症　上消化道出血、肝性脑病。
2. 有皮肤完整性受损的危险　与营养不良、水肿、皮肤干燥、瘙痒、长期卧床有关。
3. 有感染的危险　与机体抵抗力低下、门腔静脉侧支循环开放等因素有关。

十二、健康指导

1. 疾病知识指导　肝硬化为慢性过程，护士应帮助患者和家属掌握本病的有关知识和自我护理方法，并发症的预防及早期发现，分析和消除不利于个人和家庭应对的各种因素，把治疗计划落实到日常生活中。①心理调适：患者应十分注意情绪的调节和稳定，在安排好治疗、身体调理的同时，勿过多考虑病情，遇事豁达开朗，树立治病信心，保持愉快心情。②饮食调理：切实遵循饮食治疗原则和计划，详见本节"饮食护理"；禁酒。③预防感染：注意保暖和个人卫生。

2. 活动与休息指导　肝硬化代偿期患者无明显的精神、体力减退，可参加轻工作，避免过度疲劳；失代偿期患者以卧床休息为主，但过多的躺卧易引起消化不良、情绪不佳，故应视病情适量活动，活动量以不加重疲劳感和其他症状为度。患者的精神、体力状况随病情进展而减退，疲倦乏力、精神不振逐渐加重，严重时衰弱而卧床不起。指导患者睡眠应充足，生活起居有规律。

3. 皮肤护理指导　患者因皮肤干燥、水肿、黄疸时出现皮肤瘙痒以及长期卧床等因素，易发生皮肤破损和继发感染。沐浴时应注意避免水温过高，或使用有刺激性的皂类和沐浴液，沐浴后可使用性质柔和的润肤品；皮肤瘙痒者给予止痒处理，嘱患者勿用手抓搔，以免皮肤破损。

4. 用药指导与病情监测　按医师处方用药，加用药物需征得医师同意，以免服药不当而加重肝脏负担和肝功能损害。护士应向患者详细介绍所用药物的名称、剂量、给药时间和方法，教会其观察药物疗效和不良反应。例如服用利尿剂者，应记录尿量，如出现软弱无力、心悸等症状时，提示低钠、低钾血症，应及时就医。定期门诊随访。

5. 照顾者指导　指导家属理解和关心患者，给予精神支持和生活照顾。细心观察、及早识别病情变化，例如当患者出现性格、行为改变等可能为肝性脑病的前驱症状时，或消化道出血等其他并发症时，应及时就诊。

十三、预后

本病预后因病因、病理类型、营养状况、肝功能代偿程度、有无并发症而有所不同，患者配合治疗和护理亦很重要。总的来说，病毒性肝炎肝硬化预后较差；持续黄疸、难治性腹腔积液、低清蛋白血症、凝血酶原时间持续或显著延长，以及出现并发症者，预后均较差；高龄患者预后较差。Child – Pugh 分级（Child – Pugh classifcation），见表 3 – 4，与预后密切相关，总分越高（C 级），预后越差。死因常为肝性脑病、上消化道出血、严重感染与肝肾综合征等。

表 3 – 4　肝硬化患者 Child – Pugh 分级标准

临床或生化指标	1 分	2 分	3 分
肝性脑病（期）	无	1 ~ 2	3 ~ 4
腹腔积液	无	轻度	中重度
总胆红素（μmol/L）	<34	34 ~ 51	>51
（原发性胆汁性肝硬化或硬化性胆管炎）	<68	68 ~ 170	>170
清蛋白（g/L）	>35	28 ~ 35	<28
凝血酶原时间延长（秒）	<4	4 ~ 6	>6

注：Child – Pugh 分级 A 级 <7 分，B 级 7 ~ 9 分，C 级 >9 分。

（杨言慧）

第八节　肝性脑病

肝性脑病（hepatic encephalopathy，HE）过去称肝性昏迷（hepatic coma），指严重肝病引起的、以代谢紊乱为基础的中枢神经系统功能失调的综合征，其主要临床表现是意识障碍、行为失常和昏迷。若脑病的发生是由于门静脉高压、广泛肝门静脉与腔静脉侧支循环形成所致，称为门体分流性脑病（porto – system encephalopathy，PSE）。对于有严重肝病尚无明显的肝性脑病临床表现，而用精细的智力试验或电生理检测可发现异常者，称之为轻微肝性脑病（minmal hepatic encephalopathy），是肝性脑病发病过程中的一个阶段。

一、病因与发病机制

（一）病因

各型肝硬化，特别是肝炎后肝硬化是引起肝性脑病最常见的原因，重症肝炎、暴发性肝功能衰竭、原发性肝癌、严重胆管感染及妊娠期急性脂肪肝等肝病亦可导致肝性脑病。

（二）诱因

肝性脑病特别是门体分流性脑病常有明显的诱因，常见的有上消化道出血、高蛋白饮食、大量排钾利尿和放腹腔积液、催眠镇静药和麻醉药、便秘、感染、尿毒症、低血糖、外科手术等。

（三）发病机制

肝性脑病的发病机制迄今尚未完全明确。一般认为本病产生的病理生理基础是在肝功能衰竭和存在门体静脉分流时，来自肠道的、正常情况下能被肝有效代谢的毒性产物，未被肝解毒和清除便进入体循环，透过血-脑屏障而至脑部，导致大脑功能紊乱。

1. 神经毒素　氨是促发肝性脑病最主要的神经毒素，氨代谢紊乱引起氨中毒是肝性脑病，特别是门体分流性脑病的重要发病机制。

（1）氨的形成和代谢：血氨主要来自肠道、肾和骨骼肌生成的氨，但是胃肠道是氨生成的主要部位。正常人胃肠道每天产氨约4g，并主要以非离子型氨（NH_3）在结肠部位弥散进入肠黏膜。游离的 NH_3 有毒性，能透过血-脑屏障；NH_4^+ 则相对无毒，不能透过血-脑屏障，两者受pH梯度改变的影响而相互转化。当结肠内 pH>6 时，NH_3 大量弥散入血；pH<6 时，则以 NH_4^+ 形式从血液转至肠腔，随粪便排除。机体清除氨的主要途径为：①合成尿素，绝大部分来自肠道的氨在肝中经鸟氨酸代谢环转变为尿素经肾脏排除；②在肝、脑、肾等组织消耗氨合成谷氨酸和谷氨酰胺；③血氨过高时，可从肺部呼出少量。

（2）肝性脑病时血氨增高的原因：血氨增高主要是由于氨的生成过多和（或）代谢清除减少所致。血氨生成过多可以是外源性的，如摄入过多含氮食物（高蛋白饮食）或药物，在肠道转化为氨；也可以是内源性的，如上消化道出血后，停留肠内的血液分解为氨。肾前性与肾性氮质血症时，血中的大量尿素弥散至肠腔转变为氨，再进入血液。在肝衰竭时，对氨的代谢能力明显减退，门体分流存在时，肠道的氨未经肝解毒而直接进入体循环，使血氨升高。

（3）氨对中枢神经系统的毒性作用：高含量的血氨能通过血-脑屏障进入脑组织，产生对中枢神经系统的毒性。主要影响为：①干扰脑细胞三羧酸循环，使大脑的能量供应不足；②增加了脑对中性氨基酸如酪氨酸、苯丙氨酸、色氨酸的摄取，这些物质对脑功能具抑制作用；③脑内氨浓度升高，星形胶质细胞合成谷氨酰胺增加。谷氨酰胺是一种很强的细胞内渗透剂，其增加可导致星形胶质细胞与神经元细胞肿胀，这是肝性脑病脑水肿发生的重要原因；④氨还可直接干扰神经的电活动。

2. 神经递质的变化　对于阐明该病发病机制至关重要，截至目前主要有以下几个方面。

（1）γ-氨基丁酸/苯二氮草（GABA/BZ）神经递质：GABA是哺乳动物大脑的主要抑制性神经递质，在门体分流和肝衰竭时，在氨的作用下，脑星形胶质细胞BZ受体表达上调。大脑神经元表面GABA受体与BZ受体及巴比妥受体紧密相连，组成GABA/BZ复合体，共同调节氯离子通道，复合体中任何一个受体被激活均可促使氯离子内流而使神经传导被抑制。

（2）假性神经递质：神经冲动的传导是通过递质来完成的。神经递质分兴奋和抑制两类，正常时两类神经递质保持生理平衡。肝衰竭时，食物中的芳香族氨基酸如酪氨酸、苯丙氨酸等，在肝内清除发生障碍而进入脑组织形成β-羟酪胺和苯乙醇胺，后两者的化学结构与正常神经递质去甲肾上腺素相似，但不能传递神经冲动或作用很弱，故称为假性神经递质。当假性神经递质被脑细胞摄取而取代正常递质时，神经传导发生障碍，兴奋冲动不能正常地传至大脑皮质而产生异常抑制，出现意识障碍或昏迷。

（3）色氨酸：正常情况下色氨酸与清蛋白结合不易进入血-脑屏障，肝病时清蛋白合成降低，加之血浆中其他物质对清蛋白的竞争性结合,造成游离的色氨酸增多。游离的色氨酸可通过血-脑屏障,在大脑中代谢生成 5-羟色胺 (5-HT) 及 5-羟吲哚乙酸 (5-HLTT),两者都是抑制性神经递质,参与肝性脑病的发生,与早期睡眠方式及日夜节律改变有关。

二、临床表现

肝性脑病的临床表现因原有肝病的性质、肝细胞损害严重程度及诱因不同而很不一致。急性肝衰竭所致的肝性脑病可无明显诱因,患者在起病数日内即进入昏迷直至死亡。慢性肝性脑病多是门体分流性脑病,常见于肝硬化患者和门腔分流手术后的患者,以慢性反复发作性木僵与昏迷为突出表现,常有诱因,如大量进食蛋白食物、上消化道出血、感染等。肝硬化终末期肝性脑病,起病缓慢,反复发作,逐渐转入昏迷至死亡。一般根据意识障碍程度、神经系统体征和脑电图改变,可将肝性脑病的临床过程分为四期。

1. 一期(前驱期) 焦虑、欣快激动、淡漠、睡眠倒错、健忘等轻度精神异常,可有扑翼样震颤,即嘱患者两臂平伸,肘关节固定,手掌向背侧伸展,手指分开时,可见到手向外侧偏斜,掌指关节、腕关节甚至肘与肩关节急促而不规则地扑击样抖动。此期临床表现不明显,脑电图多数正常,易被忽视。

2. 二期(昏迷前期) 嗜睡、行为异常(如衣冠不整或随地大小便)、言语不清、书写障碍及定向力障碍。有腱反射亢进、肌张力增高、踝阵挛及 Babinski 征阳性等神经体征。此期扑翼样震颤存在,脑电图有特异性异常。

3. 三期(昏睡期) 昏睡,但可以唤醒,醒时尚可应答,但常有神志不清和幻觉。各种神经体征持续存在或加重,肌张力增高,四肢被动运动常有抵抗力,锥体束征阳性。扑翼样震颤仍可引出,脑电图明显异常。

4. 四期(昏迷期) 昏迷,不能唤醒。浅昏迷时,对疼痛等强刺激尚有反应,腱反射和肌张力亢进;深昏迷时,各种腱反射消失,肌张力降低。由于患者不能合作,扑翼样震颤无法引出,脑电图明显异常。

轻微肝性脑病患者的反应常降低,不宜驾车及高空工作。肝功能损害严重的肝性脑病患者有明显黄疸、出血倾向和肝臭,且易并发各种感染、肝肾综合征和脑水肿等。

三、实验室及其他检查

1. 血氨 正常人空腹静脉血氨为 6~35μmol/L,动脉血氨含量为静脉血的 0.5~2 倍。慢性肝性脑病特别是门体分流性脑病患者多有血氨增高,急性肝性脑病患者的血氨可以正常。

2. 脑电图检查 正常脑电图呈 α 波,每秒 8~13 次。肝性脑病患者的脑电图表现为节律变慢,二至三期患者出现普遍性每秒 4~7 次 δ 波或三相波;昏迷时表现为高波幅的 6 波,每秒少于 4 次。

3. 心理智能测验 心理智能测验主要用于肝性脑病的早期诊断和轻微肝性脑病的筛选。一般将木块图试验、数字连接试验及数字符号试验联合应用,用于诊断轻微肝性脑病。缺点是易受年龄、教育程度的影响。

4. 影像学检查 行 CT 或 MRI 检查,急性肝性脑病患者可发现脑水肿、慢性肝性脑病患者则可发现不同程度的脑萎缩。

四、诊断要点

肝性脑病的主要诊断依据为:①严重肝病和(或)广泛门-体静脉侧支循环;②出现精神紊乱、昏睡或昏迷,可引出扑翼样震颤;③肝性脑病的诱因;④反映肝功能的血生化指标明显异常及(或)血氨增高;⑤脑电图异常。

五、治疗要点

目前尚无特效疗法,应采取综合治疗措施。治疗要点包括:去除肝性脑病发作的诱因,保护肝功能免受进一步损伤,治疗氨中毒及调节神经递质。

1. 及早识别及去除肝性脑病发作的诱因 及时控制感染和上消化道出血并清除积血,避免快速和大量的排钾利尿和放腹腔积液。注意纠正水、电解质和酸碱平衡失调。缓解便秘，并控制使用麻醉、止痛、安眠、镇静等药物。

2. 减少肠内氨源性毒物的生成与吸收　①灌肠或导泻：可用生理盐水或弱酸性溶液（如稀醋酸液）灌肠，或口服或鼻饲25%硫酸镁30~60ml导泻。对急性门体分流性脑病昏迷者用乳果糖500ml加水500ml灌肠作为首选治疗。②抑制肠道细菌生长：使用抑制肠道产尿素酶的细菌的口服抗生素，减少氨的生成。常用的有新霉素、甲硝唑、利福昔明等。新霉素剂量为2~8g/d，分4次口服，甲硝唑每天口服0.8g，利福昔明每天口服1.2g。③乳果糖或乳梨醇：乳果糖口服后在小肠不会被分解，可以降低肠道pH，抑制肠道细菌生长，使肠道细菌产氨减少，并可以减少氨的吸收，促进血液中的氨从肠道排出。其剂量为每天30~60g，分3次口服。乳梨醇的疗效与乳果糖相似，其剂量为每天30~40g，分3次口服。④益生菌制剂：起到维护肠道正常菌群、抑制有害菌群、减少毒素吸收的作用。

3. 促进体内氨的代谢　临床上常用的有谷氨酸钠、谷氨酸钾、门冬氨酸钾镁及盐酸精氨酸，但均为经验用药，疗效仍有争议。目前有效的最常用的降氨药物为L-鸟氨酸-L-门冬氨酸，其能促进体内的尿素循环（鸟氨酸循环）而降低血氨，每天静脉输注20g可降低血氨，改善症状。

4. 调节神经递质　①GABA/BZ复合受体拮抗剂：氟马西尼是BZ受体拮抗剂，通过抑制GABA/BZ受体发挥作用，对三期、四期患者具有催醒作用。剂量为0.5~1mg静注或1mg/h持续静滴。②减少或拮抗假性神经递质：支链氨基酸制剂是一种以亮氨酸、异亮氨酸、缬氨酸等为主的复合氨基酸，可以竞争性抑制芳香族氨基酸进入大脑，减少假性神经递质的形成，但疗效尚有争议，对于不能耐受蛋白质的营养不良者，有助于改善其氮平衡。

5. 人工肝　临床上有多种人工肝支持治疗方式，如血浆置换、血液透析、血液灌流、分子吸附再循环系统（molecular absorbent recycling system，MARS）以及生物人工肝等。MARS可以清除肝性脑病患者血液中部分有毒物质，对肝性脑病有暂时的、一定程度的疗效，尤其适用于急性肝功能衰竭者，也可为肝移植赢得时间。生物人工肝的研究近年有一定进展，可望在体外代替肝的部分生物功能。

6. 肝移植　肝移植是治疗各种终末期肝病的一种有效手段，适用于严重和顽固性的肝性脑病有肝移植指征者。

7. 并发症治疗　重度肝性脑病患者常并发脑水肿和多器官功能衰竭，应积极防治各种并发症。注意纠正电解质失衡、维护有效循环血容量、保证能量供应及避免缺氧；保持呼吸道通畅，深昏迷者，应做气管切开排痰给氧；可用冰帽降低颅内温度，保护脑细胞功能；静脉滴注高渗葡萄糖、甘露醇等脱水剂，防治脑水肿。

六、常用护理诊断/问题、措施及依据

1. 意识障碍　与血氨增高，干扰脑细胞能量代谢和神经传导有关。

（1）病情观察：密切注意肝性脑病的早期征象，如患者有无冷漠或欣快，理解力和近期记忆力减退，行为异常（哭泣、叫喊、当众便溺），以及扑翼样震颤。观察患者思维及认知的改变，可通过刺激或定期唤醒等方法评估患者意识障碍的程度。监测并记录患者血压、脉搏、呼吸、体温及瞳孔变化。定期复查血氨、肝、肾功能、电解质，若有异常应及时协助医生进行处理。

（2）去除和避免诱发因素：应协助医生迅速去除本次发病的诱发因素，并注意避免其他诱发因素。①清除胃肠道内积血，减少氨的吸收：上消化道出血为最常见的诱因，可用生理盐水或弱酸性溶液灌肠，忌用肥皂水。②避免快速利尿和大量放腹腔积液，以防止有效循环血量减少、大量蛋白质丢失及低钾血症，从而加重病情。可在放腹腔积液的同时补充血浆白蛋白。③避免应用催眠镇静药、麻醉药等：当患者狂躁不安或有抽搐时，禁用吗啡、水合氯醛、哌替啶及速效巴比妥类，必要时遵医嘱减量使用地西泮、东莨菪碱，并减少给药次数。④防止及控制感染，失代偿期肝硬化患者容易并发感染，特别是有大量腹腔积液或曲张静脉出血者。发生感染时，应遵医嘱及时、准确地应用抗生素，以有效控制感染。⑤保持排便通畅，防止便秘：便秘使含氨、胺类和其他有毒物质的粪便与结肠黏膜接触时间延长，促进毒物的吸收。

（3）生活护理：尽量安排专人护理，患者以卧床休息为主，以利于肝细胞再生，减轻肝脏负担。对曾经发生过肝性脑病而目前意识尚清楚的患者，应加强巡视，及早发现异常情况。对烦躁患者应注意保护，可加床栏，必要时使用约束带，防止发生坠床及撞伤等意外。

（4）心理护理：患者因病情重、病程长、久治不愈、医疗费较高等原因，常出现烦躁、焦虑、悲观等情绪，甚至不配合治疗。因此要针对患者的不同心理问题，给予耐心的解释和劝导，尊重患者的人格，解除其顾虑及不安情绪，取得信任及合作，鼓励其增强战胜疾病的信心。并向家属讲解病情发展经过，共同参与患者的护理，提高治愈率。

（5）用药护理：①长期服用新霉素的患者中少数可出现听力或肾损害，故服用新霉素不宜超过1个月，用药期间应监测听力和肾功能。②乳果糖因在肠内产气较多，可引起腹胀、腹绞痛、恶心、呕吐及电解质紊乱等，应用时应从小剂量开始。③应用谷氨酸钾和谷氨酸钠时，谷氨酸钾、钠比例应根据血清钾、钠浓度和病情而定。患者尿少时少用钾剂，明显腹腔积液和水肿时慎用钠剂。谷氨酸盐为碱性，使用前可先注射 3~5g 维生素 C，碱血症者不宜使用。④大量输注葡萄糖的过程中，必须警惕低钾血症、心力衰竭。

（6）昏迷患者的护理：①患者取仰卧位，头略偏向一侧以防舌后坠阻塞呼吸道。②保持呼吸道通畅，深昏迷患者应做气管切开以排痰，保证氧气的供给。③做好基础护理，保持床褥干燥、平整，定时协助患者翻身，按摩受压部位，防止压疮。对眼睑闭合不全、角膜外露的患者可用生理盐水纱布覆盖眼部。④尿潴留患者给予留置导尿，并详细记录尿量、颜色、气味。⑤给患者做肢体的被动运动，防止静脉血栓形成及肌肉萎缩。

2. 营养失调：低于机体需要量　与肝功能减退、消化吸收障碍、限制蛋白摄入有关。

（1）给予高热量饮食：保证每天热量供应 5~6.7mJ（1 200~1 600kcal）。因维持正氮平衡热量不够时，蛋白分解代谢增强，氨基酸生成及产氨过多，从而增加肝性脑病发生的危险性。每天入液总量以不超过 2 500ml 为宜，肝硬化腹腔积液患者一般以尿量加 1 000ml 为标准控制入液量。脂肪可延缓胃的排空，应尽量少用。

（2）蛋白质的摄入：肝性脑病对营养的要求，重点不在于限制蛋白质的摄入，而在于保持正氮平衡。大多数肝硬化患者存在营养不良，长时间限制蛋白饮食会加重营养不良的程度。

（3）其他：不宜用维生素 B_6，因其可使多巴在外周神经处转为多巴胺，影响多巴进入脑组织，减少中枢神经系统的正常传导递质。

七、其他护理诊断/问题

1. 活动无耐力　与肝功能减退、营养摄入不足有关。
2. 有感染的危险　与长期卧床、营养失调、抵抗力低下有关。

八、健康指导

1. 疾病知识指导　向患者和家属介绍肝脏疾病和肝性脑病的有关知识，指导其认识肝性脑病的各种诱发因素，要求患者自觉避免诱发因素，如戒烟酒，避免各种感染，保持排便通畅等。

2. 用药指导　指导患者严格按医嘱规定的剂量、用法服药，了解药物的主要不良反应，避免有损肝脏的药物。定期随访。

3. 照顾者指导　指导家属给予患者精神支持和生活照顾，帮助患者树立战胜疾病的信心。

九、预后

肝性脑病的预后主要取决于肝功能衰竭的程度。肝功能较好、分流术后由于进食高蛋白而引起的门体分流性脑病者诱因，因明确且易消除预后较好。有腹腔积液、黄疸、出血倾向的患者多数肝功能差，预后亦差。暴发性肝功能衰竭所致的肝性脑病预后最差。

（魏玲玲）

第四章

泌尿系统疾病护理

第一节 泌尿系统常见症状护理

一、尿路刺激征

尿频、尿急、尿痛合称为尿路刺激征。三者常合并存在，亦可单独存在。正常人白天排尿 3~5 次，夜间 0~1 次，每次尿量 200~400mL。若排尿次数增多，而每次尿量不多，且每日尿量正常，称为尿频。若一有尿意即要排尿，并常伴有尿失禁则称为尿急。若排尿时膀胱区和尿道有疼痛或灼热感称为尿痛。

（一）评估

1. 病因评估　如下所述。

（1）泌尿及生殖系统病变：如尿路感染、结石、肿瘤、前列腺增生等疾病。

（2）神经功能障碍：如神经性膀胱。

（3）精神心理因素：心理因素或情绪障碍时，可引起大脑皮质对排尿条件反射的调节发生紊乱，从而影响排尿功能，出现排尿异常。

2. 症状评估　如下所述。

（1）排尿次数增多是在白天还是在夜间；发病时间；尿频时是否伴有血尿或排尿困难。

（2）肾区有无压痛、叩击痛，输尿管行程有无压痛点，尿道口有无红肿。

（3）患者精神、心理状态、家庭及社会支持等。因尿路刺激征反复发作带来的不适，加之部分患者可能出现肾损害，因此，部分患者可出现紧张、焦虑等心理反应。

（二）护理措施

1. 鼓励患者多饮水，勤排尿　无水肿等禁忌证时，每天饮水 2 000~3 000mL，勿憋尿，以达到冲洗尿路，减少细菌在尿路停留时间。

2. 皮肤黏膜的清洁　教会患者正确清洁外阴部的方法，每天用流动水从前向后冲洗外阴，保持外阴清洁，穿全棉内裤。

3. 正确采集尿标本　尿液培养标本应在药物治疗前采集，留取中段尿，采集清晨第 1 次尿液以保证尿液在膀胱内停留 6~8h。

4. 疼痛护理　指导患者进行膀胱区热敷或按摩，以缓解疼痛。

5. 用药护理　遵医嘱使用抗生素，注意观察药物的治疗反应、有无不良反应，嘱患者按时、按量、按疗程用药，不可随意停药以达彻底治愈目的。

6. 心理护理　嘱患者于急性发作期间注意休息，心情尽量放松，因过分紧张会加重尿频。指导患者从事一些感兴趣的活动如听轻音乐、欣赏小说、看电视、上网和室友聊天等，以分散其注意力，减轻患者焦虑，缓解尿路刺激症状。另外，各项护理、治疗及时实施，尽可能集中进行，减少对患者的干扰。

7. 健康教育　如下所述。

（1）多饮水、勤排尿是最实用和有效的方法。

（2）注意会阴部清洁。

（3）尽量避免使用尿路器械，确有必要，必须严格无菌操作。

（4）与性生活有关的反复发作的尿路感染，于性交后即排尿，并按常用量服用 1 次抗生素预防感染。

（5）膀胱输尿管反流患者，要养成"2 次排尿"的习惯，即每次排尿后几分钟，再排尿 1 次。

（6）按时服药，彻底治疗，不应随意停药。个别症状严重者，可予阿托品、普鲁苯辛等抗胆碱能药物对症治疗。

二、血尿

指新鲜清洁尿离心后尿沉渣镜检每高倍视野的红细胞超过 3 个。或尿红细胞计数超过 1 万个/mL，或 1h 尿红细胞计数超过 10 万个，或 12h 尿红细胞计数超过 50 万，称为镜下血尿。外观呈洗肉水样、血样、酱油色或有凝块时，称为肉眼血尿。1 000mL 尿中含 1mL 血液，即呈现肉眼血尿。

（一）评估

1. 病因评估　如下所述。

（1）泌尿系统本身疾病：如各型肾炎、肾基底膜病、肾盂肾炎、肾结石、畸形、结核、肿瘤及血管病变等。

（2）全身性疾病：包括血液病（如白血病）、感染性疾病（如败血症、流行性出血热）、心血管疾病（如充血性心力衰竭）、结缔组织病（如系统性红斑狼疮）。

（3）泌尿系统邻近器官疾患：如盆腔炎、阑尾炎波及泌尿系统血管发生充血及炎症而出现镜下血尿。

（4）物理或化学因素：如食物过敏、放射线照射、药物（如磺胺类、吲哚美辛、汞剂、环磷酰胺等）、毒物、运动后等。

2. 症状评估　如下所述。

（1）多形性血尿、均一性血尿：无痛性的多形性血尿为肾小球源性，均一性血尿为非肾小球源性如结石、肿瘤、感染、外伤等，无痛性均一性血尿多见于肿瘤。肾小球源性血尿红细胞分布曲线呈非对称曲线，而非肾小球源性血尿呈对称曲线，混合性血尿同时具备以上两种曲线特征，呈双峰。

（2）伴随症状：伴尿路刺激征为尿路感染所致，伴肾绞痛多为泌尿系结石所致，伴较大量蛋白尿和（或）管型尿（特别是红细胞管型），多提示肾小球来源。

（3）血尿色泽：因含血量、尿 pH 值及出血部位而不同。来自膀胱的血尿或尿呈碱性时，色较鲜艳。来自肾、输尿管的血尿或尿呈酸性时，色泽较暗。来自膀胱的血尿如出血较多时，可伴有大小不等的不规则状血块，肾、输尿管排出的血块呈长条状。

（二）护理措施

1. 休息　血尿严重时应卧床休息，尽量减少剧烈的活动。

2. 心理护理　血尿时患者可极度恐惧，应向患者解释、安慰。说明 1 000mL 尿中有 1~3mL 血就为肉眼血尿，失血是不严重的。必要时可服用苯巴比妥、西地泮等镇静安眠药。

3. 密切观察病情　每日测量脉搏、血压等生命体征。观察尿色变化，观察出血性质并记录尿量。肉眼血尿严重时，应按每次排尿的先后依次留取标本，以便比色，并判断出血的发展。

4. 健康教育　如下所述。

（1）帮助患者及家属掌握有关疾病的知识，如病因、诱因、预防、治疗等，以取得合作、协助治疗，避免诱因，减少再度出血的危险。

（2）发病期严禁性生活，以防止发生和加重感染。

（3）合理安排生活起居：养成规律的生活习惯，避免长期精神紧张、过度劳累，应劳逸结合，保持乐观情绪，保证身心休息。在平时工作、生活中，养成多饮水、勿憋尿的习惯。

（4）饮食指导：以清淡蔬菜为主，如青菜、卷心菜、萝卜、冬瓜、番茄等。戒烟酒，少食刺激性食物，忌服辛辣、水产品（虾、蟹）、生葱、香菜、狗肉、马肉等。长期血尿者可致贫血，应多吃含铁丰富的食物，如牛肉、肝、蛋黄、海带等。多饮水，每天饮水量应不少于 2 000mL，大量饮水可减少尿中盐类结晶，加快药物和结石排泄。肾炎明显水肿者应少饮水。

（5）积极治疗相关疾病如痔疮、糖尿病及感冒等疾病，以免诱发本病。积极治疗泌尿系统炎症、结石等疾病。病情严重者，应尽早去医院检查确诊，进行彻底治疗。

（6）慎用可致血尿的药物，尤其是已患有肾脏病者。

三、蛋白尿

每日尿蛋白量持续超过 150mg 或尿蛋白定性试验持续阳性称为蛋白尿。若每天持续超过 $3.5g/1.75m^2$（体表面积）或每千克体重 50mg，称为大量蛋白尿。

（一）评估

1. 病因评估　如下所述。

（1）肾小球性蛋白尿：肾小球滤过屏障破坏导致肾小球滤出蛋白过多而肾小管又不能完全重吸收所致。特点为蛋白多，分子量大，见于肾小球疾病。

（2）肾小管性蛋白尿：肾小球滤过正常，肾小管重吸收功能下降所致。特点为蛋白较多，分子量小。

（3）溢出性蛋白尿：小管、小球功能正常，血液中出现异常蛋白经肾小球滤过、肾小管不能完全重吸收。见于异常免疫球蛋白血症、血红蛋白尿、肌红蛋白尿、溶菌酶血症等。

（4）混合性蛋白尿：常见于大、中、小分子量的蛋白质。较重的肾小球疾病或肾小管疾病。

（5）组织性蛋白尿：组织、细胞分解代谢和破坏所致。

（6）生理性蛋白尿：发热、剧烈运动等所致蛋白尿。

2. 症状评估　如下所述。

（1）尿液评估：排尿频率，每次量，尿中泡沫是否增多，以及尿液性状、气味、比重等。

（2）伴随症状：若高热，则提示病毒感染性疾病存在，如腮腺炎、水痘、腺病毒感染等；伴有尿频、尿急、尿痛、排尿困难为尿路感染；伴明显水肿、低蛋白血症、血尿则为肾脏疾病。

（3）心理状态：引起蛋白尿的疾病，多为慢性病，病程长，不易根治，预后较差，患者及家属对治疗信心不足，易产生焦虑、悲观及绝望等不良心理。

3. 辅助检查结果评估　尿常规、尿本周蛋白测定、24h 尿蛋白定量、血常规、血生化、肾功能、电解质、血免疫球蛋白、血清白蛋白、血清白蛋白与球蛋白比值。

（二）护理措施

1. 保持病室空气新鲜　每天通风换气 2～3 次，每次 30min，保持安静，减少探视人员。

2. 口腔护理　除早晚口腔清洁外，应每次进食后漱口，以清除口腔内食物残渣，保持清洁，预防继发感染。

3. 注意观察　尿液量、性状、颜色、排尿频率。尿中泡沫增多且不易消散，提示蛋白尿加重。

4. 皮肤护理　保持皮肤清洁。合并水肿的患者宜穿着宽大柔软的衣服，防止擦碰；床单位应干燥无皱褶；定时翻身，必要时对受压部位皮肤进行按摩、热敷，促进血液循环，预防压疮发生。

5. 饮食护理　根据患者肾功能及血清白蛋白结果，给予低盐低蛋白膳食，注意适量补充维生素和优质蛋白（如动物蛋白和豆类），维持营养平衡。

6. 心理护理　认真倾听患者诉说，给予心理支持，缓解焦虑状态。及时了解患者心理变化，鼓励患者说出自己的感受，使其不良情绪排泄，并给予情感支持，必要时教授一些缓解焦虑的方法；讲解疾病治疗最新进展，恢复患者对治疗疾病的信心和对医护人员的信任感，积极配合治疗。

7. 健康教育　如下所述。

（1）教会患者预防感染的方法，如居住环境清洁与消毒，如何保持空气新鲜等。

（2）养成良好的个人卫生习惯，如口腔、外阴清洁。

（3）饮食指导：指导患者及家属制定合理及个体化的饮食计划，保持营养供给。

（4）注意休息与活动，适度锻炼，可提高机体抗病能力，但活动量过大，能量消耗多，不利于疾病恢复。

四、肾性水肿

水肿是指人体组织间隙内有过量液体积聚使组织肿胀。由肾脏疾病造成的水肿称为肾性水肿。

（一）评估

1. 病因评估　水肿的诱因、原因，水肿的治疗经过尤其是患者用药情况。

（1）肾炎性水肿：由肾小球滤过率下降，而肾小管重吸收功能正常，从而导致"管-球失衡"，引起水、钠潴留，毛细血管静水压增高而出现水肿。常见于各型肾小球肾炎、急及慢性肾功能衰竭。

（2）肾病性水肿：由于大量蛋白尿造成血浆蛋白过低，血浆胶体渗透压降低，导致液体从血管内进入组织间隙而产生水肿。此外，部分患者因有效血容量减少，激活了肾素-血管紧张素-醛固酮系统，抗利尿激素分泌增多，从而进一步加重水肿。

（3）肾疾病时贫血、高血压、酸碱平衡和电解质平衡失调可导致心功能不全，加重水肿发展和持续存在。

2. 症状评估　水肿特点、程度、时间、部位、伴随症状等。

（1）水肿特点：肾炎性水肿常为全身性，以眼睑、头皮等组织疏松处为著；肾病性水肿一般较严重，多从下肢开始，由于增加的细胞外液量主要潴留在组织间隙，血容量常减少，故可无高血压及循环瘀血的表现。

（2）水肿程度

1）轻度水肿：水肿局限于足踝、小腿。

2）中度水肿：水肿涉及全下肢。

3）重度水肿：水肿涉及下肢、腹壁及外阴。

4）极重度水肿：全身水肿，即有胸、腹腔积液或心包积液。

（3）伴随症状：患者精神状况、心理状态、生命体征、尿量、体重、腹围的变化。有无头晕、乏力、呼吸困难、心跳加快、腹胀，心肺检查有无啰音、胸腔积液征、心包摩擦音，腹部有无膨隆、叩诊有无移动性浊音。

（4）实验室及其他检查：尿常规检查，尿蛋白定性和定量；血电解质有无异常，肾功能指标如 Ccr、血 BUN、血肌酐、浓缩与稀释试验结果有无异常。此外，患者有无做过静脉肾盂造影、B 超、尿路平片等检查，其结果如何。

（二）护理措施

（1）休息：严重水肿需卧床休息，平卧可增加肾血流量，减少水钠潴留。轻度水肿应根据病情适当活动。

（2）饮食护理：与患者共同制定饮食计划，一般应进含钠盐少，优质蛋白饮食。具体入量根据病情、病程、临床水肿程度、化验报告血 Na^+、K^+ 结果制定和调整。每日摄入水量＝前一天尿量＋500mL，保持出入量平衡。

（3）病情观察：准确记录 24h 出入量，定时测量体重，必要时测量腹围，观察并记录患者生命体征，尤其是血压的变化。注意有无剧烈头痛、恶心、呕吐、视物模糊，甚至神志不清、抽搐等高血压脑病的表现。发现异常及时报告医生处理。

（4）遵医嘱给予利尿药，注意尿量及血钾变化。

（5）皮肤护理：水肿较严重患者应避免穿紧身衣服，卧床休息时宜抬高下肢，增加静脉回流，以减轻水肿。嘱患者经常变换体位，对年老体弱者可协助翻身，用软垫支撑受压部位，并适当予以按摩。对阴囊水肿者，可用吊带托起。协助患者进行全身皮肤清洁，嘱患者注意保护好皮肤，如清洗时勿过分用力，避免损伤皮肤、碰撞、跌伤等。严重水肿者应避免肌内注射，可采用静脉途径保证药物正确及时输入。注意无菌操作，防止感染。

（6）疾病知识指导：向患者介绍肾脏病引起水肿的原因、疾病相关知识、饮食及日常生活起居的注意事项。

五、肾区疼痛

是指脊肋角处（肾区）单侧或双侧持续性或间歇性隐痛、钝痛、剧痛或绞痛。

（一）评估

1. 病因评估　肾区痛多见于肾脏或附近组织炎症或肿瘤、积液等引起肾体积增大，牵拉包膜而致；肾绞痛是一种特殊的肾区痛，主要是由输尿管内结石、血块等移行所致。

2. 症状评估　钝痛或隐痛为肾包膜牵拉所致，见于间质性肾炎、肾盂肾炎、肾积水等；肾区剧痛见于肾动脉栓塞、深静脉血栓形成、肾周脓肿或肾周围炎等。肾结石等可发生绞痛，并向下腹部、会阴部发射。肾区胀痛多见于肾盂积水。肾区坠痛多见于肾下垂。

（二）护理措施

（1）准确评估疼痛的部位、程度、性质及伴随症状，并做好记录。

（2）肾绞痛时注意观察血压、脉搏、面色及皮肤湿冷情况，必要时用止痛剂。

（3）疾病急性期应卧床休息。

（4）肾盂肾炎者应多饮水冲洗尿道，按时给予抗生素控制炎症后疼痛会自然消失。

六、肾性高血压

高血压是指体循环动脉压的升高，即收缩压≥140mmHg和（或）舒张压≥90mmHg。可分为原发性高血压和继发性高血压。由肾脏病所致高血压称为肾性高血压。肾性高血压是继发性高血压的常见原因之一。

（一）评估

1. 病因评估　如下所述。

（1）按解剖因素评估

1）肾血管性高血压：主要由肾动脉狭窄或堵塞引起，高血压程度较重，易进展为急进性高血压。

2）肾实质性高血压：主要由急性或慢性肾小球肾炎、慢性肾盂肾炎、慢性肾衰竭等肾实质性疾病引起。

（2）按发生机制评估

1）容量依赖型：因水钠潴留引起，用排钠利尿剂或限制水盐摄入可明显降低血压。

2）肾素依赖型：由肾素－血管紧张素－醛固酮系统被激活引起，过度利尿常使血压更加升高，而应用血管紧张素转换酶抑制剂、钙通道阻滞剂可使血压下降。

2. 症状评估　如下所述。

（1）伴随症状：血压升高常有头晕、头痛、疲劳、心悸、失眠、记忆力下降、贫血、水肿等症状，是否呈持续性，在紧张或劳累后是否加重，可否自行缓解。是否出现视力模糊，鼻出血等较重症状。

（2）体格检查的结果：血压、脉搏、呼吸、神志情况，体重及其指数。

3. 相关因素评估　如下所述。

（1）患者的生活及饮食习惯：如摄入钠盐过多、大量饮酒、喝咖啡、摄入过多的脂肪酸；肥胖、剧烈运动、便秘、吸烟等。

（2）透析情况：透析不充分或透析间期体重增长过多致体内容量负荷过多。

（3）职业：是否从事高压力职业，经常有精神紧张等感觉。

（4）心理状况：情绪经常不稳定，个性脆弱，工作生活受到影响时情绪焦虑。

（二）护理措施

1. 减少压力，保持心理平衡　针对患者性格特征及有关社会心理因素进行心理疏导。对易激动的患者，要调节紧张的情绪，避免过度兴奋，教会其训练自我控制能力，消除紧张压抑的心理。

2. 促进身心休息，提高机体活动能力　如下所述。

（1）注意休息：生活需规律，保证足够的睡眠，防止便秘。

（2）注意劳逸结合：但必须避免重体力活动，可安排适量的运动，1 级高血压则不限制一般的体力活动，血压较高，症状过多或有并发症时需要卧床休息，嘱患者起床不宜太快，动作不可过猛。

（3）饮食要控制总热量：避免胆固醇含量高的食物，适当控制钠的摄入，戒烟，尽量少饮酒。

（4）沐浴时水温不宜过高。

3. 充分透析，控制透析间期体重　透析患者正确评估干体重，经充分透析达到干体重后，血压易于控制；2 次透析间期体重增长 < 原体重的 3%。

4. 病情观察　如下所述。

（1）观察血压：每日测量血压 1 ~ 2 次，测量前静息半小时，每次测量须在固定条件下进行。

（2）观察症状：如发现血压急剧增高，并伴有头痛、头晕、恶心、呕吐、气促、面色潮红、视力模糊和肺水肿、急性脑血管病等表现，应立即通知医生并同时备好降压药物及采取相应的护理措施。

（3）观察肾功能：定时检测血肌酐、尿素氮、内生肌酐清除率。肾功能障碍可影响降压药代谢，需及时调整患者用药，以防药物蓄积中毒导致血压骤降，危及生命。

5. 潜在并发症及高血压急症的护理　如下所述。

（1）潜在并发症的护理：指导患者摄取治疗饮食，避免情绪紧张，按医嘱服药；户外活动要有人陪伴；协助沐浴，水温不宜过热或过冷，时间不宜过长；注意对并发症征象的观察，有无夜间呼吸困难、咳嗽、咳泡沫痰，心悸，突然胸骨后疼痛等心脏受损的表现；头痛的性质，精神状况，眼花，失明，暂时性失语，肢体麻木，偏瘫等急性血管症的表现；尿量变化，昼夜尿量比例，有无水肿以及肾功能检查异常。

（2）高血压急症的护理：①绝对卧床休息，半卧床，少搬动患者，改变体位时要缓慢；②避免一切不良刺激和不必要的活动，并安定情绪；③吸氧，根据病情调节吸氧流量，保持呼吸道通畅，分泌物较多且患者自净能力降低时，应用吸引器吸出；④立即建立静脉通路，应用硝普钠静脉滴注时要避光，注意滴速，严密观察血压变化，如有血管过度扩张现象，应立即停止滴注；使用甘露醇时应快速静滴；静脉使用降压药过程中每 5 ~ 10min 测血压 1 次；⑤提供保护性护理，如患者意识不清时应加床栏等；⑥避免屏气，用力呼气或用力排便；⑦观察血压、脉搏、神志、瞳孔、尿量等变化，发现异常及时报告医师处理。

6. 用药护理　如下所述。

（1）掌握常用降压药物种类、剂量、给药途径、不良反应及适应证。

（2）指导患者按医嘱服用，不可自行增减或突然撤换药物。

（3）观察药物疗效，降压不宜过快过低，尤其对老年人。

7. 活动指导　嘱患者改变体位时动作宜缓慢，如出现头昏、眩晕、眼花、恶心时，应立即平卧，抬高下肢以增加回心血量。

8. 健康指导　如下所述。

（1）指导坚持非药物治疗：合理安排饮食，超重者应调节饮食、控制体重、参加适度体育运动。

（2）坚持服药：学会观察药物不良反应及护理。

（3）避免各种诱因，懂得自我控制情绪和妥善安排工作和生活。

（4）教会患者家属测量血压的方法，出现病情变化时立即就医。

（5）透析患者控制水盐摄入，避免透析间期体重增加大于原体重的4%～5%。

（魏玲玲）

第二节　急性肾小球肾炎

急性肾小球肾炎简称急性肾炎，是以急性肾炎综合征为主要临床表现的一组疾病，起病急，以血尿、蛋白尿、水肿和高血压为主要表现，可伴有一过性氮质血症。本病常有前驱感染，多见于链球菌感染后，其他细菌、病毒和寄生虫感染后也可引起。好发于儿童，男性多见。前驱感染后常有1～3周（平均10d左右）的潜伏期，相当于致病抗原初次免疫后诱导机体产生免疫复合物所需时间。呼吸道感染的潜伏期较皮肤感染者短。本病大多预后良好，常在数月内临床自愈。

一、护理评估

1. 健康史　起病前有无上呼吸道感染如急性扁桃体炎、咽炎或皮肤感染如脓疱疮等。

2. 身体状况　如下所述。

（1）血尿：常为患者起病的首发症状和就诊原因，几乎所有患者均有血尿，40%～70%患者有肉眼血尿，尿液呈浑浊红棕色，或洗肉水样，一般数天内消失，也可持续数周转为镜下血尿。

（2）水肿：多表现为晨起眼睑水肿，面部肿胀感，呈现所谓"肾炎面容"，一般不重。少数患者水肿较重进展较快，数日内遍及全身，呈可凹陷性。严重水、钠潴留会引起急性左心衰。

（3）高血压：多为轻、中度高血压，收缩压、舒张压均增高，经利尿后血压可逐渐恢复正常。少数出现严重高血压，甚至高血压脑病。患者表现为头痛、头晕、失眠，甚至昏迷、抽搐等。血压增高往往与水肿、血尿同时发生，也有在其后发生，一般持续3～4周，多在水肿消退2周降为正常。

（4）肾功能及尿量改变：起病初期可有尿量减少，尿量一般在500～800ml，少尿时可有一过性氮质血症，大多数在起病1～2周后，尿量渐增，肾功能恢复，只有极少数可表现为急性肾功能衰竭，出现少尿。

（5）其他表现：原发感染灶的表现及全身症状，可有头痛、食欲减退、恶心、呕吐、疲乏无力、精神不振、心悸气促，甚至发生抽搐。部分患者有发热，体温一般在38℃左右。

3. 实验室及其他检查　镜下血尿、蛋白尿、发病初期血清补体C3及总补体下降。肾小球滤过率下降，血尿素氮和肌酐升高，B超示双肾形状饱满，体积增大，肾活检组织病理类型为毛细血管增生性肾炎。

二、治疗原则

以休息及对症处理为主，少数急性肾功能衰竭患者应予透析治疗。一般于发病2周内可用抗生素控制原发感染灶。

三、护理措施

1. 饮食护理　如下所述。

（1）限制钠盐摄入：有水肿、高血压或心力衰竭时严格限制钠盐摄入（<3g/d），特别严重者禁盐，以减轻水肿和心脏负担。当病情好转，血压下降，水肿消退，尿蛋白减轻后，由低盐饮食逐渐过渡到普通饮食，防止长期低钠饮食及应用利尿剂引起水、电解质紊乱或其他并发症。

（2）控制水和钾的摄入：严格记录24h出入量。量出为入，每天摄入水量＝前一天出量＋500ml，摄入水量包括米饭、水果等食物含水量、饮水、输液等所含水的总量。注意见尿补钾。

（3）蛋白质：肾功能正常时，给予正常量的蛋白质 [1g/（kg·d）]，出现氮质血症时，限制蛋白质摄入，优质动物蛋白占50%以上，如牛奶、鸡蛋、鱼等，以防止增加血中含氮代谢产物的潴留。此外，注意饮食热量充足、易于消化和吸收。

2. 休息和活动 一般起病1~2周不论病情轻重均应卧床休息，能够改善肾血流量和减少并发症发生。水肿消退，肉眼血尿消失，血压接近正常后，即可下床在室内活动或到户外散步。血沉正常时可恢复轻体力活动或上学，但应避免剧烈体力活动。一年后方可正常活动。鼓励患者及家属参与休息计划的制订。

3. 病情观察 如下所述。

（1）定期测量患者体重，观察体重变化和水肿部位、分布、程度和消长情况，注意有无胸腔、腹腔、心包积液的表现；观察皮肤有无红肿、破损、化脓等情况发生。

（2）监测生命体征，尤其血压变化，注意有无剧烈头痛、恶心、呕吐、视力模糊，甚至神志不清、抽搐等高血压脑病的表现，发现问题及时报告医师处理。

（3）皮肤护理

1）水肿较严重的患者应穿着宽松、柔软的棉质衣裤、鞋袜。协助患者做好全身皮肤黏膜清洁，指导患者注意保护好水肿皮肤，如清洗时注意水温适当、勿过分用力；平时避免擦伤、撞伤、跌伤、烫伤。

2）注射时严格无菌操作，采用5~6号针头，保证药物准确及时的输入，注射拔完针后，用无菌干棉球按压穿刺部位直至无液体从针口渗漏。严重水肿者尽量避免肌内和皮下注射。

（4）用药护理：遵医嘱给予利尿剂、降压药、抗生素。观察药物的疗效及可能出现的不良反应。如低钾、低氯等电解质紊乱。呋塞米等强效利尿剂有耳鸣、眩晕、听力丧失等暂时性耳毒性，也可发生永久性耳聋。密切观察血压、尿量变化，静脉给药者给药速度宜慢。

（5）心理护理：血尿可让患者感到恐惧，限制患者活动可使其产生焦虑、烦躁、抑郁等心理，鼓励其说出自己的感受和心理压力，使其充分理解急性期卧床休息及恢复期限制运动的重要性。患者卧床期间，护士尽量多关心、巡视，及时询问患者的需要并给予解决。

四、健康教育

（1）预防疾病教育：教育患者及家属了解各种感染可能导致急性肾炎，因此，锻炼身体，增强体质，避免或减少上呼吸道及皮肤感染是预防的主要措施，并可降低演变为慢性肾炎的发生率。嘱咐患者及家属一旦发生细菌感染及时使用抗生素，尽量治愈某些慢性病，如慢性扁桃体炎，必要时可手术治疗。

（2）急性肾炎的恢复期可能需1~2年，当临床症状消失后，蛋白尿、血尿等可能依然存在，因此应加强定期随访。

（魏玲玲）

第三节 急进性肾小球肾炎

急进性肾小球肾炎简称急进性肾炎，是指在肾炎综合征（血尿、蛋白尿、水肿、高血压）基础上短期内出现少尿、无尿，肾功能急骤减退，短期内到达尿毒症的一组临床症候群，又称急进性肾炎综合征。本病病理特征表现为新月体肾小球肾炎。分为原发性和继发性两大类。一般将有肾外表现者或明确原发病者称为继发性急进性肾炎，如继发于过敏性紫癜、系统性红斑狼疮等，偶有继发于某些原发性肾小球疾病（如系膜毛细血管性肾炎及膜性肾病）者。病因不明者则称为原发性急进性肾炎，这里着重讨论原发性急进性肾炎。

我国急进性肾炎以Ⅱ型为多见，男性居多。

一、护理评估

1. 健康史 本病起病急，常有前驱呼吸道感染。

2. 身体状况 如下所述。

（1）迅速出现水肿，可以有肉眼血尿、蛋白尿、高血压等。

（2）短期内即有肾功能的进行性下降，以少尿或无尿较迅速地（数周至半年）发展为尿毒症。

（3）常伴有中度贫血，可伴有肾病综合征，如果得不到及时治疗，晚期出现慢性肾功能衰竭。部分患者也会出现急性左心衰竭、继发感染等并发症。

3. 实验室及其他检查 如下所述。

（1）尿常规：蛋白尿，血尿，也可有管型、白细胞。

（2）血液检查：白细胞轻度增高、血红蛋白、血清白蛋白下降、血脂升高。

（3）肾功能检查：血肌酐、血 BUN 进行性升高。

（4）免疫学检查：Ⅱ型可有血循环免疫复合物阳性，血清补体 C3 降低，Ⅰ型有血清抗肾小球基底膜抗体阳性。

（5）B 超检查：双肾体积增大、饱满。

（6）肾活检组织病理检查：光学显微镜检查可见肾小囊内新月体形成是 RPGN 的特征性病理改变。

二、治疗原则

本病纤维化发展很快，故及时肾活检，早期诊断，及时以强化免疫抑制治疗，可改善患者预后。根据病情予血浆置换、肾脏替代治疗。

三、护理措施

1. 休息 一般要待病情得到初步缓解时，才开始下床活动，即使无任何临床表现，也不宜进行较重的体力活动。

2. 饮食护理 低盐优质蛋白饮食，避免进食盐腌制食品如咸菜、咸肉等，进食鸡蛋、牛奶、瘦肉、鱼等优质蛋白饮食。准确记录 24h 出入量，量出为入。每日入液量＝前一日出液量＋500ml，保持出入量平衡。

3. 病情观察 监测患者生命体征、尿量。尿量迅速减少，往往提示急性肾功能衰竭的发生。监测肾功能及血清电解质的变化，尤其是观察有无出现高钾血症，发现病情变化，及时报告医师处理。

4. 观察药物及血浆置换的不良反应 大剂量糖皮质激素治疗可致上消化道出血、精神症状、骨质疏松、股骨头无菌性坏死、水钠潴留、血压升高、继发感染、血糖升高等表现。环磷酰胺可致上腹部不适、恶心、呕吐、出血性膀胱炎、骨髓抑制等。血浆置换主要有出血、并发感染，特别是经血制品传播的疾病。

5. 用药护理 大剂量激素冲击治疗、使用免疫抑制剂、血浆置换等时，患者免疫力及机体防疫能力受到很大抑制，应对患者实行保护性隔离，加强口腔、皮肤护理，防止继发感染。服用糖皮质激素和细胞毒药物时应注意：口服激素应饭后服用，以减少对胃黏膜的刺激；长期用药者应补充钙剂和维生素 D，以防骨质疏松；使用 CTX 时注意多饮水，以促进药物从尿中排泄。

6. 心理护理 由于该疾病不易治愈，多数患者可能会转变为慢性肾功能衰竭。因此，患者会产生焦虑、恐惧及悲观等心理，做好心理疏导、提高患者战胜疾病的信心。

四、健康教育

（1）预防措施：本病有前驱感染的病史，预防感染是预防发病及防止病情加重的重要措施，避免受凉、感冒。

（2）对患者及家属强调遵医嘱用药的重要性，告知激素和细胞毒药物的作用、可能出现的不良反应和用药注意事项，鼓励患者配合治疗。服用激素及免疫抑制剂时，应特别注意交代患者及家属不可擅自增量、减量甚至停药。

（3）病情经治疗缓解后应注意长期追踪，防止疾病复发及恶化。

（4）预后早期诊断、及时合理治疗，可明显改善患者预后。

（张贤高）

第四节　慢性肾小球肾炎

慢性肾小球肾炎简称慢性肾炎，是指以水肿、高血压、蛋白尿、血尿及肾功能损害为基本临床表现，起病方式不同、病情迁延、病情进展缓慢，最终将发展为慢性肾功能衰竭的一组肾小球疾病。多见于成年人，男性多于女性。仅少数患者是由急性肾炎发展而来，绝大多数患者的病因不明，起病即属慢性肾炎，与急性肾炎无关。

一、护理评估

1. 健康史　如下所述。

（1）既往史：既往有无肾炎病史，其发病时间及治疗后的情况；病前有无上呼吸道感染、皮肤感染等病史；对病情急骤的患者还应询问有无引起肾功能恶化的诱发因素；父母、兄弟、姐妹及子女的健康状况。

（2）生活习惯：询问患者生活是否规律，饮食是否合理，有无营养不良，水、钠盐摄入过多等情况，有无过度疲劳及烟酒等不良嗜好。

2. 身体状况　如下所述。

（1）水肿：由水钠潴留或低蛋白血症所致，早晨眼睑、颜面水肿明显，下午及晚上下肢明显，卧床休息后水肿减轻。重者可有胸腔或腹腔积液。

（2）蛋白尿：是慢性肾炎主要表现，患者排尿时泡沫明显增多，并且不易消失，尿蛋白越多，泡沫越多，个别患者尿中有异味。

（3）血尿：多为镜下血尿，也有肉眼血尿。

（4）高血压：由于水钠潴留使血容量增加，血中肾素、血管紧张素增加，导致阻力血管收缩而致血压升高。有时高血压症状表现较为突出。

（5）其他：患者可有贫血、电解质紊乱，病程中有应激情况（如感染）可导致慢性肾炎急性发作，类似急性肾炎表现。有些病例可自行缓解。

（6）并发症：慢性肾功能衰竭为慢性肾炎的终末期并发症，其他如继发感染、心脑血管疾病等。

3. 实验室及其他检查　如下所述。

（1）尿液检查：24h 尿蛋白多在 1～3g，不超过 3.5g。尿蛋白电泳以大中分子蛋白为主，尿红细胞形态检查为多形性。

（2）血液检查：早期血常规检查多正常或轻度贫血，晚期可有红细胞及血红蛋白明显下降，尿素氮、肌酐增高。病情较重者血脂增高，血清白蛋白下降。

（3）B 超检查：双肾可有结构紊乱，皮质回声增强及缩小等改变。

（4）肾活检组织病理学检查：以弥漫系膜增生性肾炎、局灶/节段增生性肾炎、局灶/节段性肾小球硬化、系膜毛细血管性肾炎、膜性肾病、IgA 肾病等为常见，晚期导致肾小球纤维化、硬化等，称为硬化性肾炎。

4. 心理－社会状况　评估患者有无焦虑、恐惧、绝望等心理状况；评估社会及家庭对患者的经济及精神支持情况及其对患者病情的了解和关心程度。

二、治疗原则

有效控制血压以防止肾功能减退或使已经受损的肾功能有所改善，防止高血压的心血管并发症，从而改善长期预后。

三、护理措施

1. 一般护理 如下所述。

（1）休息：高度水肿、严重高血压伴心、肾功能不全时，应绝对卧床休息。

（2）饮食：给予低磷优质低蛋白饮食，当肾功能不全者血肌酐 > 350μmol/L 时，应限制蛋白质摄入，一般为 0.5 ~ 0.6g/（kg·d），其中 60% 以上为优质蛋白（如鸡蛋、牛奶、瘦肉等），极低蛋白饮食者可辅以 α 酮酸或肾衰氨基酸治疗。以减轻肾小球高灌注、高压力、高滤过状态。由于每克蛋白质饮食中约含磷 15mg，因此，限制蛋白质入量后即达到低磷饮食（少于 600 ~ 800mg/d）。同时注意补充多种维生素及微量元素。有明显水肿和高血压时低盐饮食。饮食应根据患者的口味烹调，以增进食欲。

（3）口腔护理：肾功能受损，口腔内有氨臭味，进行口腔护理，可增进食欲，清洁口腔，抑制细菌繁殖。一般可于每日晨起饭后睡前用复方硼酸溶液漱口，以预防口腔炎和呼吸道感染。

（4）皮肤护理：晚期由于尿素刺激，皮肤瘙痒，应注意保持患者皮肤清洁，每天用温水擦洗，不用肥皂水和酒精，严防患者抓破皮肤和发生压疮。

（5）记录出入量：晚期发生肾功能不全时，可有尿少和尿闭，应密切注意尿量变化，准确记录出入水量，控制液体入量，入液量为前一日尿量另加 500ml。

2. 药物治疗的护理 如下所述。

（1）降压药：治疗目标是力争把血压控制在理想水平：尿蛋白 ≥ 1g/d 者，血压控制在 125/75mmHg 以下；尿蛋白 < 1g/d 者，血压控制可放宽到 130/80mmHg 以下。

（2）抗血小板药：注意观察全身皮肤黏膜的出血情况。

（3）并发症的预防及护理：慢性肾炎患者易并发各种感染，对上呼吸道和尿路感染的预防更为重要。应加强环境和个人卫生预防措施，保持室内空气新鲜，每日开窗通风，紫外线消毒，或消毒剂喷雾一次，保持口腔和皮肤清洁，注意保暖，预防感冒，若有咽痛、鼻塞等症状，应卧床休息，并及时治疗。

四、健康教育

1. 休息与饮食 嘱咐患者加强休息，以延缓肾功能减退。生活要有规律，保持精神愉快，避免劳累，坚持合理饮食并解释优质低蛋白、低磷、低盐、高热量饮食的重要性，指导其根据自己的病情选择合适的食物和量。

2. 避免加重肾损害的因素 向患者及其家属讲解影响病情进展及避免加重肾损害的因素，注意适度锻炼身体，尽可能避免上呼吸道及其他部位感染；避免使用肾毒性药物如庆大霉素、磺胺药及非甾体消炎药；如有高脂血症、高血糖、高钙血症和高尿酸血症者应遵医嘱及时予以适当治疗；育龄妇女注意避孕，以免因妊娠导致肾炎复发和病情恶化。病情稳定，特别希望生育者，可在医生指导下怀孕，并定期随访。

3. 用药指导 介绍各类降压药的疗效、不良反应及使用时的注意事项。如告诉患者 ACEI 抑制剂可致血钾升高，以及高血钾的表现等。

4. 自我病情监测与随访指导 慢性肾炎病程长，需定期随访疾病的进展，包括肾功能、血压、水肿等的变化。发现尿异常（少尿、尿液浑浊、血尿）改变，及时就医治疗，定期复查尿常规和肾功能。

（张贤高）

第五节　肾病综合征

肾病综合征是指各种肾脏疾病引起的具有以下共同临床表现的一组综合征：包括大量蛋白尿（24h 尿蛋白定量超过 3.5g）；低白蛋白血症（血清白蛋白 < 30g/L）；水肿；高脂血症。其中大量蛋白尿及低

白蛋白血症两项为诊断所必需。

一、护理评估

1. 健康史　患者有无发病诱因，病程长短，有无肾炎病史、感染、药物中毒或过敏史，有无系统性疾病、代谢性疾病、遗传性疾病、妊娠高血压综合征史，上呼吸道或其他部位的感染史及家族史等。

2. 身体状况　如下所述。

（1）大量蛋白尿：长期持续大量蛋白尿可导致营养不良，患者毛发稀疏、干脆及枯黄，皮肤苍白，消瘦或指甲上有白色横行的宽带条纹。

（2）低蛋白血症：长期低蛋白血症易引起感染、高凝、微量元素缺乏、内分泌紊乱和免疫功能低下等并发症。

（3）水肿：是最常见的症状，水肿部位随着重力作用而移动，久卧或清晨以眼睑、头枕部或骶部水肿为著，起床活动后则以下肢明显，呈可凹陷性，水肿程度轻重不一，严重者常伴浆膜腔积液和（或）器官水肿，表现为胸腔、腹腔、心包或阴囊积液和（或）肺水肿、脑水肿以及胃肠黏膜水肿。高度水肿时局部皮肤发亮、变薄。皮肤破损时可有组织液渗漏不止。胸膜腔积液可致胸闷、气短或呼吸困难等；胃肠黏膜水肿和腹腔积液可致食欲减退和上腹部饱胀、恶心、呕吐或腹泻等。

（4）高血压或低血压：血压一般为中度增高，常在 140～160/95～110mmHg。水肿明显者多见，部分患者随水肿消退可降至正常，部分患者存在血容量不足（由于低蛋白血症、利尿等）而产生低血压。

（5）高脂血症：血中胆固醇、三酰甘油含量升高，低及极低密度脂蛋白浓度也增高。

（6）并发症

1）继发感染：常见感染部位顺序为呼吸道、泌尿道、皮肤。感染是导致 NS 复发和疗效不佳的主要原因之一，甚至导致患者死亡，应予以高度重视。

2）血栓和栓塞：以深静脉血栓最常见；此外，肺血管血栓、栓塞，下肢静脉、冠状血管血栓和脑血管血栓也不少见。血栓、栓塞并发症是直接影响 NS 治疗效果和预后的重要因素。

3）急性肾衰竭：低蛋白血症使血浆胶体渗透压下降，水分从血管内进入组织间隙，引起有效循环血容量减少，肾血流量不足，易致肾前性氮质血症，经扩容、利尿可恢复；少数 50 岁以上的患者（尤以微小病变型肾病者居多）出现肾实质性肾衰竭。

4）蛋白质及脂质代谢紊乱：长期低蛋白血症可导致营养不良、小儿生长发育迟缓；免疫球蛋白减少造成机体免疫力低下，易致感染；诱发内分泌紊乱（如低 T_3 综合征等）；高脂血症增加血液黏稠度，促进血栓、栓塞并发症发生，还将增加心血管系统并发症，并可促进肾小球硬化和肾小管，间质病变的发生，促进肾病变的慢性进展。

3. 实验室及其他检查　如下所述。

（1）尿液检查：24h 尿蛋白定量超过 3.5g。尿中可查到免疫球蛋白、补体 C3 红细胞管型等。

（2）血液检查：血清白蛋白 <30g/L，血脂增高，以胆固醇增高为主，血 IgG 可降低。

（3）肾功能检查：可正常，也可异常。

（4）B 超检查：双肾大小正常或缩小。

（5）肾活检组织病理检查：不但可以明确肾小球病变类型，而且对指导治疗具有重要意义。

4. 心理状况　本病病程长，易反复发作，因而患者可能出现各种不良情绪如焦虑、悲观、失望等，应了解患者及家属的心理反应，评估患者及家属的应对能力及患者的社会支持情况。

二、治疗原则

根据病情使用免疫抑制剂、利尿剂及中医药治疗，利尿、降尿蛋白、升血清白蛋白，预防并发症。

三、护理措施

1. 休息与活动　全身严重水肿，合并胸水、腹水、严重呼吸困难者应绝对卧床休息，取半坐卧位，必要时予吸氧。因卧床可增加肾血流量，使尿量增加。为防止肢体血栓形成，应保持肢体适度活动。水肿消退、一般情况好转后，可起床活动，逐步增加活动量，以利于减少并发症的发生。对高血压患者，应限制活动量。老年患者改变体位时不可过快，防止体位性低血压。

2. 饮食护理　合理饮食构成能改善患者的营养状况和减轻肾脏负担，应特别注意蛋白质的合理摄入。长期高蛋白饮食会加重肾小球高灌注、高滤过、高压力，从而加重蛋白尿、加速肾脏病变进展，应予正常量 1.0g/（kg·d）的优质蛋白（富含必需氨基酸的动物蛋白）饮食。热量要保证充足，摄入能量应不少于 126～147kJ（30～35kcal）/（kg·d）。水肿时应低盐（3g/d）饮食。为减轻高脂血症，应少进富含饱和脂肪酸（动物油脂）的饮食，多吃富含不饱和脂肪酸（如植物油、鱼油）及富含可溶性纤维（如燕麦、米糠、豆类）的饮食。注意补充各种维生素和微量元素。

3. 用药护理　如下所述。

（1）激素、免疫抑制剂和细胞毒药物：使用免疫抑制剂必须按医生所嘱时间及剂量用药，不可任意增减或停服。激素采取全日量顿服。

1）糖皮质激素：可有水、钠潴留、血压升高、动脉粥样硬化、血糖升高、神经兴奋性增高、消化道出血、骨质疏松、继发感染、伤口不愈合，以及类肾上腺皮质功能亢进症的表现如满月脸、水牛背、多毛、向心性肥胖等，应密切观察患者的情况。大剂量冲击治疗时，患者免疫力及机体防御能力受到很大抑制，应对患者实行保护性隔离，防止继发感染。

2）环孢素：注意服药期间检测血药浓度，观察有无不良反应如肝肾毒性、高血压、高尿酸血症、高钾血症、多毛及牙龈增生等。

3）环磷酰胺：容易引起出血性膀胱炎、骨髓抑制、消化道症状、肝损害、脱发等，注意是否出现血尿，这类药物对血管和局部组织刺激性较大，使用时要充分溶解，静脉注射要确定针头在静脉内才可推注，防止药液漏出血管外，引起局部组织坏死。

（2）利尿剂：观察治疗效果及有无低血钾、低钠、低氯性碱中毒等不良反应。使用大剂量呋塞米时注意有无恶心、直立性眩晕、口干、心悸等。

（3）中药：如雷公藤制剂，注意其对血液系统、胃肠道、生殖系统等的不良反应。

（4）抗凝剂：观察有无皮肤黏膜、口腔、胃肠道等出血倾向，发现问题及时减药并给予对症处理，必要时停药。抗凝治疗中有明显的出血症状，应停止抗凝、溶栓治疗，并注射特效对抗剂，如肝素用同剂量的鱼精蛋白对抗，用药期间应定期监测凝血时间。低分子肝素钠皮下注射部位宜在腹壁，肝素静脉滴注时，速度宜慢。

4. 病情观察　观察并记录患者生命体征尤其是血压的变化。准确记录 24h 出入量，监测患者体重变化及水肿消长情况。监测尿量变化，如经治疗尿量没有恢复正常，反而减少甚至无尿，提示严重的肾实质损害。定期测量血浆白蛋白、血红蛋白、D-二聚体、尿常规、肾小球滤过率、BUN、血电解质等指标的变化。

5. 积极预防和治疗感染　如下所述。

（1）指导患者预防感染：告知患者及家属预防感染的重要性，指导其加强营养，注意休息，保持个人卫生，指导或协助患者保持皮肤、口腔黏膜清洁，避免搔抓等导致损伤。尽量减少病区探访人次，限制上呼吸道感染者来访。寒冷季节外出注意保暖，少去公共场所等人多聚集的地方，防止外界环境中病原微生物入侵。定期做好病室的空气消毒，室内保持合适的温湿度，定时开窗通风换气。

（2）观察感染征象：注意有无体温升高、皮肤感染、咳嗽、咳痰、尿路刺激征等。出现感染征象后，遵医嘱采集血、尿、痰等标本及时送检。根据药敏实验结果使用有效抗生素并观察疗效。

6. 皮肤护理　因患者体内蛋白质长期丢失、浮肿及血循环障碍，致皮肤抵抗力降低弹性差容易受损，若病重者卧床休息更应加强皮肤护理。使用便器应抬高臀部，不可拖拉，以防损伤皮肤。高度水肿患者可用气垫床，床单要保持平整、干燥，督促或帮助患者经常更换体位，每日用温水擦洗皮肤，教育患者及其家属擦洗时不要用力太大，衣着宽大柔软，勤换内衣裤，每天会阴冲洗一次。注意皮肤干燥、清洁。有阴囊水肿时可用提睾带将阴囊提起，以免摩擦破溃。注射拔针后应压迫一段时间，以避免注射部位长期向外溢液，搬动患者时注意防止皮肤擦损。

四、健康教育

1. 休息活动指导　应注意休息，避免受凉、感冒，避免劳累和剧烈体育运动。适度活动，避免肢体血栓形成等并发症发生。

2. 心理指导　乐观开朗，对疾病治疗和康复充满信心。

3. 检查指导　密切监测肾功能变化，教会患者自测尿蛋白，了解其动态，此为疾病活动可靠指标。

4. 饮食指导　告诉患者优质蛋白、高热量、低脂、高膳食纤维和低盐饮食的重要性，并合理安排每天饮食。水肿时注意限制水盐，避免进食腌制食品。

5. 用药指导　避免使用肾毒性药物，遵医嘱用药，介绍各类药物的使用方法、使用时注意事项及可能的不良反应。服用激素不可擅自增减剂量或停药。在医生指导下调整用药剂量。

6. 自我病情监测与随访指导　监测水肿、尿蛋白、肾功能等的变化，注意随访，不适时门诊随诊。

（张贤高）

第五章

内分泌系统疾病护理

第一节　内分泌系统疾病常见症状的护理

一、身体外形改变

(一) 定义

包括体形的变化，毛发的质地、分布改变，面容的变化以及皮肤黏膜色素沉着等。这些异常多与脑垂体、甲状腺、甲状旁腺、肾上腺或部分代谢性疾病有关。

(二) 评估

1. 病因评估

(1) 身高异常：体格异常高大见于发生在青春期前腺垂体生长激素分泌过多的巨人症 (gigantism)，发生在青春期后的肢端肥大症 (acromegaly)；体格异常矮小见于发生在儿童时期的腺垂体生长激素缺乏的垂体性侏儒症 (dwarfism)；体格矮小和智力低下见于发生在成熟前的甲状腺功能减退的呆小病 (cretinism)。

(2) 体重异常：肥胖见于下丘脑疾病、Cushing 综合征、2 型糖尿病 (肥胖型)、性功能减退症、甲状腺功能减退症、代谢综合征等疾病；消瘦见于甲状腺功能亢进症、1 型与 2 型糖尿病 (非肥胖型)、嗜铬细胞瘤、神经性厌食等疾病。

(3) 毛发异常：全身性多毛见于先天性肾上腺皮质增生、Cushing 病等疾病；毛发脱落见于甲状腺功能减退症、睾丸功能减退、肾上腺皮质和卵巢功能减退等疾病。

(4) 面容异常：眼球突出见于甲状腺功能亢进症，满月脸见于 Cushing 病，头皮脸皮增厚、口唇增厚、耳鼻长大见于肢端肥大症等。

(5) 皮肤异常：皮肤色素沉着见于原发性肾上腺皮质功能减退症、先天性肾上腺皮质增生症、异位 ACTH 综合征等；紫纹见于 Cushing 综合征；病理性痤疮见于 Cushing 综合征、先天性肾上腺皮质增生症等。

2. 症状评估　除了身高、体重的改变以外，还包括其他身体特征的改变，如生长发育及第二性征情况，全身营养状况，面容表情情况，皮肤的色泽、弹性情况，毛发颜色、分布和多少等情况。

3. 相关因素评估　身体外形的改变是否引起心理障碍，有无其他伴随症状，治疗及用药情况等。

(三) 护理措施

1. 提供患者心理支持

(1) 加强接触和沟通，鼓励患者表达自我感受。

(2) 给予相关知识的讲解，提供资料和与其他病友交流，使其了解疾病的转归和治疗效果，使其有战胜疾病的信心。

(3) 关注患者是否有自卑、焦虑、抑郁等心理问题，提供心理医生疏导。

2．协助家庭给予支持

（1）了解家庭成员关系、知识结构，给予相关知识讲解。

（2）鼓励家属与患者多沟通、多交流，相互表达自身感受。

（3）把患者治疗情况告知家属，使其督促患者配合。

（4）家属和患者共同有信心，消除患者心理疾患，防止自杀等行为发生。

3．促进患者社会交流

（1）鼓励患者参加社会团体或病友俱乐部等组织。

（2）帮助患者增加与他人沟通的技巧。

（3）教育周围人勿歧视患者，多给予患者心理安慰。

4．协助患者装扮自己　指导患者选择适当饰物修饰自己，如突眼的佩戴眼镜；毛发稀疏的戴帽子；肥胖、侏儒和巨人症患者可指导其选择合适的衣服等。

二、性功能异常

（一）定义

包括生殖器官发育迟缓或发育过早、性欲减退或丧失，女性月经紊乱、溢乳、闭经或不孕，男性勃起功能障碍（ED）、乳房发育迟缓等。

（二）评估

1．病因评估

（1）下丘脑－垂体疾病：如垂体细胞瘤－催乳素瘤（prolactinoma）、成年人原发性腺垂体功能减退症等可引起女性溢乳、闭经、不育，男性阳痿、性功能减退；儿童期起病的腺垂体生长激素缺乏或性激素分泌不足可导致患者青春期器官不发育，第二性征缺如等。

（2）甲状腺疾病：如成年型甲减可引起男性阳痿、女性不育症；幼年型甲减可引起性早熟等。

（3）肾上腺疾病：如 Cushing 综合征由于肾上腺激素产生过多以及雄激素和皮质醇对垂体促性腺激素的抑制作用，女性可引起月经减少或停经，轻度多毛、痤疮，明显男性化，男性可引起性欲减退，阴茎缩小、睾丸变软；肾上腺皮质功能减退症由于肾上腺皮质激素分泌不足可引起女性阴毛、腋毛减少或脱落、稀疏，月经失调或闭经，男性可引起性功能减退。

（4）糖尿病：也可引起男性性功能减退。

2．症状评估　患者有无皮肤干燥、粗糙，毛发脱落、稀疏或增多，女性闭经溢乳，男性乳房发育；外生殖器的发育是否正常，有无畸形。

3．相关因素评估　性功能异常是否引起心理障碍，有无其他伴随症状，治疗及用药情况等。

（三）护理措施

1．评估性功能障碍的型态　提供一个隐蔽舒适的环境和恰当的时间，鼓励患者描述目前的性功能、性活动与性生活型态，使患者以开放的态度讨论问题。

2．提供专业指导

（1）护士应接受患者讨论性问题时所呈现的焦虑，对患者表示尊重、支持。询问患者使其烦恼的有关性爱或性功能方面的问题，给患者讲解所患疾病及用药治疗对性功能的影响，使患者积极配合治疗。

（2）提供可能的信息咨询服务，如专业医师、心理咨询师、性咨询门诊等。

（3）鼓励患者与配偶交流彼此的感受，并一起参加性健康教育及阅读有关性教育的材料。

（4）女性患者若有性交疼痛，可建议使用润滑剂。

三、排泄功能异常

（一）定义

排泄是机体将新陈代谢所产生的废物排出体外的生理过程，是人体的基本生理需要之一，也是维持生命的必要条件之一。人体排泄废物的途径有皮肤、呼吸道、消化道及泌尿道。内分泌疾病常见排泄功能异常为多尿，腹泻及便秘。

（二）评估

1. 病因评估

（1）多尿

1）垂体性尿崩症：因下丘脑－垂体病变使抗利尿激素分泌减少或缺乏，肾远曲小管重吸收水分下降，排出低比重尿，量可达到 5 000ml/d 以上。

2）糖尿病：尿内含糖多引起溶质性利尿，尿量增多。

3）原发性醛固酮增多症：引起血中高浓度钠，刺激渗透压感受器，摄入水分增多，排尿增多。

（2）腹泻与便秘

1）甲状腺功能亢进症可引起多汗、排便次数增多、排稀软便；便秘则可见于甲状腺功能减退的患者。

2）糖尿病可引起患者胃肠功能紊乱，可腹泻、便秘交替出现。

2. 症状评估　患者排便、排尿次数、性质、量；尿量、尿比重是否正常；尿量与饮食的关系等。

3. 相关因素评估　多尿症状之外是否有其他的伴随症状，如有无多饮多尿，有无多食消瘦，有无高血压等。胃肠功能紊乱是否与用药有关、是否还伴随其他症状等。

（三）护理措施

1. 提供心理支持　安慰患者，消除焦虑和紧张的情绪。

2. 提供适当的排泄环境　为患者提供单独隐蔽的环境及充裕的时间。

3. 选取适宜的排泄姿势　床上使用便器时，采取患者舒适的体位及姿势。

4. 皮肤护理　多尿患者注意皮肤清洁干燥，温水清洗会阴部皮肤，勤换衣裤等，腹泻患者注意每次大便后用软纸轻擦肛门、温水清洗，并在肛门周围涂油膏以保护皮肤。

5. 给予药物　便秘患者给予缓泻剂、通便剂或灌肠；腹泻患者给予止泻药、口服补钾液，注意观察用药后的作用、效果。

6. 合理安排膳食　便秘患者多摄取富含纤维素的食物，如蔬菜、水果、粗粮等，并多饮水；腹泻患者鼓励多饮水，酌情给予清淡的饮食，避免油腻、辛辣、高纤维的食物。

7. 密切观察病情　准确记录排泄物的颜色、性质、量，正确留取标本送检。

四、骨痛

（一）定义

骨痛为代谢性骨病的常见症状，严重者常发生自发性骨折，或轻微外伤即引起骨折。

（二）评估

1. 病因评估

（1）由于维生素 D 代谢障碍所导致的骨质软化性骨关节病，如阳光照射不足、消化不良、维生素 D 缺乏和磷摄入不足等引起的老年性、失用性骨质疏松。

（2）脂质代谢障碍引起的高脂血症性关节病，骨膜和关节腔组织脂蛋白转运代谢障碍性关节炎。

（3）嘌呤代谢障碍引起的痛风。

（4）糖尿病引起的糖尿病性骨病。

（5）皮质醇增多引起的皮质醇增多症性骨病。

（6）甲状腺或甲状旁腺疾病引起的骨关节病。

2. 症状评估　骨痛出现的时间、诱因、部位、性质、缓急程度、加重缓解因素以及相关伴随症状等。

（三）护理措施

1. 心理护理　患者由于疼痛影响进食和睡眠，可能导致关节畸形、骨折及其他功能脏器的损害，带给患者巨大的精神压力，可能出现情绪低落、焦虑、抑郁、悲观等情绪，应给予患者及家属讲解相关疾病知识，适时告知预后，介绍成功病例，增强患者战胜疾病的信心；给予患者理解、同情和正确指引，防止患者发生意外；鼓励家属给予患者心理支持。

2. 休息与体位　急性期给予卧床休息，避免体力劳动，如痛风患者可抬高患肢，骨质疏松患者可卧硬板床等。

3. 饮食护理　进食避免复发及加重的食物或进食富含钙质和维生素 D 的食物，饮食宜清淡、易消化，避免辛辣和刺激性食物，戒烟酒，避免咖啡因的摄入过多。

4. 用药护理　指导患者正确用药，观察药物疗效、不良反应，及时处理不良反应。

（苗　新）

第二节　甲状腺功能亢进症

甲状腺功能亢进症（hyperthyroidism，简称甲亢）是指多种病因导致甲状腺激素分泌增多而引起的临床综合征。

一、病因和发病机制

（一）甲亢的病因分类

见表 5 - 1。

表 5 - 1　甲亢病因分类

1. 甲状腺性甲亢
①Graves 病
②自主性高功能甲状腺结节或腺瘤（Plummer 病）
③多结节性甲状腺肿伴甲亢
④滤泡性甲状腺癌
⑤碘甲亢
⑥新生儿甲亢
2. 垂体性甲亢
3. 异源性 TSH 综合征
①绒毛膜上皮癌伴甲亢
②葡萄胎伴甲亢
③肺癌和胃肠道癌伴甲亢
4. 卵巢甲状腺肿伴甲亢
5. 仅有甲亢症状而甲状腺功能不增高
①甲状腺炎甲亢：亚急性甲状腺炎；慢性淋巴细胞性甲状腺炎；放射性甲状腺炎
②药源性甲亢

（二）Graves 病（简称 GD）病因

又称毒性弥漫性甲状腺肿或 Basedow 病、Parry 病。是一种伴甲状腺激素分泌增多的器官特异性自身免疫病，占甲亢的 80% ~ 85%。

1. 遗传因素　GD 的易感基因主要包括人类白细胞抗原（如 HLA－B8、DR3 等）、CTLA－4 基因和其他一些与 GD 特征性相关的基因（如 GD－1，GD－2）。

2. 环境因素（危险因素）　细菌感染（肠耶森杆菌）、精神刺激、雌激素、妊娠与分娩、某些 X 染色体基因等。

3. GD 的发生与自身免疫有关　遗传易感性、感染、精神创伤等诱因，导致免疫系统功能紊乱，Ts 功能缺陷，对 Th 细胞（T 辅助细胞）抑制作用减弱，B 淋巴细胞产生自身抗体，TSH 受体抗体（TRAb）与 TSH 受体结合而产生类似于 TSH 的生物学效应，使 GD 有时表现出自身免疫性甲状腺功能减退症的特点。

二、临床表现

（一）一般临床表现

多见于女性，男：女为 1：（4~6），20~40 岁多见。

1. 高代谢综合征　患者可表现为怕热多汗，皮肤、手掌、面、颈、腋下皮肤红润多汗。常有低热，严重时可出现高热。患者常有心动过速、心悸、胃纳明显亢进，但体重下降，疲乏无力。

2. 甲状腺肿　不少患者以甲状腺肿大为主诉，呈弥漫性、对称性肿大，质软，吞咽时上下移动。少数患者的甲状腺肿大不对称，或肿大不明显。

3. 眼征　眼征有以下几种：①睑裂增宽，上睑挛缩（少眨眼睛和凝视）。②Mobius 征：双眼看近物时，眼球辐辏不良（眼球内侧聚合困难或欠佳）。③von Graefe 征：眼向下看时，上眼睑因后缩而不能跟随眼球下落，出现白巩膜。④Joffroy 征：眼向上看时，前额皮肤不能皱起。⑤Stellwag 征：瞬目减少，炯炯发亮。

4. 神经系统　神经过敏，易于激动，烦躁多虑，失眠紧张，多言多动，有时思想不集中，但偶有神情淡漠、寡言抑郁者。

5. 心血管系统　心率快，心排血量增多，脉压加大，多数患者述说心悸、胸闷、气促，活动后加重，可出现各种期前收缩及心房纤颤等。

6. 消化系统　食欲亢进，但体重明显减轻为本病特征。腹泻，一般大便呈糊状。肝可稍大，肝功能可不正常，少数可有黄疸及维生素 B 族缺乏的症状。

7. 肌肉骨骼　甲亢性肌病、肌无力、肌萎缩、周期性瘫痪。

8. 生殖系统　女性月经减少或闭经，男性阳痿，偶有乳腺增生。

9. 造血系统　白细胞总数减少，周围血淋巴细胞比例增高，单核细胞增加，血容量增大。

（二）特殊临床表现

（1）甲亢危象：甲状腺功能亢进症在某些应激因素作用下，导致病情突然恶化，出现高热（39℃以上）、烦躁不安、大汗淋漓、恶心、呕吐、心房颤动等，严重者出现虚脱、休克、谵妄、昏迷等全身代谢功能严重紊乱，并危及患者生命安全。对甲亢患者应提高警惕，从预防着手，一旦发生危象，应立即采取综合措施进行抢救。

（2）甲亢性心脏病：心脏增大、严重心律失常、心力衰竭。

（3）淡漠型甲亢：神志淡漠、乏力、嗜睡、反应迟钝、明显消瘦。

（4）T_3 型甲亢、T_4 型甲亢。

（5）亚临床型甲亢：T_3、T_4 正常，TSH 降低。

（6）妊娠期甲亢：体重不随妊娠相应增加，四肢近端肌肉消瘦，休息时心率 >100 次/min。

（7）胫前黏液性水肿。

（8）甲状腺功能正常的 Graves 眼病。

（9）甲亢性周期性瘫痪。

（三）实验室检查

1. 血清甲状腺激素测定　①血清总甲状腺素（TT_4）：是判断甲状腺功能最基本的筛选指标。TT_4 受甲状腺结合球蛋白（TBG）结合蛋白量和结合力变化的影响，又受妊娠、雌激素、急性病毒性肝炎等的影响而升高。受雄激素、低蛋白血症、糖皮质激素等的影响而下降。②血清总三碘甲状腺原氨酸（TT_3）：亦受 TBG 影响。③血清游离甲状腺素（FT_4）、游离三碘甲状腺原氨酸（FT_3）：是诊断甲亢的首选指标，其中 FT_4 敏感性和特异性较高。

2. 促甲状腺激素测定（TSH）　是反映甲状腺功能的最敏感的指标。ICMA（免疫化学发光法）：第三代 TSH 测定法，灵敏度达到 0.001mU/L。取代 TRH 兴奋试验，是诊断亚临床型甲状腺功能亢进症和亚临床型甲状腺功能减退症的主要指标。

3. TRH 兴奋试验　正常人 TSH 水平较注射前升高 3～5 倍，高峰出现在 30min，并且持续 2～3h。静注 TRH 后 TSH 无升高则支持甲亢。

4. 甲状腺摄[131]I 率　总摄取量增加，高峰前移。

5. T_3 抑制试验　鉴别甲状腺肿伴摄碘增高由甲亢或单纯性甲状腺肿所致。

6. 其他　促甲状腺激素受体抗体（TRAb）、甲状腺刺激抗体（TSAb）测定。

三、诊断

1. 检测甲状腺功能　确定有无甲状腺毒症：有高代谢症状、甲状腺肿等临床表现者，常规进行 TSH、FT_4 和 FT_3 检查。如果血中 TSH 水平降低或者测不到，伴有 FT_4 和（或）FT_3 升高，可诊断为甲状腺毒症。当发现 FT_4，升高反而 TSH 正常或升高时，应注意有垂体 TSH 腺瘤或甲状腺激素不敏感综合征的可能。

2. 病因诊断　甲状腺毒症的诊断确立后，应结合甲状腺自身抗体、甲状腺摄[131]I 率、甲状腺超声、甲状腺核素扫描等检查具体分析其是否由甲亢引起及甲亢的原因。

3. GD 的诊断标准　如下所述。

（1）甲亢诊断成立。

（2）甲状腺呈弥漫性肿大或者无肿大。

（3）TRAb 和 TSAb 阳性。

（4）其他甲状腺自身抗体如 TPPAb、TGAb 阳性。

（5）浸润性突眼。

（6）胫前黏液性水肿。

具备前 2 项者诊断即可成立，其他 4 项进一步支持诊断确立。

四、治疗

（一）一般治疗

情绪不稳定、精神紧张者可服用一些镇静药，如地西泮、氯氮䓬等；心悸及心动过速者可用普萘洛尔、阿替洛尔等药；保证足够的休息；增加营养，包括糖类、蛋白质、脂肪和维生素等摄入量较正常人增加。

（二）甲亢的特征性治疗

1. 抗甲状腺药物　常用的抗甲状腺药物分为硫脲类和咪唑类两类。硫脲类包括甲硫氧嘧啶或丙硫氧嘧啶；咪唑类包括甲巯咪唑、卡比马唑。比较常用的是丙硫氧嘧啶和甲巯咪唑。

适应证：①病情轻、中度患者；甲状腺轻、中度肿大，较小的毒性弥漫性甲状腺肿。②年龄在 20 岁以下。③手术前或放射碘治疗前的准备。④甲状腺手术后复发且不能做放射性核素[131]I 治疗。⑤作为放射性核素[131]I 治疗的辅助治疗。

不良反应：①粒细胞减少：发生率约为 10%，治疗开始后 2～3 个月内，或 WBC $< 3 \times 10^9$/L 或中

性粒细胞 $< 1.5 \times 10^9/L$ 时应停药。②皮疹：发生率为 2% ~3%。③胆汁淤积性黄疸、血管神经性水肿、中毒性肝炎、急性关节痛等较为罕见，如发生则须立即停药。

2. 甲状腺手术治疗　如下所述。

(1) 适应证：①中、重度甲亢，长期服药无效，停药后复发或不能坚持长期服药者。②甲状腺很大，有压迫症状。③胸骨后甲状腺肿。④结节性甲状腺肿伴甲亢。⑤毒性甲状腺腺瘤。

(2) 禁忌证：①较重或发展较快的浸润性突眼。②合并较重心、肝、肾疾病，不能耐受手术者。③妊娠前 3 个月和第 6 个月以后。④轻症可用药物治疗者。

3. 放射性核素 ^{131}I 治疗　如下所述。

(1) 适应证：①毒性弥漫性中度甲状腺肿，年龄在 25 ~30 岁以上。②抗甲状腺药物治疗无效或过敏。③不愿手术或不宜手术，或手术后复发。④毒性甲状腺腺瘤。

(2) 禁忌证：①妊娠、哺乳期。②25 岁以下。③严重心、肝、肾衰竭或活动性肺结核。④WBC $< 3 \times 10^9/L$ 或中性粒 $< 1.5 \times 10^9/L$。⑤重症浸润性突眼。⑥甲亢危象。⑦甲状腺不能摄碘。

(3) 剂量：根据甲状腺组织重量和甲状腺 ^{131}I 摄取率计算。

(4) 并发症：①甲状腺功能减退症：国内报告治疗后 1 年内的发生率 4.6% ~5.4%，以后每年递增 1% ~2%。②放射性甲状腺炎：7 ~10d 发生，严重者可给予阿司匹林或糖皮质激素治疗。

4. 其他药物治疗　如下所述。

(1) 碘剂：应减少碘摄入，忌食含碘丰富的食物。复方碘化钠溶液仅用在术前、甲亢危象时。

(2) β - 受体阻滞药：作用机制是阻断甲状腺激素对心脏的兴奋作用；阻断外周组织 T_4 向 T_3 转化，主要在抗甲状腺药物初治期使用，可较快控制甲亢的临床症状。

5. 甲亢危象的治疗　如下所述。

(1) 抑制甲状腺激素合成及外周组织中，T_4 转化为 T_3：首选丙硫氧嘧啶，首次剂量 600mg 口服，以后给予 250mg，每 6h 口服 1 次，待症状缓解后，或甲巯咪唑 60mg，继而同等剂量每日 3 次口服至病情好转，逐渐减为一般治疗剂量。

(2) 抑制甲状腺激素释放：服丙硫氧嘧啶 1h 后再加用复方碘口服溶液 5 滴，每 8h 服 1 次，首次剂量为 30 ~60 滴，以后每 6 ~8h 服 5 ~10 滴，或碘化钠 1g 加入 10% 葡萄糖盐水溶液中静脉滴注 24h，以后视病情逐渐减量，一般使用 3 ~7d。每日 0.5 ~1.0g 静脉滴注，病情缓解后停用。

(3) 降低周围组织对 TH 反应：选用 β 肾上腺素能受体阻断药，无心力衰竭者可给予普萘洛尔 30 ~50mg，6 ~8h 给药 1 次，或给予利舍平肌内注射。

(4) 肾上腺皮质激素：氢化可的松 50 ~100mg 加入 5% ~10% 葡萄糖溶液静脉滴注，每 6 ~8h 滴注 1 次。

(5) 对症处理：首先应去除诱因，其次高热者予物理或药物降温；缺氧者给予吸氧；监护心、肾功能；防治感染及各种并发症。

五、常见护理问题

（一）潜在并发症——甲亢危象

(1) 保证病室环境安静。

(2) 严格按规定的时间和剂量给予抢救药物。

(3) 密切观察生命体征和意识状态并记录。

(4) 昏迷者加强皮肤、口腔护理，定时翻身、以预防压疮、肺炎的发生。

(5) 病情许可时，教育患者及家属感染、严重精神刺激、创伤等是诱发甲亢的重要因素，应加以避免；指导患者进行自我心理调节，增强应对能力；提醒家属或病友要理解患者现状，应多关心、爱护患者。

（二）营养失调（altered nutrition）——与基础代谢率增高，蛋白质分解加速有关

1. 饮食　高糖类、高蛋白、高维生素饮食，提供足够热量和营养以补充消耗，满足高代谢需要。

成人每日总热量应在 12 000 ~ 14 000kJ，约比正常人高 50%。蛋白质每日 1 ~ 2g/kg 体重，膳食中可以各种形式增加奶类、蛋类、瘦肉类等优质蛋白以纠正体内的负氮平衡。餐次以一日 6 餐或一日 3 餐中间辅以点心为宜。主食应足量。每日饮水 2 000 ~ 3 000ml，补偿因腹泻、大量出汗及呼吸加快引起的水分丢失，心脏病者除外，以防水肿和心力衰竭。忌食生冷食物，减少食物中粗纤维的摄入，调味清淡可改善排便次数增多等消化道症状。慎用卷心菜、花椰菜、甘蓝等致甲状腺肿的食物。

2. 药物护理　有效治疗可使体重增加，应指导患者按时按量规则服药，不可自行减量或停服。

3. 其他　定期监测体重、血 BUN 等。

（三）感知改变——与甲亢所致浸润性突眼有关

1. 指导患者保护眼睛　戴深色眼镜，减少光线和灰尘的刺激。睡前涂抗生素眼膏，眼睑不能闭合者覆盖纱布或眼罩，将角膜、结膜损伤、感染和溃疡的可能性降至最低限度。眼睛勿向上凝视，以免加剧眼球突出和诱发斜视。

2. 指导患者减轻眼部症状的方法　0.5% 甲基纤维素或 0.5% 氢化可的松溶液滴眼，可减轻眼睛局部刺激症状；高枕卧位和限制钠盐摄入可减轻球后水肿，改善眼部症状；每日做眼球运动以锻炼眼肌，改善眼肌功能。

3. 定期眼科角膜检查　以防角膜溃疡造成失明。

（四）个人应对无效——与甲亢所致精神神经系统兴奋性增高、性格与情绪改变有关

1. 解释情绪、行为改变的原因，提高对疾病认知水平　观察患者情绪变化，与患者及其亲属讨论行为改变的原因，使其理解敏感、急躁易怒等是甲亢临床表现的一部分，可因治疗而得到改善，以减轻患者因疾病而产生的压力，提高对疾病的认知水平。

2. 减少不良刺激，合理安排生活　保持环境安静和轻松的气氛，限制访视，避免外来刺激，满足患者基本生理及安全需要。忌饮酒、咖啡、浓茶，以减少环境和食物对患者的不良刺激。帮助患者合理安排作息时间，白天适当活动，避免精神紧张和注意力过度集中，保证夜间充足睡眠。

3. 帮助患者处理突发事件　以平和、耐心的态度对待患者，建立相互信任的关系。与患者共同探讨控制情绪和减轻压力的方法，指导和帮助患者处理突发事件。

六、健康教育

告诉患者有关甲亢的临床表现、诊断性试验、治疗、饮食原则及眼睛的防护方法。上衣宜宽松，严禁用手挤压甲状腺以免甲状腺受压后甲状腺激素分泌增多，加重病情。强调长期服用抗甲状腺药物的重要性，长期服用抗甲状腺药物者应每周查血常规 1 次。每日清晨卧床时自测脉搏，定期测量体重，脉搏减慢、体重增加是治疗有效的重要标志。每隔 1 ~ 2 个月门诊随访作甲状腺功能测定。出现高热、恶心、呕吐、大汗淋漓、腹痛、腹泻、体重锐减、突眼加重等症状提示可能发生甲亢危象应及时就诊。掌握上述自我监测和自我护理的方法，可有效地降低本病的复发率。

本病病程较长，多数经积极治疗后，预后良好，少数患者可自行缓解。心脏并发症可为永久性。放射性碘治疗、甲状腺手术治疗所致甲状腺功能减退症者需终身替代治疗。

（苗　新）

第三节　甲状腺功能减退症

甲状腺功能减退症（hypothyroidism，简称甲减），是由各种原因导致的低甲状腺激素血症或甲状腺激素抵抗而引起的全身性低代谢综合征。按起病年龄分为三型，起病于胎儿或新生儿，称为呆小病；起病于儿童者，称为幼年性甲减；起病于成年，称为成年性甲减。前两者常伴有智力障碍。

一、病因

1. 原发性甲状腺功能减退　由于甲状腺腺体本身病变引起的甲减，占全部甲减的 95% 以上，且

90% 以上原发性甲减是由自身免疫、甲状腺手术和甲亢^{131}I 治疗所致。

2. 继发性甲状腺功能减退症　由下丘脑和垂体病变引起的促甲状腺激素释放激素（TRH）或者促甲状腺激素（TSH）产生和分泌减少所致的甲减，垂体外照射、垂体大腺瘤、颅咽管瘤及产后大出血是其较常见的原因；其中由于下丘脑病变引起的甲减称为三发性甲减。

3. 甲状腺激素抵抗综合征　由于甲状腺激素在外周组织实现生物效应障碍引起的综合征。

二、临床表现

1. 一般表现　易疲劳、怕冷、体重增加、记忆力减退、反应迟钝、嗜睡、精神抑郁、便秘、月经不调、肌肉痉挛等。体检可见表情淡漠，面色苍白，皮肤干燥发凉、粗糙脱屑，颜面、眼睑和手皮肤水肿，声音嘶哑，毛发稀疏、眉毛外 1/3 脱落。由于高胡萝卜素血症，手脚皮肤呈姜黄色。

2. 肌肉与关节　肌肉乏力，暂时性肌强直、痉挛、疼痛，嚼肌、胸锁乳突肌、股四头肌和手部肌肉可有进行性肌萎缩。腱反射的弛缓期特征性延长，超过 350ms（正常为 240~320ms），跟腱反射的半弛缓时间明显延长。

3. 心血管系统　心肌黏液性水肿导致心肌收缩力损伤、心动过缓、心排血量下降。ECG 显示低电压。由于心肌间质水肿、非特异性心肌纤维肿胀。左心室扩张和心包积液导致心脏增大，有学者称之为甲减性心脏病。冠心病在本病中高发。10% 患者伴发高血压。

4. 血液系统　由于下述四种原因发生贫血：①甲状腺激素缺乏引起血红蛋白合成障碍；②肠道吸收铁障碍引起铁缺乏；③肠道吸收叶酸障碍引起叶酸缺乏；④恶性贫血是与自身免疫性甲状腺炎伴发的器官特异性自身免疫病。

5. 消化系统　厌食、腹胀、便秘，严重者出现麻痹性肠梗阻或黏液水肿性巨结肠。

6. 内分泌系统　女性常有月经过多或闭经。长期严重的病例可导致垂体增生、蝶鞍增大。部分患者血清催乳素（PRl）水平增高，发生溢乳。原发性甲减伴特发性肾上腺皮质功能减退和 1 型糖尿病者，属自身免疫性多内分泌腺体综合征的一种。

7. 黏液性水肿昏迷　本病的严重并发症，多在冬季寒冷时发病。诱因为严重的全身性疾病、甲状腺激素替代治疗中断、寒冷、手术、麻醉和使用镇静药等。临床表现为嗜睡、低体温（T < 35℃）、呼吸徐缓、心动过缓、血压下降、四肢肌肉松弛、反射减弱或消失，甚至昏迷、休克、肾功能不全危及生命。

三、实验室检查

1. 血常规　多为轻、中度正细胞正色素性贫血。

2. 生化检查　血清三酰甘油、总胆固醇、LDLC 增高，HDL－C 降低，同型半胱氨酸增高，血清 CK、LDH 增高。

3. 甲状腺功能检查　血清 TSH 增高、T_4、FT_4 降低是诊断本病的必备指标。在严重病例血清 T_3 和 FT_3 减低。亚临床甲减仅有血清 TSH 增高，但是血清 T_4 或 FT_4 正常。

4. TRH 刺激试验　主要用于原发性甲减与中枢性甲减的鉴别。静脉注射 TRH 后，血清 TSH 不增高者提示为垂体性甲减；延迟增高者为下丘脑性甲减；血清 TSH 在增高的基值上进一步增高，提示原发性甲减。

5. X 线检查　可见心脏向两侧增大，可伴心包积液和胸腔积液，部分患者有蝶鞍增大。

四、治疗要点

1. 替代治疗　左甲状腺素（L－T_4）治疗，治疗的目标是将血清 TSH 和甲状腺激素水平恢复到正常范围内，需要终身服药。治疗的剂量取决于患者的病情、年龄、体重和个体差异。补充甲状腺激素，重新建立下丘脑－垂体－甲状腺轴的平衡一般需要 4~6 周，所以治疗初期，每 4~6 周测定激素指标。然后根据检查结果调整 L－T_4 剂量，直到达到治疗的目标。治疗达标后，需要每 6~12 个月复查 1 次激素指标。

2. 对症治疗　有贫血者补充铁剂、维生素 B_{12}、叶酸等胃酸低者补充稀盐酸，并与 TH 合用疗效好。

3. 黏液水肿性昏迷的治疗

（1）补充甲状腺激素：首选 TH 静脉注射，直至患者症状改善，至患者清醒后改为口服。

（2）保温、供氧、保持呼吸道通畅，必要时行气管切开、机械通气等。

（3）氢化可的松 200～300mg/d 持续静滴，患者清醒后逐渐减量。

（4）根据需要补液，但是入水量不宜过多。

（5）控制感染，治疗原发病。

五、护理措施

（一）基础护理

1. 加强保暖　调节室温在 22～23℃，避免病床靠近门窗，以免患者受凉。适当地使体温升高，冬天外出时，戴手套，穿棉鞋，以免四肢暴露在冷空气中。

2. 活动与休息　鼓励患者进行适当的运动，如散步、慢跑等。

3. 饮食护理　饮食以高维生素、高蛋白、高热量为主。多进食水果、新鲜蔬菜和含碘丰富的食物如海带等。桥本甲状腺炎所致甲状腺功能减退者应避免摄取含碘食物，以免诱发严重黏液性水肿。不宜食生凉冰食物，注意食物与药物之间的关系，如服中药忌饮茶。

4. 心理护理　加强与患者沟通，语速适中，并观察患者反应，告诉患者本病可以用替代疗法达到较好的效果，树立患者配合治疗的信心。

5. 其他　建立正常的排便形态，养成规律、排便的习惯。

（二）专科护理

1. 观察病情　监测生命体征变化，观察精神、神志、语言状态、体重、乏力、动作、皮肤情况，注意胃肠道症状，如大便的次数、性状、量的改变，腹胀、腹痛等麻痹性肠梗阻的表现有无缓解等。

2. 用药护理　甲状腺制剂从小剂量开始，逐渐增加，注意用药的准确性。用药前后分别测脉搏、体重及水肿情况，以便观察药物疗效；用药后若有心悸、心律失常、胸痛、出汗、情绪不安等药物过量的症状时，要立即通知医师处理。

3. 对症护理　对于便秘患者，遵医嘱给予轻泻剂，指导患者每天定时排便，适当增加运动量，以促进排便。注意皮肤防护，及时清洗并用保护霜，防止皮肤干裂。适量运动，注意保护，防止外伤的发生。

4. 黏液性水肿昏迷的护理

（1）保持呼吸道通畅，吸氧，备好气管插管或气管切开设备。

（2）建立静脉通道，遵医嘱给予急救药物，如 $L-T_3$、氢化可的松静滴。

（3）监测生命体征和动脉血气分析的变化，观察神志，记录出入量。

（4）注意保暖，主要采用升高室温的方法，尽量不给予局部热敷，以防烫伤。

（三）健康教育

1. 用药指导　告诉患者终身坚持服药的重要性和必要性以及随意停药或变更药物剂量的危害；告知患者服用甲状腺激素过量的表现，提醒患者发现异常及时就诊；长期用甲状腺激素替代者每 6～12 个月到医院检测 1 次。

2. 日常生活指导　指导患者注意个人卫生，注意保暖，注意行动安全。防止便秘、感染和创伤。慎用催眠、镇静、止痛、麻醉等药物。

3. 自我观察　指导患者学会自我观察，一旦有黏液性水肿的表现，如低血压、体温低于 35℃、心动过缓，应及时就诊。

（苗　新）

第四节 亚急性甲状腺炎

一、疾病概述

亚急性甲状腺炎（subacute thyroiditis）在临床上较为常见。多见于 20～50 岁成人，但也见于青年与老年，女性多见，3～4 倍于男性。

慢性淋巴细胞性甲状腺炎（chronic lymphocytic thyroiditis）又称桥本病（Hashimoto disease）或桥本甲状腺炎。目前认为本病与自身免疫有关，也称自身免疫性甲状腺炎。本病多见于中年妇女，有发展为甲状腺功能减退的趋势。

二、护理评估

（一）健康评估

1. 亚急性甲状腺炎　本病可能与病毒感染有关，起病前常有上呼吸道感染。发病时，患者血清中对某些病毒的抗体滴定度增高，包括流感病毒、柯萨奇病毒、腺病毒、腮腺炎病毒等。

2. 慢性淋巴细胞性甲状腺炎　目前认为本病病因与自身免疫有关。这方面的证据较多。本病患者血清中抗甲状腺抗体、包括甲状腺球蛋白抗体与甲状腺微粒体抗体常明显升高。甲状腺组织中有大量淋巴细胞与浆细胞浸润。本病可与其他自身免疫性疾病同时并存，如恶性贫血、舍格伦综合征、慢性活动性肝炎、系统性红斑狼疮等。本病患者的淋巴细胞在体外与甲状腺组织抗原接触后，可产生白细胞移动抑制因子。上述情况也可在 Graves 病与特发性黏液性水肿患者中见到，提示三者有共同的发病因素。因此，Graves 病、特发性黏液性水肿与本病统称为自身免疫性甲状腺病。自身免疫性甲状腺病也可发生于同一家族中。

（二）临床症状与评估

1. 亚急性甲状腺炎

（1）局部表现：早期出现的最具有特征性的表现是甲状腺部位的疼痛，可先从一叶开始，以后扩大或转移到另一叶，或者始终局限于一叶。疼痛常向颌下、耳后或颈部等处放射，咀嚼或吞咽时疼痛加重。根据病变侵犯的范围大小，检查时可发现甲状腺弥漫性肿大，可超过正常体积的 2～3 倍；或在一侧腺体内触及大小不等的结节，表面不规则，质地较硬，呈紧韧感，但区别于甲状腺癌的坚硬感；病变部位触痛明显，周围界限尚清楚；颈部淋巴结一般无肿大。到疾病恢复期，局部疼痛已消失，急性期出现的甲状腺结节如体积较小可自行消失，如结节较大，仍可触及，结节不规则、坚韧、表面不平，周围界限清楚，无触痛。有些患者病变轻微，甲状腺不肿大或仅有轻微肿大，也可无疼痛。

（2）全身表现：早期，起病急骤，可有咽痛、畏寒、发热、寒战、全身乏力、食欲不振等。如病变较广泛，甲状腺滤泡大量受损，甲状腺素释放入血，患者可出现甲状腺功能亢进的表现，如烦躁、心慌、心悸、多汗、怕热、易怒、手颤等。有些患者病变较轻，仅有轻度甲亢症状或无甲亢症状。随着病情的发展，甲状腺滤泡内甲状腺素释放、耗竭，甲状腺滤泡细胞又尚未完全修复，患者可出现甲状腺功能减退症状，如乏力、畏寒、精神差、易疲劳等。随着甲状腺滤泡细胞的修复及功能恢复，临床表现亦逐渐恢复正常。

2. 慢性淋巴细胞性甲状腺炎

（1）局部症状：本病起病缓慢，甲状腺肿为其突出的临床表现，一般呈中度弥漫性肿大，仍保持甲状腺外形，但两侧可不对称，质韧如橡皮，表面光滑，随吞咽移动。但有时也可呈结节状，质较硬。甲状腺局部一般无疼痛，但部分患者甲状腺肿大较快，偶可出现压迫症状，如呼吸或咽下困难等。

（2）全身症状：早期病例的甲状腺功能尚能维持在正常范围内，但血清 TSH 可增高，说明该时甲状腺储备功能已下降。随着疾病的发展，临床上可出现甲状腺功能减退或黏液性水肿的表现。本病但也有部分患者甲状腺不肿大、反而缩小，而其主要表现为甲状腺功能减退。慢性淋巴细胞性甲状腺炎也可出现一过性甲状腺毒症，少数患者可有突眼，但程度一般较轻。本病可与 Graves 病同时存在。

（三）辅助检查及评估

1. 亚急性甲状腺炎　早期血清 T_3、T_4 等可有一过性增高，红细胞沉降率明显增快，甲状腺摄碘率明显降低，血清甲状腺球蛋白也可增高；以后血清 T_3、T_4 降低，TSH 增高；随着疾病的好转，甲状腺摄碘率与血清 T_3、T_4 等均可恢复正常。

2. 慢性粒巴细胞性甲状腺炎

（1）血清甲状腺微粒体（过氧化物酶）抗体、血清甲状腺球蛋白抗体：明显增加，对本病有诊断意义。

（2）血清 TSH：可升高。

（3）甲状腺摄碘率：正常或增高。

（4）甲状腺扫描：呈均匀分布，也可分布不均或表现为"冷结节"。

（5）其他实验室检查：红细胞沉降率（ESR）可加速，血清蛋白电泳丙种球蛋白可增高。

（四）心理－社会评估

甲状腺炎患者由于甲状腺激素分泌增多、神经兴奋性增高，常表现为悲观、抑郁、恐惧，担心自己的疾病转化为甲亢；且本病易反复，有较长的服药史，容易失去战胜疾病的信心。

三、护理诊断

1. 疼痛　与甲状腺炎症有关。

2. 体温过高　与炎症性疾病引起有关。

3. 营养失调：低于机体需要量　与疾病有关。

4. 知识缺乏　与患者未接受或不充分接受相关疾病健康教育有关。

5. 焦虑　与疾病所致甲状腺肿大有关。

四、护理目标

（1）患者住院期间疼痛发生时能够及时采取有效的方法缓解。

（2）患者住院期间体温维持正常。

（3）患者住院期间体重不下降并维持在正常水平。

（4）患者住院期间能够复述对其进行健康教育的大多部分内容，能够说出、理解并能够执行，配合医疗护理有效。

（5）患者住院期间主诉焦虑有所缓解，对治疗有信心。

五、护理措施

（一）生活护理

嘱患者尽量卧床休息，减少活动，评估患者疼痛的程度、性质，可为患者提供舒适的环境，使其放松，教会患者自我缓解疼痛的方法如分散注意力等，必要时可遵医嘱给予止痛药缓解疼痛，注意观察用药后有无不良反应发生。

（二）病情观察

观察患者生命体征，主要是体温变化和心率变化。体温过高时采取物理降温，并按照高热患者护理措施进行护理，并注意监测降温后体温变化，嘱患者多饮水或其喜爱的饮料。

（三）饮食护理

嘱患者进食高热量、高蛋白质、高维生素并易于消化的食物，指导患者多摄入含钙丰富的食物，防止治疗期间药物不良反应引起的骨质疏松，同时对于消瘦的患者应每天监测体重。

（四）心理护理

多与患者接触、沟通，了解患者心理状况，鼓励患者说出不良情绪，给予开导，缓解患者焦虑情绪。

（五）用药护理

（1）亚急性甲状腺炎：轻症病例用阿司匹林、吲哚美辛等非甾体抗炎药以控制症状。阿司匹林0.5～1.0g，每日2～3次，口服，疗程一般在2周左右。症状较重者，可给予泼尼松20～40mg/d，分次口服，症状可迅速缓解，体温下降，疼痛消失，甲状腺结节也很快缩小或消失。用药1～2周后可逐渐减量，疗程一般为1～2个月，但停药后可复发，再次治疗仍有效。有甲状腺毒症者可给予普萘洛尔以控制症状。如甲状腺摄碘率已恢复正常，停药后一般不再复发。少数患者可出现一过性甲状腺功能减退；如症状明显，可适当补充甲状腺制剂。有明显感染者，应做有关治疗。

（2）慢性淋巴细胞性甲状腺炎：早期患者如甲状腺肿大不显著或症状不明显者，不一定予以治疗，可随访观察。但若已有甲状腺功能减退，即使仅有血清 TSH 增高（提示甲状腺功能已有一定不足）而症状不明显者，均应予以甲状腺制剂治疗。一般采用干甲状腺片或左旋甲状腺素（L – T_4），剂量视病情反应而定。宜从小剂量开始，干甲状腺片20mg/d，或 L – T_4 25～50μg/d，以后逐渐增加。维持剂量为干甲状腺片60～180mg/d，或 L – T_4 100～150μg/d，分次口服。部分患者用药后甲状腺可明显缩小。疗程视病情而定，有时需终身服用。

（3）伴有甲状腺功能亢进的患者，应予以抗甲状腺药物治疗，但剂量宜小，否则易出现甲状腺功能减退。一般不采用放射性碘或手术治疗，否则可出现严重黏液性水肿。

（4）糖皮质激素虽可使甲状腺缩小与抗甲状腺抗体滴定度降低，但具有一定不良反应，且停药后可复发，故一般不用。但如甲状腺迅速肿大或伴有疼痛、压迫症状者，可短期应用以较快缓解症状。每日泼尼松30mg，分次口服。以后逐渐递减，可用1～2个月。病情稳定后停药。

（5）如有明显压迫症状，经甲状腺制剂等药物治疗后甲状腺不缩小，或疑有甲状腺癌者，可考虑手术治疗，术后仍应继续补充甲状腺制剂。

用药期间注意观察患者使用激素治疗后有无不良反应的发生，注意患者的安全护理。

（六）健康教育

评估患者对疾病的知识掌握程度以及学习能力，根据患者具体情况制定合理的健康教育计划并有效实施，帮助患者获得战胜疾病的信心。

（龚翠红）

第五节　原发性醛固酮增多症

一、疾病概述

原发性醛固酮增多症（primary aldosteronism，简称原醛）为继发性高血压，主要由于肾上腺皮质腺瘤或增生使醛固酮分泌过多，导致钠、水潴留，体液容量扩张而抑制肾素 – 血管紧张素系统。临床表现有三组特征：高血压，神经肌肉功能异常，血钾过低。

原发性醛固酮增多症可分为醛固酮瘤、特发性醛固酮增多症及糖皮质激素可抑制性醛固酮增多症等。

二、护理评估

（一）健康史评估

护士在评估患者时应注意评估患者有无家族史，高血压、低血钾病史，如血压增高、乏力、肌肉麻痹、夜尿增多，严重时患者会出现周期性麻痹等病史。

1. 醛固酮瘤　占原醛的 80% ~90%，少数患者可为多发腺瘤或双侧腺瘤。腺瘤成因不明，血浆醛固酮与血浆 ACTH 的昼夜节律呈平行关系。

2. 特发性醛固酮增多症　临床表现和生化改变与醛固酮瘤相似，可能与肾上腺球状带细胞对血管紧张素Ⅱ的敏感性增强，醛固酮刺激因子兴奋醛固酮分泌，血清素或组胺介导的醛固酮过度兴奋有关。

3. 糖皮质激素可抑制性醛固酮增多症　与遗传有关，有家族史者以常染色体显性遗传方式遗传。

（二）临床症状和评估

1. 高血压　为最早出现的症状。原因主要是大量醛固酮分泌引起钠潴留，使血浆容量增加，血管壁内钠离子浓度升高及增强血管对去甲肾上腺素的反应，从而引起高血压。可有不同程度的头痛、耳鸣、头晕。

2. 高尿钾、低血钾　原醛症患者因肾小管排钾过多，约 80% ~90% 的患者有自发性低血钾（2.0 ~ 3.5mmol/L），也有部分患者血钾正常，但进高钠饮食或服用含利尿剂的降压药物后诱发低血钾。由于低钾血症，临床上可出现肌无力、软瘫、周期性麻痹、心律失常、心电图出现 U 波或 ST 改变等；长期低血钾可致肾小管空泡变性，尿浓缩功能差，患者可有多尿伴口渴，尿比重偏低，且夜尿量大于日尿量，常继发泌尿系统感染，病情严重者可出现肾功能损害。

3. 其他　由于醛固酮增多，使肾小管对 Na^+ 离子的重吸收增强，而对 K^+ 及 H^+ 离子的排泄增加，还可产生细胞外液碱中毒；醛固酮增多使肾脏排 Ca^{2+}、Mg^{2+} 离子也增加，同时因碱中毒使游离钙减少，而使患者出现手足抽搐、肢端麻木等。

低血钾抑制胰岛素分泌，约半数患者可发生葡萄糖耐量低减，甚至可出现糖尿病。此外，原醛症患者虽有钠潴留，血容量增多，但由于有"钠逸脱"作用，而无水肿。

儿童期发病则影响其生长发育。

（三）辅助检查及其评估

1. 实验室检查　①血钾与尿钾：大多数患者血钾低于正常，一般在 2.0 ~3.0mmol/L，严重者更低，腺瘤者低血钾往往成持续性，增生者称波动性。尿钾增高，若血钾小于 3.5mmol/L、24 小时尿钾大于 25mmol/L，或同日血钾小于 3.0mmol/L 而 24 小时尿钾大于 20mmol/L，则有诊断意义。②血钠与尿钠：血钠一般为正常高限或轻度增高。尿钠每日排出量较摄入量为少或接近平衡。③碱血症：血 pH 可高达 7.6，提示代谢性碱中毒。④血镁：轻度降低。⑤尿常规：尿 pH 呈中性或碱性。

2. 醛固酮及其他类固醇测定

（1）醛固酮：①血浆醛固酮，明显增高；②尿醛固酮排出量高于正常。

（2）血浆 β－内啡肽测定：特发性醛固酮增多症患者血浆 β－内啡肽比腺瘤者及原发性高血压者均高。

（3）24 小时尿 17－羟皮质类固醇及 17－酮类固醇测定：一般均为正常，除非有癌肿引起的混合性皮质功能亢进可增高。

3. 肾素－血管紧张素Ⅱ测定　患者血管紧张素Ⅱ基础值可降至正常水平以下，且在注射利尿剂或直立体位后也不增高，为本病特征之一。这是由于醛固酮分泌增高、血容量扩张使肾素，血管紧张素系统活性降低所致，是与继发性醛固酮增多症的区别之处。

4. 特殊试验

（1）普食下钠、钾平衡试验：在普通饮食条件下（每日钠 160mmol、钾 60mmol）观察 1 周，可显示患者钾代谢呈负平衡，钠代谢正平衡，或近于平衡。在平衡试验期间，需记录血压，监测血钾、钠、二氧化碳结合力，尿钾、钠及血尿 pH 等，平衡期的检查结果作为对照，与以后的试验期（如低钠、高钠、螺内酯等）等进行比较。

（2）低钠试验：用以鉴别肾源性高血压伴低血钾。每日摄入钠 10 ~20mmol、钾 60mmol 共 1 周。本病患者在低钠条件下，到达肾远曲小管的钠明显减少，患者尿钾明显减少，血钾随之上升，如本试验历时 2 周以上则血钾上升和血压下降可更明显。肾脏病患者因不能有效地潴钠可出现失钠、脱水，即使在限制钠摄入的条件下，尿钠排泄仍不减少，尿钾排泄减少也不显著，血钾过低亦不易纠正。

（3）高钠试验：对病情轻、血钾降低不明显的疑似患者可做本试验。每日给钠 240mmol，钾 60mmol 一周，本症患者由于大量钠进入远曲小管进行钠、钾交换，使尿钾增多，血钾降低更明显，对血钾较低的患者不宜做此试验。

（4）螺内酯（安体舒通）试验：螺内酯可拮抗醛固酮对肾小管上皮的作用，每日320~400mg，分 3~4 次口服，连续至少 1~2 周（可达 4~5 周），对比服药前后基础血压、血钾、钠、二氧化碳结合率，尿钾、钠，血、尿 pH，尿量等。如系本病患者，血钾可上升甚至接近正常、血压可下降、血二氧化碳结合力下降、尿钾减少、尿变为酸性，肌无力及麻木症状改善。肾病所致低血钾、高血压则螺内酯往往不起作用。

（5）氨苯蝶啶试验：此药有利钠保钾作用，每日 200mg，分 2~3 次口服，1 周以上，如能使血钾上升、血压下降者提示本病。对肾动脉狭窄及急进性高血压无效。

（四）心理－社会评估

患者由于疾病可致低血钾软瘫发作，因此应注意患者存在对疾病的恐惧发作、易紧张、无助感。

三、护理诊断

1. 潜在并发症：低血钾　与醛固酮增多所致的低血钾及失钾性肾病有关。
2. 有受伤的危险　与神经肌肉功能障碍有关。
3. 活动无耐力　与低血钾症引起的肌力下降、四肢麻痹抽搐及高血压有关。
4. 知识缺乏　与缺少对本病及相关检查的知识有关。

四、护理目标

（1）保持患者心情舒畅，嘱其避免紧张、激动的情绪变化。
（2）防止患者住院期间突发高血压引起的脑血管意外的发生。
（3）对于肌无力、软瘫的患者应加强巡视，加强生活护理和防护措施，以保证患者安全。
（4）使患者对本疾病有所了解，能更好地配合各项检查及治疗。
（5）使患者了解含钾高的水果及食物，了解监测出入量、体重、血钾、血压的重要性。

五、护理措施

（一）一般护理

为患者创造良好、安静、舒适、安全的病室环境，使患者能卧床安静休息，避免劳累。

（二）病情观察

监测血压及血钾变化，做好记录。保证随电解质平衡和酸碱平衡如果患者出现肌无力、呼吸困难、心律失常或神志变化，应立即通知医生迅速抢救。

（三）饮食护理

给予患者低盐饮食，减少水、钠潴留，鼓励患者多吃含钾高的水果及食物。

（四）心理护理

如为分泌醛固酮的肾上腺皮质腺瘤，手术切除后大多数患者临床及化验恢复正常，病情缓解达到治愈；少数病程长、有严重并发症的患者，高血压、低血钾的症状也可达到部分缓解。通过护理活动与患者建立良好的护患关系，使患者保持心情舒畅，避免紧张、激动的情绪变化。

（五）用药护理

对于双侧肾上腺皮质增生的，手术往往不够理想，因此近年来已主张药物治疗，可服用硝苯地平或螺内酯，或两者合用，但长期大量服用螺内酯可出现男性乳腺增生等不良反应。如为糖皮质激素可抑制性醛固酮增多症，则口服小剂量地塞米松治疗，但需长期终生服药。护士在对患者进行用药护理时，应帮助患者做好需要长期服药的思想准备，指导患者遵医嘱合理用药，并且观察患者用药后有无药物不良反应发生。

钙离子拮抗剂的使用为醛固酮的术前准备及双侧肾上腺皮质增生患者的长期治疗提供了新手段。口服硝苯地平对降低血压，改善症状有较好疗效，但必要时需遵医嘱给予适量补钾治疗。

（六）试验护理

醛固酮瘤的分泌受体位变化和肾素－血管紧张素Ⅱ变化影响较小，而和 ACTH 昼夜变化有关，正常人隔夜卧床，上午 8 时血浆醛固酮值约为 0.11~0.33nmol/L，如保持卧位到中午 12 时，血浆醛固酮低于上午时；8~12 时取立位则血浆醛固酮高于上午，说明体位对醛固酮的分泌可产生影响。因此，护士在遵医嘱执行试验前，应向患者充分解释试验的目的、方法，指导患者如何进行配合。准时留取定时、定体位血标本。准确留取尿标本。对于进行卧立位醛固酮试验的患者，应在注射呋塞米后观察患者有无低血压，保证患者安全，如患者出现头晕、乏力、大汗等症状，及时发现，通知医生，立即停止试验，同时协助患者进食或进水。

（七）健康指导

（1）对手术患者进行术前和术后健康指导，向患者讲解手术治疗的必要性，术前应做的准备如服用药物控制血压，保证水、电解质平衡，补钾治疗，用药后的不良反应等。

（2）对长期服用药物治疗的患者，指导患者合理遵医嘱用药，定时随诊，监测肝、肾功能和电解质，对于长期服用激素治疗的患者注意讲解激素治疗的不良反应等。

（3）指导患者进行适当的功能锻炼，与患者一起制定活动计划。

（龚翠红）

第六节　糖尿病

糖尿病是由于多种原因引起的胰岛素分泌不足和（或）其作用缺陷而导致的一组以慢性血糖水平增高为特征的代谢性疾病。临床表现为代谢紊乱症候群，久病可引起多系统损害，导致眼、肾、神经、心脏、血管等组织器官的慢性进行性病变，引起功能缺陷及衰竭。重症或应激时可发生酮症酸中毒、高渗性昏迷等急性代谢紊乱。世界卫生组织将糖尿病分为 1 型糖尿病、2 型糖尿病、其他特殊类型和妊娠期糖尿病四种。

一、护理措施

（一）一般护理

1. 适当运动　循序渐进并长期坚持，运动方式以有氧运动为宜，结合患者的爱好，老年人以散步为宜，不应超过心肺及关节的耐受能力。运动时间的计算：从吃第一口饭开始计时，以餐后 0.5~1h 开始为宜。肥胖患者可适当增加活动次数。

2. 明确饮食控制的重要性　计算标准体重，控制总热量，碳水化合物占 50%~60%，蛋白质占 15%~20%，脂肪占 20%~25%。注意定时定量进餐，饮食搭配合理，热量分配一般为早、中、晚餐各占 1/5，2/5，2/5 或 1/3，1/3，1/3。在血糖稳定的情况下，尽量供给营养全面的膳食。禁食甜食。多食含纤维素高的食物，保持大便通畅。

3. 注射胰岛素的护理　如下所述。

（1）贮存：备用胰岛素需置于 2~8℃冰箱存放。使用中的胰岛素笔芯放于 30℃ 以下的室温中即可，有效期为 4 周，避免阳光直射。

（2）抽吸：抽吸胰岛素剂量必须准确，两种胰岛素合用时，先抽短效胰岛素，后抽中效或长效胰岛素，注射前充分混匀。注射预混胰岛素以前，要摇匀并避免剧烈振荡。

（3）注射部位：腹部以肚脐为中心直径6cm以外、上臂中外侧、大腿前外侧、臀大肌，其中腹部吸收最快。注意更换注射部位，两次注射之间应间隔2cm以上。

（4）消毒液：用体积分数75%酒精消毒，不宜用含碘的消毒剂。

（5）观察胰岛素不良反应：如低血糖反应、胰岛素过敏及注射部位皮下脂肪萎缩。

（6）注射胰岛素时应严格无菌操作，使用一次性注射器，防止感染。

4. 按时测体重　必要时记录出入量。如体重改变>2kg，应报告医师。

5. 生活有规律　戒烟，限制饮酒。

6. 用药护理　使用口服降糖药物的患者，应向其说明服药的时间、方法等注意事项及药物的不良反应。

（二）症状护理

（1）皮肤护理：注意个人卫生，保持全身和局部清洁，加强口腔、皮肤和会阴部清洁，勤换内衣。诊疗操作应严格无菌技术，发生皮肤感染时不可随意用药。

（2）足部护理：注意保护足部，鞋子、袜口不宜过紧，保持趾间清洁、干燥，穿浅色袜子，每天检查足部有无外伤、鸡眼、水泡、趾甲异常，有无感觉及足背动脉搏动异常。剪趾甲时注意不要修剪过短。冬天注意足部保暖，避免长时间暴露于冷空气中。

（3）眼部病变的护理：出现视物模糊，应减少活动，加强日常生活的协助和安全护理。

（4）保持口腔清洁，预防上呼吸道感染，避免与肺炎、肺结核、感冒者接触。

（5）保持会阴部清洁、干燥，防止瘙痒和湿疹发生。需导尿时应严格无菌技术。

二、健康教育

（1）糖尿病为慢性终身性疾病，目前尚不能根治。患者要在饮食控制和运动治疗的基础上进行综合治疗，以减少或延迟并发症的发生和发展，提高生活质量。

（2）食物品种多样化，主食粗细粮搭配，副食荤素食搭配。避免进食浓缩的碳水化合物。避免食用动物内脏等高胆固醇食物。少喝或不喝稀饭，可用牛奶、豆浆等代替。

（3）运动能降低血糖，并可增强胰岛素的敏感性。运动时随身携带糖果，当出现低血糖症状时及时食用。身体不适时应暂停运动。

（4）遵医嘱使用降糖药物，指导所使用胰岛素的注射方法、作用时间及注意事项。

（5）每天检查足部皮肤，以早期发现病变。避免穿拖鞋、凉鞋、赤脚走路，禁用热水袋，以免因感觉迟钝而造成烫伤。

（6）指导患者正确掌握血糖监测的方法，了解糖尿病控制良好的标准。

（7）定期复查，一般每3个月复查糖化血红蛋白，以了解疾病控制情况，及时调整用药剂量。每年进行全身检查，以便尽早防治慢性并发症。

（龚翠红）

第七节　糖尿病酮症酸中毒

一、疾病介绍

糖尿病酮症酸中毒（diabetic ketoacidosis，DKA）是糖尿病患者最常见的急性并发症，具有发病急、病情重、变化快的特点。占糖尿病住院患者的8%～29%，每千名糖尿病患者年发生DKA者占4%～8%，多由各种应激状态诱发，也可无明显诱因，延误诊断或者治疗可致死亡。

1. 定义　由于糖尿病代谢紊乱加重，脂肪分解加速，产生的以血糖及血酮体明显增高及水、电解质平衡失调和代谢性酸中毒为主要表现的临床综合征。严重者常致昏迷及死亡。

2. 诱因 DKA 诱因很多，1 型糖尿病有自发 DKA 倾向，2 型糖尿病患者在一定诱因作用下也可发生 DKA，常见诱因：感染、胰岛素剂量不足或治疗中断、饮食不当、妊娠和分娩、创伤、手术、麻醉、急性心梗、心力衰竭、精神紧张或严重刺激引起应激状态等，有时亦可无明显诱因。

3. 病理生理 糖尿病酮症酸中毒是糖尿病患者在各种诱因作用下，由于胰岛素及升糖激素分泌双重障碍，造成糖、蛋白质、脂肪以至于水、电解质、酸碱平衡失调而导致高血糖、高血酮、酮尿失水电解质紊乱、代谢性酸中毒等一个症候群。

（1）高血糖：DKA 患者的血糖多呈中等程度的升高常为 16.7～27.5mmol/L（300～500mg/dl），除非发生肾功能不全否则多不超过 27.5mmol/L（500mg/dl）。高血糖对机体的影响包括：①细胞外液高渗使得细胞脱水将导致相应器官的功能障碍；②引起渗透性利尿，同时带走水分和电解质进一步导致水盐代谢紊乱。

（2）酮症和（或）酸中毒：酮体是脂肪 β 氧化不完全的产物包括乙酰乙酸、β-羟丁酸和丙酮 3 种组分，其中 β-羟丁酸和乙酰乙酸都是强酸。DKA 患者由于脂肪分解增加，产生大量的酮体，超过正常周围组织氧化的能力而引起高酮血症和酮症酸中毒，并消耗大量的储备碱。当血 pH 值降至 7.2 时可出现典型的酸中毒呼吸（Kussmaul 呼吸），pH 值 <7.0 时可致中枢麻痹或严重的肌无力甚至死亡，另外，酸血症影响氧与血红蛋白解离，导致组织缺氧加重全身状态的恶化。DKA 时知觉程度的变化范围很大，当血浆 HCO_3^- ≤9.0mmol/L 时，不论其意识状态为半清醒或昏迷，均可视之为糖尿病酮症酸中毒昏迷（diabetic ketoacidosis and coma，DKAC），当血 HCO_3^- 降至 5.0mmol/L 以下时，预后极为严重。

（3）脱水：DKA 时渗透性利尿、呼吸深快失水和可能伴有的呕吐、腹泻引起的消化道失水等因素均可导致脱水的发生。严重的脱水可引起血容量不足、血压下降，甚至循环衰竭等严重后果。

（4）电解质紊乱：DKA 时由于渗透性利尿、摄入减少及呕吐、细胞内外水分转移入血、血液浓缩等均可导致电解质紊乱。同时，由于电解质的丢失和血液浓缩等方面因素的影响，临床上所测血中电解质水平可高可低也可正常。DKA 时血钠无固定改变一般正常或减低，血钾多降低，另外，由于细胞分解代谢量增加，磷的丢失亦增加，临床上可出现低磷血症，低磷也可影响氧与血红蛋白解离引起组织缺氧。

4. 临床表现及诊断 糖尿病酮症酸中毒按其程度可分为轻度、中度及重度。轻度实际上是指单纯酮症并无酸中毒，有轻中度酸中毒者可列为中度；重度则是指酮症酸中毒伴有昏迷，或虽无昏迷但二氧化碳结合低于 10mmol/L 时，患者极易进入昏迷状态。较重的酮症酸中毒临床表现包括以下几个方面。

（1）糖尿病症状加重：多饮多尿、体力及体重下降的症状加重。

（2）胃肠道症状：包括食欲下降、恶心呕吐。有的患者，尤其是 1 型糖尿病患者可出现腹痛症状，有时甚至被误为急腹症。造成腹痛的原因尚不明了，有人认为可能与脱水及低血钾所致胃肠道扩张和麻痹性肠梗阻有关。

（3）呼吸改变：酸中毒所致，当血 pH 值 <7.2 时呼吸深快，以利排酸；当 pH 值 <7.0 时则发生呼吸中枢受抑制，部分患者呼吸中可有类似烂苹果气味的酮臭味。

（4）脱水与休克症状：中、重度酮症酸中毒患者常有脱水症状，脱水达 5% 者可有脱水表现，如尿量减少、皮肤干燥、眼球下陷等。脱水超过体重 15% 时则可有循环衰竭，症状包括心率加快、脉搏细弱、血压及体温下降等，严重者可危及生命。

（5）神志改变：临床表现个体差异较大，早期有头痛、头晕、萎靡继而烦躁、嗜睡、昏迷，造成昏迷的原因包括乙酰乙酸过多、脑缺氧、脱水、血浆渗透压升高、循环衰竭等。

（6）诱发疾病表现：各种诱发疾病均有特殊表现应予以注意以免与酮症酸中毒互相掩盖，贻误病情。

5. 治疗要点 糖尿病酮症酸中毒发病急、进展快，处理时应注意针对内分泌代谢紊乱，去除诱因，阻止各种并发症的发生，减少或尽量避免治疗过程中发生意外，降低病死率等。其中包括：补液、胰岛素的应用、补充钾及碱性药物，其他对症处理和消除诱因。

（1）补液：抢救 DKA 极为关键的措施。

1）在开始 2h 内可补充生理盐水 1 000～2 000ml，以后根据脱水程度和尿量每 4～6h 给予 500～1 000ml，一般 24h 内补液 4 000～5 000ml，严重脱水但有排尿者可酌情增加。

2）当血糖下降至 13.9mmol/L 时，改用 5% 葡萄糖生理盐水。对有心功能不全及高龄患者，有条件的应在中心静脉压监护下调整滴速和补液量，补液应持续至病情稳定，可以进食为止。

（2）胰岛素治疗

1）最常采用短效胰岛素持续静脉滴注。开始时以 0.1U/（kg·h）（成人 5～7U/h），控制血糖快速、稳定下降。

2）当血糖降至 13.9mmol/L（250mg/dl）时可将输液的生理盐水改为 5% 葡萄糖或糖盐水，按每 3～4g 葡萄糖加 1U 胰岛素计算。

3）至尿酮转阴后，可过渡到平时的治疗。

（3）纠正电解质紊乱

1）通过输注生理盐水，低钠低氯血症一般可获纠正。

2）除非经测定血钾高于 5.5mmol/L、心电图有高钾表现或明显少尿、严重肾功能不全者暂不补钾外，一般应在开始胰岛素及补液后，只要患者已有排尿均应补钾。一般在血钾测定监测下，每小时补充氯化钾 1.0～1.5g（13～20mmol/L），24h 总量 3～6g。待患者能进食时，改为口服钾盐。

（4）纠正酸中毒

1）轻、中度患者，一般经上述综合措施后，酸中毒可随代谢紊乱的纠正而恢复。仅严重酸中毒（pH 值≤7.0）时，应酌情给予小剂量碳酸氢钠，但补碱忌过快过多，以免诱发脑水肿。

2）当 pH 值 >7.1 时，即应停止补碱药物。

（5）其他治疗

1）休克：如休克严重，经快速补液后仍未纠正，考虑可能并发感染性休克或急性心肌梗死，应仔细鉴别，及时给予相应的处理。

2）感染：常为本症的诱因，又可为其并发症，以呼吸道及泌尿系感染最为常见，应积极选用合适的抗生素治疗。

3）心力衰竭、心律失常：老年或合并冠状动脉性心脏病者，尤其合并有急性心肌梗死或因输液过多、过快等，可导致急性心力衰竭和肺水肿，应注意预防，一旦发生应及时治疗。血钾过低、过高均可引起严重的心律失常，应在全程中加强心电图监护，一旦出现及时治疗。

4）肾衰竭：因失水、休克或原已有肾脏病变或治疗延误等，均可引起急性肾衰竭，强调重在预防，一旦发生及时处理。

5）脑水肿：为本症最严重的并发症，病死率高。可能与脑缺氧、补碱不当、血糖下降过快、补液过多等因素有关。若患者经综合治疗后，血糖已下降，酸中毒改善，但昏迷反而加重，应警惕脑水肿的可能。可用脱水剂、呋塞米和地塞米松等积极治疗。

6）急性胃扩张：因酸中毒引起呕吐可伴急性胃扩张，用 5% 碳酸氢钠液洗胃，用胃管吸附清除胃内残留物，预防吸入性肺炎。

二、护理评估与观察要点

1. 护理评估　如下所述。

（1）病史：询问患者或者其家属有无糖尿病病史或者家族史、起病时间、主要症状及特点，如极度口渴、厌食、恶心、呕吐、昏睡及意识改变者等。注意询问有无感染、胰岛素治疗不当、饮食不当，以及有无应激状态等诱发因素。

（2）心理 - 社会状况：评估患者对疾病知识的了解程度，有无焦虑、恐惧等心理变化，家庭成员对疾病的认识和态度等。

（3）身体状况：评估患者的生命体征、精神和神志状态，已有昏迷的患者，注意监测患者的瞳孔大小和对光反射情况；患者的营养状况；皮肤湿度和温度的改变和有无感染灶或不易愈合的伤口等。

2. 观察要点　注意观察病情，当患者出现显著软弱无力、呼吸加速、呼气时有烂苹果样味道、极度口渴、厌食、恶心、呕吐及意识改变者应警惕酮症酸中毒的发生。已经诊断为 DKA 的患者应密切监测生命体征和意识状态，详细记录 24h 出入量，每 2h 测血糖一次，及时抽查尿糖、酮体，注意血常规、电解质和血气变化。

三、急诊救治流程

DKA 急诊救治流程详见图 5-1。

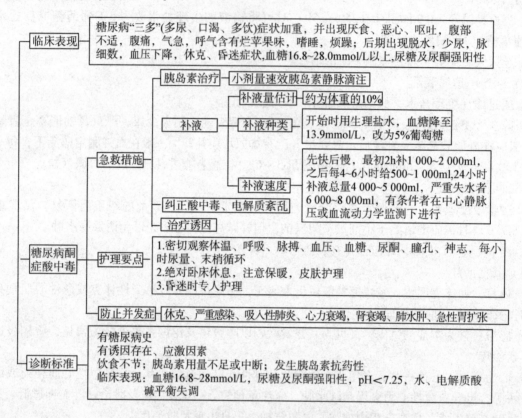

图 5-1　DKA 急诊救治流程图

（管静辉）

第八节　腺垂体功能减退症

一、概述

腺垂体功能减退症是由于腺垂体激素分泌减少或缺乏所致的复合症群，可以是单种激素减少如生长激素（GH）、催乳素（PRL）缺乏或多种激素如促性腺激素（Gn）、促甲状腺激素（TSH）、促肾上腺皮质激素（ACTH）同时缺乏。腺垂体功能减退症可原发于垂体病变，或继发于下丘脑病变，表现为甲状腺、肾上腺、性腺等功能减退和（或）蝶鞍区占位性病变。临床表现变化较大，容易造成诊断延误，但补充所缺乏的激素治疗后症状可迅速缓解。

二、病因、发病机理

（1）垂体瘤：为成人最常见原因，大都属于良性肿瘤。腺瘤可分功能性和非功能性。腺瘤增大可压迫正常垂体组织，引起腺垂体功能减退。颅咽管瘤可压迫邻近神经血管组织，导致生长迟缓、视力减弱、视野缺损、尿崩症等。

（2）下丘脑病变：如肿瘤、炎症、浸润性病变（如淋巴瘤、白血病）、肉芽肿（如结节病）等，可直接破坏下丘脑神经分泌细胞，使释放激素分泌减少，从而减少腺垂体分泌各种促靶腺激素、生长激素和催乳素等。

（3）垂体缺血性坏死：妊娠期垂体呈生理性肥大，血供丰富，若围生期因前置胎盘、胎盘早期剥离、胎盘滞留、子宫收缩无力等引起大出血、休克、血栓形成，使腺垂体大部缺血坏死和纤维化，以致腺垂体功能低下，临床称为希恩（Sheehan）综合征。

（4）蝶鞍区手术、放疗和创伤：垂体瘤切除、术后放疗以及乳腺癌作垂体切除治疗等，均可导致垂体损伤。颅骨骨折可损毁垂体柄和垂体门静脉血液供应。鼻咽癌放疗也可损坏下丘脑和垂体，引起垂体功能减退。

（5）感染和炎症：各种感染如病毒、细菌、真菌等引起的脑炎、脑膜炎、流行性出血热、结核等均可引起下丘脑 - 垂体损伤而导致功能减退。

（6）其他：长期使用糖皮质激素、垂体卒中以及空泡蝶鞍、海绵窦处颈内动脉瘤等均可引起本病。

三、临床表现

据估计，约50%以上腺垂体组织破坏后才有症状，75%破坏时有明显临床表现，破坏达95%可有严重垂体功能减退。最早表现为促性腺激素、生长激素和催乳素缺乏；促甲状腺激素缺乏次之；然后可伴有 ACTH 缺乏。希恩综合征患者多表现为全垂体功能减退，但无占位性病变表现。垂体功能减退主要表现为各靶腺（性腺、甲状腺、肾上腺）功能减退。

（1）性腺功能减退：常最早出现。女性多有产后大出血、休克、昏迷病史，表现为产后无乳、乳房萎缩、月经不再来潮、性欲减退、不育、性交痛等；检查有阴道分泌物减少，外阴、子宫和阴道萎缩，毛发脱落，尤以阴毛、腋毛为甚。成年男子性欲减退、勃起功能障碍，检查睾丸松软缩小，胡须、腋毛和阴毛稀少，无男性气质，皮脂分泌减少，骨质疏松。

（2）甲状腺功能减退：患者怕冷、嗜睡、思维迟钝、精神淡漠、皮肤干燥变粗、苍白、少汗、弹性差。严重者可呈黏液性水肿、食欲减退、便秘、抑郁、精神失常、心率缓慢等。

（3）肾上腺皮质功能减退：患者常有明显疲乏、软弱无力、食欲不振、恶心、呕吐、体重减轻、血压偏低。因黑色素细胞刺激素减少可有皮肤色素减退，面色苍白，乳晕色素浅淡，有别于慢性肾上腺功能减退症。对胰岛素敏感者可有血糖降低，生长激素缺乏可加重低血糖发作。

（4）垂体功能减退性危象（简称垂体危象）：在全垂体功能减退症基础上，各种应激如感染、败血症、腹泻、呕吐、失水、饥饿、寒冷、急性心肌梗死、脑卒中、手术、外伤、麻醉及使用镇静剂、催眠药、降糖药等均可诱发垂体危象。临床表现为：①高热型（体温高于40℃）；②低温型（体温低于30℃）；③低血糖型；④低血压、循环虚脱型；⑤水中毒型；⑥混合型。各种类型可伴有相应的症状，突出表现为循环系统、消化系统和神经精神方面的症状，如高热、循环衰竭、休克、恶心、呕吐、头痛、神志不清、谵妄、抽搐、昏迷等严重垂危状态。

另外，生长激素不足成人一般无特殊症状，儿童可引起侏儒症。垂体内或其附近肿瘤压迫症群除有垂体功能减退外，还伴有占位性病变的体征如视野缺损、眼外肌麻痹、视力减退、头痛、嗜睡、多饮多尿、多食等下丘脑综合征。

四、辅助检查

（1）性腺功能测定：女性有血雌二醇水平降低，没有排卵及基础体温改变，阴道涂片未见雌激素作用的周期性变化，男性见血睾酮水平降低或正常低值，精子数量减少、形态改变、活动度差、精液量少。

（2）肾上腺皮质功能测定：24h 尿 17 - 羟皮质类固醇及游离皮质醇排量减少，血浆皮质醇浓度降低，但节律正常，葡萄糖耐量试验示血糖呈低平曲线改变。

（3）甲状腺功能测定：血清总 T_4、游离 T_4、均降低，总 T_3 和游离 T_3 正常或降低。

（4）腺垂体激素测定：FSH、LH、TSH、ACTH、PRL 及 GH 血浆水平低于正常低限。

（5）其他检查：可用 X 线、CT、MRI 了解病变部位、大小、性质及其对邻近组织的侵犯程度。

五、诊断要点

根据病史、症状、体征结合实验室检查和影像学发现，可做出诊断。需排除以下疾病：多发性内分泌腺功能减退症、神经性厌食、失母爱综合征等。

六、治疗要点

（1）病因治疗：垂体功能减退症可有多种病因引起，应针对病因治疗。肿瘤患者可通过手术、化疗或放疗等措施治疗。对颅内占位性病变，必须先解除压迫及破坏作用，减轻和缓解颅内高压症状，提高生活质量。对于出血、休克而引起缺血性垂体坏死，关键在于预防，加强产妇围生期的监护，及时纠正产科病理状态。国内自采用新法接生及重视围生医学、加强产前保健后，因分娩所致大出血的发生率已显著下降，产后垂体坏死已大为减少。

（2）激素替代治疗：多采用靶腺激素替代治疗，需要长期、甚至终身维持治疗。治疗过程中应先补给糖皮质激素，然后再补充甲状腺激素，以防肾上腺危象发生。所有替代治疗宜经口服给药。

1）肾上腺糖皮质激素：多选用氢化可的松，生理剂量为 20～30mg/d，剂量随病情变化而调节，应激状态下需适当增加用量。

2）甲状腺激素：生理剂量为左甲状腺素 50～150μg/d 或甲状腺干粉片 40～120mg/d，对于老年人、冠心病、骨密度低的患者，宜从最小剂量开始，并缓慢递增剂量，以免加重肾上腺皮质负担，诱发危象。

3）性激素：病情较轻的育龄女性需采用人工月经周期治疗，可维持第二性征和性功能，促进排卵和生育。男性患者用丙酸睾酮治疗，可促进蛋白质合成、增强体质、改善性功能与性生活，但不能生育。

（3）垂体危象处理：首先给予 50% 葡萄糖 40～60ml 迅速静注以抢救低血糖，然后用 5% 葡萄糖盐水，500～1 000ml 中加入氢化可的松 50～100mg 静滴，以解除急性肾上腺功能减退危象。有循环衰竭者按休克原则治疗，感染败血症者应积极抗感染治疗，水中毒患者应加强利尿，可给予泼尼松或氢化可的松。低温与甲状腺功能减退有关，可给小剂量甲状腺激素，并采取保暖措施使患者体温回升。高温者应予降温治疗。禁用或慎用麻醉剂、镇静剂、催眠药或降糖药等，以防止诱发昏迷。

七、护理措施

（1）饮食护理：指导患者进食高热量、高蛋白、高维生素，易消化的饮食，少量多餐，以增强机体抵抗力。

（2）垂体危象的护理

1）避免诱因：避免感染、失水、饥饿、寒冷、外伤、手术、不恰当用药等诱因。

2）病情监测：密切观察患者的意识状态、生命体征的变化，注意有无低血糖、低血压、低体温等情况。评估患者神经系统体征以及瞳孔大小、对光反射的变化。

3）紧急处理配合：一旦发生垂体危象，立即报告医师并协助抢救。主要措施有：①迅速建立静脉通路，补充适当的水分，保证激素类药及时准确使用；②保持呼吸道通畅，给予氧气吸入；③低温者应保暖，高热型患者给予降温处理；④做好口腔护理、皮肤护理，保持排尿通畅，防止尿路感染。

八、健康教育

（1）避免诱因：指导患者保持情绪稳定，注意生活规律，避免过度劳累。冬天注意保暖，更换体位时动作应缓慢，以免发生晕厥。平时注意皮肤的清洁，预防外伤，少到公共场所或人多之处，以防发生感染。

（2）用药指导：教会患者认识所服药物的名称、剂量、用法及不良反应，如肾上腺糖皮质激素过量易致欣快感、失眠；服甲状腺激素应注意心率、心律、体温、体重变化等。指导患者认识到随意停药的危险性，必须严格遵医嘱按时按量服用药物，不得随意增减药物剂量。

（3）观察与随访：指导患者识别垂体危象的征兆，若有感染、发热、外伤、腹泻、呕吐、头痛等情况发生时，应立即就医。外出时随身携带识别卡，以防意外发生。

九、预后

积极防治产后大出血及产褥热，在垂体瘤手术、放疗时也应预防此症的发生。本病多采用靶腺激素长期替代治疗，可适应日常生活。

（管静辉）

第九节　生长激素缺乏症

一、疾病概述

生长激素缺乏症（growth hormone deficiency）是指自儿童期起病的垂体前叶（腺垂体）生长激素（GH）部分或完全缺乏而导致的生长发育障碍性疾病。可为单一的生长激素缺乏，也可同时伴垂体前叶其他激素特别是促性腺激素缺乏。其患病率约为 1/10 000，男性较女性儿童更易患病。

二、护理评估

（一）健康评估

导致生长激素缺乏的病因可分为三类，即原发性垂体疾患、下丘脑疾患以及外周组织对 GH 不敏感。护士在评估患者健康史时，应从以下几方面进行评估。

1. 原发性垂体前叶功能低下

（1）先天性异常：包括先天性脑发育异常如全前脑综合征、垂体前叶缺如、脑中线发育缺陷以及家族性全垂体前叶功能低下、家族性生长激素缺乏症等。

（2）颅内肿瘤：如垂体无功能性腺瘤、颅咽管瘤等鞍内或鞍上肿瘤的压迫致垂体前叶萎缩。

（3）其他损伤：如颅脑外伤、颅内感染、颅内肿瘤的放射治疗等，组织细胞增多症对垂体的浸润以及结节病等。

2. 继发于下丘脑疾病的 GH 缺乏

（1）特发性：此系生长激素缺乏症的最常见病因，多因出生时损伤所致；生长激素缺乏症儿童中的 50%~60% 有围生期损伤史，如难产、出生后窒息；也可伴有其他垂体前叶激素缺乏。

（2）颅内感染、颅内放射治疗后、肉芽肿病（如组织细胞增生症）、下丘脑肿瘤（如颅咽管瘤）、精神社会因素（情感剥夺性侏儒症）等可致下丘脑功能异常，促生长激素释放激素（GHRH）产生不足。

3. GH 不敏感综合征

（1）遗传性生长激素抵抗症（Laron - type dwarfism）：是由于遗传性生长激素受体缺乏或不足，致生长介素（IGF - 1）生成减少或缺如。血 GH 水平升高，而 IGF - 1 水平低。

（2）无活性 GH：患者表现为垂体性侏儒，但血 GH 正常或升高，GH 分子结构、GH 受体以及受体后反应均正常。推测病因可能与 GH 无生物活性有关。

（二）临床症状观察与评估

（1）生长激素缺乏的表现：患者出生时或出生后身材矮小，生长节律变慢，身高较正常平均值低，

— 151 —

但体态匀称,骨龄延迟,牙齿成熟亦较晚。皮肤较细腻,皮下脂肪组织丰富,成年期面容呈"小老头"。

(2)其他垂体前叶激素缺乏的表现:可只表现为单一垂体生长激素缺乏或加上一两种或数种垂体前叶激素缺乏,一般常见为促性腺激素,其次为促肾上腺皮质激素或促甲状腺激素,如促性腺激素缺乏可出现性腺不发育,促肾上腺激素和促甲状腺激素缺乏时,临床表现常不明显,或有低血糖等症状。

(3)如继发于下丘脑-垂体疾病,以颅咽管瘤较为多见,可表现为相应疾病的症状和体征。

(三)辅助检查评估

1. 血生长激素基础值测定　生长激素分泌呈脉冲式,大部分分泌峰值在睡眠的第3~4期,而且不同年龄、性别,性激素水平的差异很大,清晨空腹测定生长激素值可作为筛查。

2. 兴奋试验

(1)胰岛素低血糖兴奋试验:空腹过夜,基础状态下,快速静脉注入普通胰岛素0.1~0.15U/kg体重,分别于注射前及注射后30、60、90、120分钟取血测血糖及垂体生长激素水平,如血糖下降至50mg/dl(2.8ml/L)以下或降至空腹血糖的50%以下为有效的低血糖刺激,如注射胰岛素后垂体生长激素>5ng/ml为反应正常。

(2)左旋多巴兴奋试验:清晨空腹,口服左旋多巴,成人0.5g,儿童15kg体重以下口服0.125g,15~30kg者口服0.25g,30kg以上者口服0.5g。服药前及服药后30、60、90、120分钟取血测垂体生长激素水平,如垂体生长激素>5ng/ml为反应正常。

(3)精氨酸兴奋试验:空腹过夜基础条件下,半小时内静脉滴注精氨酸0.5g/kg体重,最大量不超过20g,滴注前及滴注后30、60、90、120分钟取血测垂体生长激素水平,如垂体生长激素>5ng/ml为反应正常。

(4)生长激素释放激素(GHRH)兴奋试验:静脉注射GHRH 1~2μg/L,注射前及注射后30、60、90、120分钟取血GH。如峰值≤5μg/L,属无反应;6~10μg/L为轻度反应;11~50μg/L为有反应。如上述试验物反应,而GHRH试验有反应者提示为下丘脑疾病引起。

3. 定位检查　CT、磁共振检查有无下丘脑或垂体肿瘤。

(四)心理-社会评估

患者经常幼年发病,在同龄人中发育较迟缓,因此,患者会产生自卑、性格孤僻、社交障碍等。护士在对患者进行评估时应态度和蔼,多与患者进行交流,了解患者心理状况。

三、护理诊断

1. 自我形象紊乱　与疾病所致个子矮有关。
2. 知识缺乏　与未接受过相关疾病教育有关。
3. 焦虑　与个子矮所致自卑情绪有关。
4. 受伤的危险　与患者行低血糖刺激试验血糖过低有关。

四、护理目标

(1)通过健康教育患者能够复述有关疾病知识,并表示理解并接受。
(2)患者生活需求得到满足。
(3)患者能够配合完成功能试验。
(4)患者住院期间无低血糖等不良并发症发生。
(5)患者住院期间能够接受身体外形,能够进行正常社交。

五、护理措施

(一)心理护理

因患者个子矮,有一定思想压力及负担,应多与患者谈心,加强心理护理,增强治疗疾病的信心。

（二）饮食护理

鼓励患者进食高热量、高蛋白、高维生素饮食，鼓励患者多饮牛奶补充钙质，促进骨骼发育。

（三）活动与休息

鼓励患者加强体育锻炼，促进骨骼发育、身高生长。

（四）试验护理

（1）向患者及家属讲解兴奋试验的过程以及如何配合，指导患者试验前禁食水 8 小时，试验过程中可少量进水，但仍需禁食，建立静脉通路，并遵医嘱给药，监测患者用药后有无恶心、低血糖等症状。如行胰岛素低血糖生长激素刺激试验，需监测血糖，试验过程中应保留静脉通路一条，同时备好50％的葡萄糖注射液或升糖速度较快的饮料和食物，以防血糖过低出现危险。行左旋多巴生长激素兴奋试验时，因空腹服用左旋多巴可出现恶心、呕吐，因此应观察患者胃肠道反应，如将药物呕吐出，则护士应及时通知医生，遵医嘱进行补服药物，保证试验的准确性。

（2）正确留取血标本送化验检查。

（五）生活护理

因此病患者年龄偏低，对年幼患儿应加强生活护理，注意安全，并按儿科护理常规护理。

（六）用药护理

（1）试验用药：做左旋多巴兴奋试验时需注意有无恶心、呕吐等胃肠道反应，并做好护理。做胰岛素低血糖兴奋试验时遵医嘱用药，同时应密切观察患儿心率、神志、血糖等，观察患者有无出汗等低血糖反应。

（2）如用生长激素治疗，则应让患者按时、准确用药，并注意观察用药后身高增长速度。指导患者出院后仍需遵医嘱用药，教会患者监测药效的方法，定期随诊，用药过程中如出现不良反应及时就医。

（七）健康教育

生长激素缺乏症患者一般年龄较小，在治疗期间应指导患者及其家属规律服药，监测身高以及药物不良反应，出院后遵医嘱随诊，饮食方面适量食用含钙量高的食物，但是不可过量，如出现不良症状及时就诊。

（管静辉）

第六章

神经系统疾病护理

第一节 神经系统常见症状的护理

一、头痛（headache）

头痛是临床常见的症状，一般泛指各种原因刺激颅内外的疼痛敏感结构而引起的头颅上半部即眉毛以上至枕下部这一范围内的疼痛。

（一）评估

1. 病因评估

（1）血管性头痛：包括偏头痛、脑血管病性头痛及高血压性头痛。

（2）颅内压变化性头痛：如腰椎穿刺后低颅压头痛、自发性颅内低压症、颅内压增高头痛及脑肿瘤引起头痛。

（3）颅内外感染性头痛：如脑炎、脑膜炎、颞动脉炎等。

（4）紧张性头痛：无固定部位。

（5）其他头痛：如癫痫性头痛、精神性头痛、五官及颈椎病变所致头痛，颅面神经痛等。

2. 症状评估　评估患者头痛的部位、性质、程度、规律、起始与持续时间，头痛发生的方式与经过，加重、减轻或激发头痛的因素，有无先兆以及伴随的症状体征。

（二）护理措施

（1）了解患者头痛是否与紧张、饥饿、精神压力、噪声、强光刺激、气候变化以及进食某些食物如巧克力、红酒等因素有关；是否因情绪紧张、咳嗽、大笑以及用力性动作而加剧；评估患者是否因长期反复头痛而出现恐惧、焦虑或忧郁心理。

（2）避免诱因：告知患者可能诱发或加重头痛的因素，如情绪紧张、进食某些食物与酒、月经来潮、用力性动作等；保持环境安静、舒适、光线柔和。

（3）选择减轻头痛的方法：如指导患者缓慢深呼吸，听轻音乐和行气功、生物反馈治疗，引导式想象，冷、热敷以及理疗、按摩、指压止痛法等。

（4）心理支持：长期反复发作的头痛，可使患者出现焦虑、紧张心理，要理解、同情患者的痛苦，耐心解释，适当诱导，解除其思想顾虑，训练身心放松，鼓励患者树立信心，积极配合治疗。

（5）用药护理：指导患者按医嘱服药，告知药物作用、不良反应，让患者了解药物依赖性或成瘾性的特点。如大量使用止痛剂、滥用麦角胺咖啡因可致药物依赖。

二、眩晕（vertigo）

眩晕是机体对于空间关系的定向感觉障碍或平衡障碍，是一种运动幻觉或运动错觉。

（一）评估

1. 病因评估

（1）前庭性眩晕（真性眩晕）：由前庭神经病变引起，表现为有运动幻觉的眩晕如旋转、移动、摇晃感。

（2）非前庭性眩晕（头晕）：常为头昏（诉说眼花、头重脚轻），并无外境或自身旋转的运动感。

2. 症状评估　评估患者眩晕发作的类型、频率、持续时间、有无诱因以及伴发症状，评估患者对疾病的认识程度，了解有无紧张、害怕心理以及受伤情况。

（二）护理措施

1. 预防受伤　发作时应尽量卧位，避免搬动；保持安静，不要惊慌，尽量少与患者说话，少探视；经常发作的患者，应避免重体力劳动，尽量勿单独外出，扭头或仰头动作不宜过急，幅度不要太大，防止诱发发作或跌伤；平时生活起居要有规律，坚持适当的体育锻炼和运动，注意劳逸结合。

2. 生活护理　发作时如出现呕吐，应及时清除呕吐物，防止误吸；眩晕严重时额部可放置冷毛巾或冰袋，以减轻症状；眩晕发作时消化能力减低，故应给予清淡易消化半流质饮食，同时还应协助做好进食、洗漱、大小便等护理，保持体位舒适。

3. 心理支持　鼓励患者保持心情愉快，情绪稳定，避免精神紧张和过度操劳。

三、意识障碍（disturbance of consciousness）

意识障碍是人体高级神经活动异常的一种临床表现。是指人体对外界环境刺激缺乏反应的一种精神状态。

（一）评估

1. 病因评估

（1）中枢神经系统感染性疾病：如脑膜炎、脑炎、脓肿。

（2）脑血管疾病：如脑出血、脑梗死、蛛网膜下隙出血。

（3）颅脑外伤：如脑震荡、脑挫裂伤、硬膜外血肿、硬膜下血肿。

（4）颅内肿瘤：如垂体腺瘤、颅咽管瘤。

（5）中毒：如乙醇、一氧化碳中毒。

（6）重要脏器系统疾病：如肝性脑病、肺性脑病、尿毒症、心肌梗死、休克、重症感染等。

（7）其他：如癫痫、晕厥、中暑等。

2. 症状评估　意识障碍程度根据患者睁眼、言语、肢体运动情况制定的GCS（Glasgow's comascale）分级计分法（表6-1）。

表6-1　GCS昏迷分级计分法

睁眼反应	计分	言语反应	计分	运动反应	计分
自动睁眼	4	回答正确	5	按吩咐动作	6
呼唤睁眼	3	回答有错误	4	刺痛定位	5
刺痛睁眼	2	回答含糊不清	3	刺痛躲避	4
不睁眼	1	只能发音	2	刺痛屈肢（去皮质）	3
		不能言语	1	刺痛时过伸（去脑强直）	2
				肢体不动	1

（1）以觉醒度改变为主的意识障碍：包括嗜睡、昏迷、浅昏迷、深昏迷。

（2）以意识内容改变为主的意识障碍：包括意识模糊和谵妄状态。

（3）特殊类型的意识障碍

1）去皮层综合征：患者对外界刺激无反应，无自发性言语及有目的动作，能无意识地睁眼闭眼或吞咽动作，瞳孔光反射和角膜反射存在。

2）无动性缄默症：又称睁眼昏迷。患者可以注视检查者和周围的人，貌似觉醒，但缄默不语，不能活动。四肢肌张力低，腱反射消失，肌肉松弛，大小便失禁，无病理征。对任何刺激无意识反应，睡眠觉醒周期存在。

（二）护理措施

1. 严密监测　记录患者意识、瞳孔、生命体征的变化，观察有无恶心、呕吐及呕吐物的性状与量，及时报告医生，并配合采取相应抢救措施。

2. 体位　患者取侧卧或平卧头侧位，以利于分泌物引流；意识障碍伴有窒息、严重出血、休克或脑疝者不宜搬动患者，以免造成呼吸心跳骤停；颅内高压无禁忌患者，给予抬高床头 15°～30°，以利于颅内静脉回流，减轻脑水肿；休克患者采取头低足高位，以保证脑的血液供应。定时翻身及改变头部位置，防止压疮形成。肢体瘫痪者，协助并指导家属进行肢体按摩和被动运动，并保持肢体功能位置，防止足下垂、肌肉萎缩及关节僵直，一般被动运动及按摩肢体 2～3 次/d，15～30min/次。

3. 加强呼吸道管理　意识障碍时，呼吸中枢处于抑制状态，呼吸反射及呼吸道纤毛运动减弱，使分泌物积聚。应保持呼吸道通畅及时给予氧气吸入，以减少、预防呼吸道并发症，保证脑的血液供应。应及时去除义齿，吸除口鼻分泌物、痰液或呕吐物，以免进入呼吸道造成梗阻或肺炎发生。吸痰尽可能彻底、动作轻柔、方法正确，防止损伤气管黏膜并使吸痰有效；舌根后坠患者使用口咽通气管、托起下颌或以舌钳拉出舌前端。深度昏迷患者应尽早行气管切开，必要时行机械通气并加强呼吸机应用的护理。

4. 做好生活护理　卧气垫床，保持床单位整洁、干燥，减少皮肤的机械性刺激，洗脸、擦浴 1 次/d，每次翻身时按摩骨突部并予以拍背；注意口腔卫生，口腔护理 2～3 次/d；眼睑闭合不全患者，以 0.25% 氯霉素眼药水滴患眼 3 次/d，四环素眼膏涂眼每晚 1 次，并用眼罩遮盖患眼，必要时行上下眼睑缝合术。防止压疮、口腔感染、暴露性角膜炎发生。

5. 营养供给　给予高维生素、高热量饮食，补充足够的水分；遵医嘱静脉补充营养的同时，给予鼻饲流质饮食者，不可经口喂饮食，以免发生窒息、吸入性肺炎等意外，鼻饲饮食应严格遵守操作规程，喂食 6～7 次/d，每次量不超过 200ml，对于胃液反流的患者，每次喂食量减少，并注意抬高床头 30°～60°，喂食时和喂食后 30min 内尽量避免给患者翻身、吸痰，防止食物反流。

6. 监测水、电解质、维持酸碱平衡　意识障碍尤其是昏迷患者遵医嘱输液，并及时抽血查电解质，防止因电解质平衡紊乱而加重病情；必要时准确记录 24h 出入液量，预防消化道出血和脑疝的发生。

7. 大小便护理　保持大小便通畅，保持外阴部皮肤清洁，预防尿路感染，便秘时以开塞露或肥皂水低压灌肠，不可高压大量液体灌肠，以免反射性引起颅内压增高而加重病情。腹泻时，用烧伤湿润膏或氧化锌软膏保护肛周，防止肛周及会阴部糜烂。小便失禁、潴留而留置导尿管时，严格无菌操作，以 0.1% 碘伏消毒尿道口 2 次/d，女性患者会阴部抹洗 2 次/d。

8. 安全护理　伴有抽搐、躁动、谵妄、精神错乱患者，应加强保护措施，使用床栏，必要时作适当的约束，防止坠床；指导患者家属关心体贴患者，预防患者伤人或自伤、外出；及时修剪患者指甲、防止抓伤。慎用热水袋，防止烫伤。

四、言语障碍（dysphasia）

言语障碍分为构音障碍（dysarthria）和失语症（aphasia）。构音障碍患者表达的内容与语法正常，也能理解他人的语言；失语症患者理解形成和表达语言的能力受损。

（一）评估

1. 病因评估

（1）构音障碍：是因神经肌肉的器质性损害所致口语（说话）动作控制失常而产生的语言障碍。

（2）失语症：是患者理解形成和表达语言的能力受损，而并非由于感觉障碍或肌力下降。是脑部病变所致语言功能的丧失或障碍。

2. 症状评估

（1）构音障碍：构音障碍为发音含糊不清而用词正确，是一种纯言语障碍，表现为发声困难，发音不清，声音、音调及语速异常。可分为：迟缓性构音障碍、痉挛性构音障碍、运动过少性构音障碍、运动过多性构音障碍、运动失调性构音障碍、混合性构音障碍。

（2）Broca 失语：又称运动性失语或表达性失语，口语表达障碍为其突出的临床特点。患者不能说话，或者只能讲一、二个简单的字，且不流畅，常用错字，自己也知道；对别人的语言能理解；对书写的词语、句子也能理解，但读出来有困难，也不能流利地朗诗、唱歌。多伴有上肢的轻瘫。

（3）Wernicke 失语：又称感觉性失语或感受性失语。口语理解严重障碍为其突出特点。患者发音清晰、语言流畅，但内容不正确，如将"帽子"说成"袜子"；无听力障碍，却不能理解别人和自己所说的话。在用词方面有错误，严重时说出的话，别人完全听不懂。多同时出现视野缺损。

（4）传导性失语（conduction aphasia，CA）：复述不成比例受损为其最大特点。患者口语清晰，能自发讲出语意完整、语法结构正确的句子，且听理解正常；但不能复述出在自发谈话时较易说出的词、句子或以错语复述，多为语音错语，如将"铅笔"说成"先北"，自发谈话常因找词困难并有较多的语音错语出现犹豫、中断。命名及朗读中出现明显的语音错语，伴不同程度的书写障碍。

（5）命名性失语（anomic aphasia，AA）：命名性失语又称遗忘性失语。患者不能说出物件的名称及人名，但可说该物件的用途及如何使用，当别人提示物件的名称时，他能辨别是否正确。

（6）完全性失语（global aphasia，GA）：又称混合性失语。其特点是所有语言功能均有明显障碍。

（7）失写症（agraphia）：失写是不能书写。患者无手部肌肉瘫痪，但不能书写或者写出的句子常有遗漏错误，却仍保存抄写能力。

（8）失读症（alexia）：患者尽管无失明，但由于对视觉性符号丧失认识能力，故不识文字、语句、图画。

（二）护理措施

1. 护理评估　了解患者言语障碍的类型、程度，注意有无言语交流方面的困难，能否进行自发性谈话、命名及复述，有无音调、速度及韵律的改变；是否语言含糊不清、发音不准或错语；能否理解他人语言等；评估患者的心理状态、精神状态及行为表现，观察有无孤独、烦躁及悲观情绪；观察患者有无面部表情改变、流涎或口腔滞留食物等。

2. 心理支持　耐心向患者及家属解释不能说话或说话吐词不清的原因，体贴、关心、尊重患者，避免挫伤患者自尊心的言行；鼓励患者克服害羞心理，大声说话，当患者进行尝试和获得成功时给予肯定和表扬；鼓励家属、朋友多与患者交谈，并耐心、缓慢、清楚地逐个问题解释，直至患者理解、满意；营造一种和谐的亲情氛围和轻松、安静的语言学习环境。

3. 康复训练　由患者及参与语言康复训练的医护人员共同制定语言康复计划，让患者、家属理解康复目标，既要考虑到患者要达到的主观要求，又要兼顾康复效果的客观可能性；遵循由少到多、由易到难、由简单到复杂的原则，根据病情轻重及患者的情绪状态，选择适当的训练方法，循序渐进地进行训练。避免训练的复杂化、多样化，避免患者产生疲劳感、注意力不集中、厌烦或失望情绪，使其能体会到成功的乐趣。原则上是轻症者以直接改善其功能为目标，而重症者则重点放在活化其残存功能或进行试验性治疗。

（1）对于 Broca 失语者，训练重点为口语表达。

（2）对于 Wernicke 失语者，训练重点为听理解、会话、复述。

（3）对于传导性失语者，重点训练听写、复述。

（4）对于命名性失语者，重点训练口语命名，文字称呼等。

（5）失读、失写者，可将日常用语、短语、短句或词、字写在卡片上，让其反复朗读、背诵和（或）抄写、默写。

（6）对于构音障碍的患者，训练越早，效果越好，训练重点为构音器官运动功能训练和构音训练。

（7）根据患者的情况，还可选择一些实用性的非语言交流，如手势的运用，利用符号、图画、交流画板等，也可利用电脑、电话等训练患者实用交流能力。语言的康复训练是一个由少到多，由易到难，由简单到复杂的过程，训练中应根据患者病情及情绪状态，循序渐进地进行训练。一般正确回答率约80%时即可进入下一组训练课题，使其既有成功感，又有求知欲，而不至于产生厌烦和失望情绪。

五、感觉障碍（sensory disturbance）

感觉障碍是指机体对各种形式（痛、温、触、压、位置、震动等）的刺激无感知、感知减退或异常的综合征。

（一）评估

1. 病因评估

（1）抑制性感觉障碍：指感觉缺失或感觉减退，是由于感觉传导通路被破坏或功能被抑制所致。

（2）刺激性感觉障碍：表现为感觉过敏、感觉过度、感觉倒错、感觉异常和疼痛，是因为感觉传导通路受到刺激或兴奋性增高所致。

2. 症状评估

（1）抑制性症状：感觉缺失或感觉减退。

（2）感觉过敏（hyperesthesia）：轻微刺激引起强烈的感觉。

（3）感觉过度（hyperpathia）：感觉的刺激阈增高，反应剧烈，时间延长。

（4）感觉异常（paresthesia）：没有任何外界刺激而出现的感觉。

（5）感觉倒错（dysesthesia）：热觉刺激引起冷觉感，非疼痛刺激而出现疼痛感。

（6）疼痛（pain）：疼痛为临床上最常见的症状。

（二）护理措施

1. 护理评估　了解患者感觉障碍的部位、类型及性质；注意有无认知、情感或意识行为方面的异常，是否疲劳或注意力不集中；观察患者的全身情况及伴随症状，注意相应区域的皮肤颜色、毛发分布，有无烫伤、外伤及皮疹、出汗情况；评估患者是否因感觉异常而烦闷、忧虑，甚至失眠。

2. 生活护理　保持床单整洁、干燥、无渣屑，防止感觉障碍的身体部位受压或机械性刺激；避免高温或过冷刺激，慎用热水袋或冰袋，防止烫伤或冻伤，肢体保暖需用热水袋时，水温不宜超过50℃；对感觉过敏的患者尽量避免不必要的刺激。

3. 感觉训练　每日用温水擦洗感觉障碍的身体部位，以促进血液循环和刺激感觉恢复；同时可进行肢体的拍打、被动运动、按摩、理疗、针灸和各种冷、热、电的刺激。被动活动关节时，反复适当挤压关节、牵拉肌肉、韧带，让患者注视患肢并认真体会其位置、方向及运动感觉。让患者闭目寻找停滞在不同位置的患肢的不同部位，多次重复直至找准，这些方法可以促进患者本体感觉的恢复。

4. 心理护理　感觉障碍常使患者缺乏正确的判断而产生紧张、恐惧心理或烦躁情绪，严重影响患者的运动能力和兴趣，应关心、体贴患者，主动协助日常生活活动；多与患者沟通，取得患者信任，使其正确面对，积极配合治疗和训练。

六、运动障碍（motor disturbance）

运动障碍可分为瘫痪（paralysis）、僵硬（stiff）、不随意运动（involuntary movement）和共济失调（ataxia）等。

（一）评估

1. 病因评估

（1）瘫痪（paralysis）：肢体因肌力下降而出现运动障碍称为瘫痪。临床根据瘫痪程度分为完全性瘫痪（肌力完全丧失而不能运动）和不完全性瘫痪（保存部分运动的能力）；根据瘫痪的不同分布分为单瘫、偏瘫、截瘫、四肢瘫、交叉性瘫痪和局限性瘫痪等。

（2）僵硬（stiff）：指肌张力增加所致的肌肉僵硬、活动受限或不能活动的一组综合征，包括痉挛、僵直、强直等不同的临床表现。可由中枢神经、周围神经、肌肉及神经肌肉接头的病变所引起。

（3）不随意运动（involuntary movement）：由锥体外系统病变引起的不随意志控制的无规律、无目的的面、舌、肢体、躯干等骨骼肌的不自主活动。临床上可分为震颤、舞蹈、手足徐动、扭转痉挛、投掷动作等。所有不随意运动的症状随睡眠而消失。

（4）共济失调（ataxia）：有本体感觉、前庭和小脑系统病变引起的机体维持平衡和访调不能所产生的临床综合征。根据病变部位可分为：感觉性共济失调、前庭性共济失调、小脑性共济失调和大脑性共济失调。

2. 症状评估

（1）肌肉容积（muscle bulk）：肌肉的外形、体积、有无萎缩、肥大及其部位、范围和分布。

（2）肌张力（muscular tension）：肌张力是肌肉在静止松弛状态下的紧张度。

（3）肌力（muscle force）：肌力是受试者主动运动时肌肉产生的收缩力（表6-2）。

表6-2 肌力分级

分级	临床表现
0级	肌肉无任何收缩（完全瘫痪）
1级	肌肉可轻微收缩，但不能产生动作（不能活动关节）
2级	肌肉收缩可引起关节活动，但不能抵抗地心引力，即不能抬起
3级	肢体能抵抗重力离开床面，但不能抵抗阻力
4级	肢体能做抗阻力动作，但未达正常
5级	正常肌力

（4）共济运动（coordination movement）和不自主运动（involuntary movement）：观察不自主运动的形式、部位、规律和过程，以及与休息、活动、情绪、睡眠和气温的关系。

（5）姿势（posture）和步态（gait）：观察卧、坐、立和行走的姿势，注意起步、抬足、落足、步幅、步基、方向、节律、停步和协调动作的情况。

（二）护理措施

1. 护理评估 了解患者起病的缓急，运动障碍的性质、分布、程度及伴发症状；检查四肢的营养、肌力、肌张力情况，注意有无损伤、发热、抽搐或疼痛；了解步行的模式、速度、节律、步幅以及是否需要支持；评估患者是否因肢体运动障碍而产生急躁、焦虑情绪或悲观、抑郁心理。

2. 心理支持 给患者提供有关疾病、治疗及预后的可靠信息；鼓励患者正确对待疾病，消除忧郁、恐惧心理或悲观情绪，摆脱对他人的依赖心理；关心、尊重患者，多与患者交谈，鼓励患者表达自己的感受，指导克服焦躁、悲观情绪，适应患者角色的转变；避免任何刺激和伤害患者自尊的言行，尤其在喂饭、帮助患者洗漱和处理大小便时不应流露出厌烦情绪；营造一种舒适的休养环境和亲情氛围。正确对待康复训练过程中患者所出现的诸如注意力不集中、缺乏主动性、情感活动难以自制等现象，鼓励患者克服困难，增强自我照顾能力与自信心。

3. 生活护理 保持床单位整洁、干燥、无渣屑，减少对皮肤的机械性刺激。指导和协助患者洗漱、进食、如厕、穿脱衣服及个人卫生，帮助患者翻身和保持床单清洁，满足患者基本生活需要；患者需要在床上大、小便时，为其提供方便的条件、隐蔽的环境和充足的时间；指导患者学会配合和使用便器，便盆置入和取出时要注意动作轻柔，勿拖动和用力过猛。每天全身温水擦拭1~2次，促进肢体血液循环、增进睡眠。鼓励患者摄取充足的水分和均衡的饮食，养成定时排便的习惯，保持大、小便通畅；注意口腔卫生，增进舒适感。

4. 安全护理 运动障碍的患者要防止跌倒，确保安全。床铺要有护栏；走廊、厕所要装扶手；地面要保持平整干燥，防湿、防滑，去除门槛；呼叫器应置于床头患者随手可及处；运动场所要宽敞、明亮，没有障碍物阻挡；患者鞋最好使用防滑软橡胶底鞋，穿棉布衣服，衣着应宽松；患者在行走时不要在其身旁擦过或在其面前穿过，同时避免突然呼唤患者，以免分散其注意力；上肢肌力下降的患者不要自行打开水或用热水瓶倒水，防止烫伤；行走不稳或步态不稳者，选用三角手杖等合适的辅助具，并有人陪伴，防止受伤。

5. 康复护理 与患者、家属共同制定康复训练计划，并及时评价和修改；告知患者及家属，早期康复锻炼的重要性，指导患者急性期床上的患肢体位摆放、翻身、床上的上下移动；协助和督促患者早期床上的桥式主动运动、Bobath 握手（十字交叉握手），床旁坐起及下床进行日常生活动作的主动训练；鼓励患者使用健侧肢体从事自我照顾的活动，并协助患肢进行主动或被动运动；教会家属协助患者锻炼的方法与注意事项，使患者保持正确的运动模式；指导和教会患者使用自助具；必要时选择理疗、针灸、按摩等辅助治疗。

（1）重视患侧刺激：通常患侧的体表感觉、视觉和听觉减少，有必要加强刺激，以对抗疾病所引起的感觉丧失。房间的布置应尽可能地使患侧在白天自然地接受更多的刺激。如床头柜、电视机应置于患侧；所有护理工作如帮助患者洗漱、进食、测血压、脉搏等都应在患侧进行；家属与患者交谈时也应握住患侧手，引导偏瘫患者头转向患侧，以免忽略患侧身体和患侧空间；避免手的损伤，尽量不在患肢静脉输液；慎用热水瓶、热水袋等热敷。

（2）正确变换体位：正确的体位摆放可以减轻患肢的痉挛、水肿、增加舒适感。

1）床上卧位：床应放平，床头不宜过高，尽量避免半卧位，仰卧时身体与床边保持平衡，而不是斜卧。

2）定时翻身：翻身主要是躯干的旋转，它能刺激全身的反应与活动，是抑制痉挛和减少患侧受压最具治疗意义的活动。患侧卧位是所有体位中最重要的体位，应给予正确引导（如指导患者肩关节向前伸展并外旋，肘关节伸展，前臂旋前，手掌向上放在最高处，患腿伸展、膝关节轻度屈曲等）；仰卧位因为受颈牵张性反射和迷路反射的影响，异常反射活动增强，应尽可能少用。不同的体位均应备数个不同大小和形状的软枕以支持。

3）避免不舒适体位：避免被褥过重或太紧，如患手应张开，手中不应放任何东西，以避免让手处于抗重力的体位，也不应在足部放置坚硬的物体以试图避免足屈畸形，硬物压在足底部可增加不必要的伸肌模式的反射活动。

4）鼓励患者尽早坐起来：坐位时其上肢始终放置于前面桌子上，可在臂下垫一软枕以帮助上举；坐轮椅活动时，应在轮椅上放一桌板，保证手不悬垂在一边。

（3）指导选择性运动：选择性运动有助于缓解痉挛和改善已形成的异常运动模式，教会患者正常的运动方法。

1）十指交叉握手的自我辅助运动（Bobath 握手）：可教会患者如何放松上肢和肩胛的痉挛，并保持关节的被动上举，可避免手的僵硬收缩，同时也使躯干活动受到刺激，对称性运动和负重得到改善。应鼓励患者每日多次练习，即使静脉输液，也应小心地继续上举其患肢，以充分保持肩关节无痛范围的活动。

2）桥式运动（选择性伸髋）：训练用患腿负重，仰卧时抬高和放下臀部，为患者行走做准备，还可以防止患者在行走中的膝关节锁住（膝过伸位）。

3）垫上活动：垫上活动可通过运动肢体近端而减轻远端痉挛，在偏瘫患者治疗过程中起着重要作用。垫上活动包括坐在垫上、侧坐、直腿坐、翻身、俯卧、俯跪、单跪及单腿跪站立等活动。患者可在垫上自由活动，而不必担心跌倒。垫上活动应针对患者的康复过程的难点有选择性、有针对性进行锻炼，并做到循序渐进。

七、颅内压增高（intracranial hypertension）

颅内压增高定义：颅内容物（脑组织、脑脊液和血液）对颅腔所产生的压力即为颅内压。当颅腔内任何一种内容物体积增加或颅内占位性病变时，其增加的体积超过颅内压的调节能力（通常认为不超过颅腔体积的10%）将导致颅内压增高，患者出现颅内压增高表现。颅内压增高即颅内容物体积超过了颅腔可代偿的容量而引起的临床病理综合征。正常人平卧时颅内压力为70～180mmH$_2$O。颅内压增高患者表现为剧烈头痛、呕吐、视盘水肿及生命体征改变。

（一）评估

1. 病因评估

（1）颅内容物量或体积增加：颅内容物量或体积增加时引起颅内压增高是最常见的原因。包括脑水肿、颅内占位性病变、脑脊液生成增多或回流障碍、颅内血流量增多。

（2）颅内容积缩小、改变容积与压力关系：小脑扁桃体下疝畸形、中脑导水管狭窄等使脑脊液循环受阻，严重凹陷性骨折、颅底凹陷、颅骨异常增生等使颅腔体积缩小。

2. 症状评估

（1）意识和瞳孔的变化：往往早于生命体征的变化。若患者由意识清楚转为出现嗜睡或意识蒙眬，或出现意识障碍加重，提示有颅高压或脑疝的可能。如瞳孔大小不等对光反射迟钝，或瞳孔中等散大对光反射迟钝，提示颅高压严重，特别是一侧瞳孔进行性散大，对光反射迟钝，是脑疝早期症状。

（2）患者由于颅内压增高，均有不同程度头痛及呕吐症状，对于头痛剧烈，颈项疼痛强直，呕吐频繁者尤应密切观察意识、瞳孔变化。

（3）生命体征是判断病情变化的重要证据之一

1）呼吸：不规则的呼吸类型是颅内压增高的特征，临床上常见的如潮式呼吸、毕奥式呼吸、抽泣样呼吸及双式呼吸等。

2）血压和脉搏：血压进行性升高，脉搏慢而有力，常是颅内压增高所致，但当血压到一定程度仍不能保证脑组织血液供应时，便迅速下降，脉搏变得不规则，细弱而快。

（二）护理措施

（1）密切观察患者意识、瞳孔变化、生命体征变化、头痛、呕吐、视盘水肿变化及有无焦虑、悲观、抑郁心理。发现变化立即报告医生，并配合作相应处理。

（2）让患者绝对卧床休息并抬高床头15°～30°，以利颅内静脉回流，减轻脑水肿，同时避免头部扭转，以利于颅内血液和脑脊液引流。

（3）耐心倾听患者主诉，做好细致的心理安抚。鼓励和安慰患者，清除紧张和恐惧心理，说明疾病性质，解除思想顾虑。

（4）保持病室安静，避免噪音，保持室内空气新鲜流通减少各种不良刺激，避免情绪激动、屏气、剧烈咳嗽、癫痫发作等使颅内压进一步升高的诱因；便秘者给予润滑通便或低压灌肠，禁用高压及大量盐水灌肠。

（5）颅内压增高患者常伴有呕吐，出现水电解质失调，因呕吐剧烈而影响进食，导致营养不良。意识障碍患者应暂禁食。意识清楚的患者，饮食应以清淡、易消化、营养丰富为原则，如奶类、鱼类、核桃等。患者清醒后可给予健脾养心、安神的食物如莲子、大枣、百合、桂圆肉等。忌食辛辣、油腻、荤腥之物，应多吃青菜、水果。

（6）充足输氧，保持呼吸道通畅：充足给氧可以改善脑缺氧，并可使脑血管收缩，降低脑血流量。如呕吐应注意头侧向一边，严防呕吐物误吸入呼吸道而引起窒息。

当患者意识障碍，呼吸深慢，咳嗽吞咽反射减弱，易导致呼吸道梗死，呼吸骤停，应及时清除呼吸道分泌物，高流量输氧，必要时置口咽通气管或气管插管开放气管解除呼吸道梗阻。吸痰是解除呼吸道梗阻、抢救颅内压增高的重要措施，吸痰前予以吸入高浓度氧气，防止缺氧，吸痰应彻底、有效，吸尽气管深部痰液，以维持SaO$_2$。

（7）高热、尿崩、呕吐等患者，应密切注意水、电解质平衡，准确记录24h出入液量，监测血生化指标，及时处理低钠低氯血症，并适当增加补液，否则将影响脑灌注和脑部血液供应。

（8）脱水降颅内压：遵医嘱以20%甘露醇125～250ml快速静脉滴注，必要时2～3次/d，以减少脑组织中的水分，从而缩小脑体积，降低颅内压。同时可配合使用利尿脱水剂，如呋塞米 20～40mg 静脉推注。应用激素稳定细胞膜，可减轻脑水肿，降低颅内压，同时应用抗生素及制酸剂，预防感染和应激性溃疡。

（9）配合医生行脑室穿刺外引流：通过放出脑脊液，降低颅内压。

（闫　虹）

第二节　癫痫

癫痫，又称为痫性发作综合征，是一组无明确原因的，以反复发作性活动为特征的大脑的慢性疾病。一次痫性发作是大脑内异常的，突然的过度放电。癫痫发作可能引起骨骼肌运动功能、感觉、内脏自主神经功能、行为，或意识等的暂时的障碍。意识丧失和抽搐是痫性发作的最常见的临床表现。

一、病因及发病机理

（一）病因

按病因癫痫可分为原发性（特发性）癫痫和继发性（症状性）癫痫两大类。原发性癫痫是指没有明确病因的癫痫，在儿童比较常见，据认为遗传因素起重要作用。而任何能引起大脑激惹，不管是直接还是间接地改变了神经元周围的生物化学环境的情况，都可能促使症状性癫痫的发作。

对于成人和老年人，诱发癫痫的主要原因有以下几点：①颅脑外伤（挫裂伤，撕裂伤，硬膜外，硬膜下或脑血肿）。②中枢神经系统感染（如脑膜炎、脑炎、脑脓肿）。③脑肿瘤。④脑血管疾病（脑卒中、蛛网膜下隙出血、脑动静脉畸形、脑动脉瘤）。⑤中毒（内源性的或外源性的）。⑥代谢性疾病（如水电解质紊乱、低血糖、高钾血症）。⑦内科疾病（如尿毒症、阿－斯综合征、肝性脑病、甲状旁腺机能减退、胰岛细胞瘤、系统性红斑狼疮等）。⑧高热。⑨抗癫痫药物过量或突然停药。

另外，还有一些情况会导致癫痫发作：酗酒、致癫痫药物如戊四唑（米特拉唑）、无机物如铅；电解质紊乱，如低钠血症、维生素缺乏；糖尿病和其他代谢紊乱；以及怀孕和月经引起的内分泌失调。

（二）发病机制

癫痫的痫性发作的确切机制还不完全清楚。据认为是某种触发机制导致突然的异常放电，扰乱了大脑的正常神经传导系统。如果这种异常放电播散到整个大脑，就发生癫痫大发作；如果异常放电局限于局部，就发生部分性发作。

1. 癫痫性活动的触发　大多数癫痫发作起源于大脑内一些高度敏感和高反应的不稳定神经元，痫形发作时，这些神经元反复、规则地发生冲动。虽然尚未确定痫性活动的确切的启动因素，但有人提出了以下几种可能的理论：由于细胞膜通透性或膜两侧离子分布的改变；由于神经胶质疤痕，或大脑皮层或丘脑区的抑制性活动的降低而使神经元兴奋性改变；以及刺激性和抑制性神经递质（如 Ach 和 GABA）的分布不均衡。

所有患者其癫痫发作都有一个阈值，当超出这个阈值时癫痫就会发作。在一些人中，发病阈值异常的低，导致患者发病危险增加；另一些人则是由于病理过程改变了癫痫阈值而发生癫痫。这种能够触发癫痫发作的神经元被称作癫痫病灶。

2. 癫痫性活动的播散　异常的神经放电固定在局部时，引起部分发作或局灶性癫痫；若异常的神经放电播散到整个大脑，则可引发全身的癫痫大发作。

在癫痫发作时，大脑新陈代谢明显增加，来自大脑的葡萄糖和氧气大量消耗产生 ATP。只要氧化血红蛋白、血糖水平和心脏功能正常，那么大脑皮层的血液流动就能满足大脑新陈代谢增加的需求；如果大脑皮层的血液流动不能满足这种需求，脑细胞衰竭和结构破坏。

3. 癫痫性活动的终止　癫痫发作时神经细胞膜发生超级化，这可能是由电压门控钠泵引起的。持续超级化使神经细胞停止点燃，大脑表面电位受抑制，痫性活动终止。

二、分类

传统上癫痫分为大发作、小发作、精神运动性发作（颞叶癫痫）、和局灶运动发作（杰克逊发作）。随着科技的进步，逐渐明确癫痫的神经病学表现不适合这些分类。基于临床和发作时的 EEG 表现，1981 年国际抗癫痫联盟将癫痫发作分为部分性发作、全身发作、不能分类的癫痫发作三大类。每一种大类又被细分为几种小类。

痫性发作的国际分类：

1. 部分性发作（局部起始的发作）　如下所述。

（1）单纯部分性发作（不伴意识障碍）

1）运动性发作。

2）体觉或特殊感觉性发作。

3）植物神经性发作。

4）精神性发作。

（2）复杂部分性发作（伴有意识障碍）

1）先有单纯部分性发作，继有意识障碍。

2）开始即有意识障碍（仅有意识障碍或伴有自动症）。

（3）部分性发作继发为全面性发作。

2. 全面性发作（两侧对称性发作，发作起始时无局部症状）　如下所述。

（1）失神发作。

（2）肌阵挛发作。

（3）阵挛性发作。

（4）强直性发作。

（5）强直 - 阵挛发作（GTCS）。

（6）无张力性发作。

三、护理评估

（一）健康史

完整的病史应包括出生和生长发育史、家族史、主要的疾病和外伤史。除了单纯的部分性发作外，大多数情况下患者本人很难表达，还需要向目击者了解整个发作过程，包括：当时的诱发因素、先兆、发作时间、频率和发作后的状态，尤其发作时的姿态、面色、声音，有无肢体抽搐和其大致的顺序，有无怪异行为和精神失常等最为重要。了解发作时有无意识丧失对判断全面性强直 - 阵挛发作是关键性的，间接的依据是咬舌、尿失禁，可能发生的跌伤和醒后的头痛、肌痛等。还需要了解目前和以往的治疗记录。

（二）临床表现

任何年龄均可发病，但最常在幼年和 65 岁以后的老年起病。各种类型的癫痫表现各异。同一类型的癫痫，绝大多数人的症状相似，但也有人表现出各种类型的症状。

1. 部分性/局灶性发作　癫痫性发作的起始部位在对侧大脑皮层的某个区域。有些患者发作前可有一些先兆。

（1）单纯部分性发作：常局限于一侧大脑半球的一个小的区域，因此不导致意识丧失。可分为四个亚型：运动性发作、体觉性发作、自主神经发作和精神性发作。典型的运动性发作表现为病灶对侧局部肢体的抽搐，大多见于一侧口角、眼睑、手指或足趾，也可涉及整个一侧面部和一个肢体的远端。如果发作自一处开始后，按大脑皮质运动区的分布顺序缓慢地移动，例如自一侧拇指沿手指、腕部、肘部、肩部扩展，称为 Jackson 癫痫。如部分运动性发作后遗留短暂（24～48h）的肢体瘫痪，称为 Todd

瘫痪。体觉性发作常为肢体的麻木感和针刺感，多发生在口角、舌部、手指和足趾；特殊感觉性发作表现为各种幻觉，包括视觉性、听觉性、嗅觉性和眩晕性发作，如幻视闪光、幻听嗡嗡声、幻嗅焦臭味以及旋转感、漂浮感和下沉感等。几乎全部特殊感觉性发作都是复杂部分性或 GTCS 的先兆或最早症状。自主神经发作如心动过速、潮红、低血压等。精神性发作起始于颞叶，症状包括各种类型的遗忘症、情感异常、错觉、幻觉等，可单独发作，但常为复杂部分性发作的先兆，有时为继发的 GTCS 的先兆。

（2）复杂部分性发作：主要特征是发作起始时出现各种精神症状和特殊感觉症状，常有一些无目的的动作，如反复地搓手、嘴唇嚅动、发声或吞咽动作，随后出现意识障碍和遗忘症。发作后患者可小睡几分钟，不能意识到自己曾有过癫痫发作。由于大多数为颞叶病变引起，故又称为颞叶癫痫，常有先兆，如幻嗅或突然的情绪激动。

（3）部分性发作继发 GTCS：起始于一侧大脑的某一小的区域然后扩散到两个半球和深部结构。最初可表现为复杂部分性发作，然后发展成全身性的抽搐，躯体强直和肢体抖动。

2. 全面性发作　全面性发作涉及双侧大脑半球及深部结构，如丘脑、基底节和脑干上部，因此意识障碍是常见的。失神发作和强直－痉挛发作是最常见的，尤其是儿童。全面性发作中的肌阵挛发作、强直性发作和无张力性发作常发生于幼年时期，通常与遗传、产伤或代谢性脑病有关。

（1）强直－阵挛发作（GTCS）：在原发性癫痫中也称大发作，以全身抽搐和意识障碍为特征。其发作经过可分为三期：

1）强直期：突发意识丧失，全身骨骼肌持续收缩、眼球上窜、喉肌痉挛，发出叫声。口部先强直后突闭，可咬破舌头。颈部和躯干先屈曲后反张，上肢自上举、后旋转为内收、前旋，下肢自屈曲转为伸直。常持续 10～20s 后转入阵挛期。

2）阵挛期：不同肌群强直和松弛交替出现，由肢端延及全身。阵挛频率逐渐减慢，松弛期逐渐延长，持续 30～60s。最后一次强直痉挛后抽搐停止，进入惊厥后期。以上两期都出现心率增快，血压升高，汗、唾液和支气管分泌物增多，瞳孔散大等自主神经征象。瞳孔对光反射及深浅反射消失，病理征出现以及呼吸暂停、缺氧导致皮肤发绀。

3）惊厥后期：抽搐发作后患者表现为肌肉松弛，呼吸平稳，对刺激反应迟钝，意识逐渐恢复。待清醒后，患者常感到头痛、肌肉痛，全身疲乏，对抽搐全无记忆，不少患者发作后可能还要继续睡几个小时。

（2）失神发作：意识短暂丧失，持续约 3～15 秒，无先兆和局部症状，发作和停止均突然，每日可发作数次至数百次不等。患者可突然停止当时的活动，呼之不应，两眼瞪视不动，手中持物可坠落；事后立即清醒，并继续原先的活动，对发作无记忆。

（3）肌阵挛发作：为突然、快速、短暂的肌肉收缩，累及全身，也可局限于面部、躯干或肢体。

（4）阵挛性发作：为全身重复性阵挛发作，恢复较 GTCS 快。

（5）强直性发作：全身强直性肌痉挛，肢体伸直，头、眼偏向一侧，常伴有自主神经症状，如苍白、潮红、瞳孔散大等。躯干的强直性发作可造成角弓反张。

（6）无张力性发作：部分肌肉或全身肌肉的张力突然降低，造成颈垂、张口、肢体下垂或全身跌倒。

3. 癫痫持续状态　若在短期内频繁发作，以致发作间隙期内患者持续昏迷，称为癫痫持续状态。各种类型的癫痫性发作均可发展为癫痫持续状态。通常由于癫痫发作未经及时治疗或治疗不彻底，或是突然停用抗惊厥药物所引起的。癫痫持续状态可危及生命，尤其全面性强直－阵挛发作引发的癫痫持续状态是最危险的，因为可导致通气障碍、缺氧、心律失常、高热和酸中毒，足以致命，需要立即处理。

（三）辅助检查

（1）血常规、生化和免疫等检查等有助于查找全身性疾病的病因。

（2）脑电图等是最有效的检查项目，结合临床表现对异常放电的起始部位和发作类型做出判断，并指导合理治疗和评价疗效。

（3）CT 和 MRI 扫描等可以识别异常的脑组织结构，如肿瘤、囊肿和卒中等。

（4）神经科体检应该包括反射、肌力和肌张力、感觉功能、步态、姿势、协调和平衡功能。还应对患者的思维、判断力和记忆力做出评估。

（四）社会－心理评估

长期以来，癫痫被视为一种难以启齿、很不光彩而被人们歧视的疾病，人们对癫痫患者比对脑瘫或精神病患者更歧视、更偏见。癫痫患者对癫痫发作的认识很大程度上取决于他的文化程度和教育程度，但绝大多数患者常受到周围环境的影响而产生羞耻感，他们会竭力隐藏病情和服药情况，尽量减少来自外界的嘲笑和歧视。特别是一些难治性癫痫的患者，发作长期得不到有效控制而产生悲观失望心理，对生活失去信心和向往，有的因此有自杀的企图。

癫痫常于幼年起病，有智能减退或伴有癫痫性格，病儿在校学习中有攻击行为、思想涣散、焦虑烦躁、注意力分散等，可造成学习困难。癫痫患者的就业也会受到一定的限制，用人单位对癫痫患者存有偏见、歧视或顾虑，怕给企业增加经济负担等，也可能由于患者接受教育水平低下或缺乏工作技能、经验所致，因此工作不稳定，失业率高。另外，家人为患者的诊治到处奔波而影响正常的工作，或需要投入专职看护费用和医疗费用等，给患者本身及其家庭成员造成直接的或间接的经济负担和压力。癫痫患者的婚姻也面临许多问题，有调查证明癫痫患者的结婚率较低，而离婚率却较正常人高。

因此，在评估癫痫患者的社会心理情况时，应了解患者对癫痫发作的认识程度、是否有隐藏病情和服药的情况，是否感到外界的压力，了解其学习、工作、娱乐和婚姻家庭生活的安排，家庭成员的态度，是否有经济负担等。

四、护理诊断及医护合作性问题

1. 有受伤的危险　与癫痫发作时意识突然丧失或判断力受损有关。
2. 营养不足　与抽搐时体力消耗过多有关。
3. 相关知识缺乏　与患者对疾病的性质、药物治疗以及疾病对生活、学习、工作的影响等的认识或信息来源缺乏有关。

五、计划与实施

通过药物和手术治疗手段减少癫痫发作，采取积极有效的护理措施达到：避免患者在癫痫发作时受伤；保证足够的营养摄入；患者能了解有关疾病的性质、药物治疗方法和不良反应，以及对日常生活和工作的影响；表现出良好的依从性和适应能力。

（一）药物治疗的护理

超过 60% 的癫痫患者可通过药物治疗减少癫痫发作，但是多数患者服药期间可有严重的不良反应，有些患者依从性差，不能按照医嘱进行治疗。单剂药物治疗能够减低药物的不良反应避免药物间的相互作用。此外，单剂治疗价格低，许多抗惊厥药为肝酶诱导剂，可减低伴随用药的血药浓度，因此需要增加伴随用药的剂量。

抗癫痫药物的选择要根据癫痫的类型和特定的癫痫综合征，可能是由于不同的病理生理机制。根据作用机制抗惊厥药可分为 5 大类：①钠通道激活阻滞剂。②γ 氨基丁酸增强剂。③谷氨酸调节剂。④T－钙通道阻滞剂。⑤碳脱水酶抑制剂。有些抗惊厥药有多重作用机制（如拉莫三嗪、托吡酯、丙戊酸盐），有些药物只知道一种作用机制（苯妥英钠、卡马西平、乙琥胺）。根据癫痫类型选择最佳疗效的一线药物是非常重要的，并用滴定方法达到最佳血药浓度。

护理人员应及时准确地给药以维持治疗的血液浓度达到最大的疗效。护理人员应指导患者避免将药物和食物同服以产生相互作用而影响吸收，观察药物的不良反应。常见的不良反应包括：乏力、眩晕和体重增加，严重的有抑郁、皮肤潮红和不协调，说话困难和极度乏力。和患者讨论抗癫痫药物的不良反应是很重要的。

GTCS 的癫痫持续状态是神经科的急症，必须积极地给予恰当的治疗以防止大脑不可逆损伤，甚至因缺氧、心律失常和乳酸性酸中毒而导致死亡。护理人员应立即通知医生并积极保持通畅的气道。根据患者的状况给予吸氧。医生治疗癫痫持续状态的药物包括静脉注射地西泮、苯妥英钠、苯巴比妥或三者联合应用以使发作得到控制。地西泮和苯巴比妥静脉给药时可进一步引起呼吸抑制；苯妥英钠的静注速度不能超过 50mg/min，否则会引起心律失常。

（二）外科治疗的护理

有些癫痫患者由于不能耐受抗癫痫药物的不良反应，或者达不到满意的控制效果，可考虑进行外科手术治疗。当痫性发作起源于大脑的侧面（颞叶）或前面（额叶）时，通常可以进行手术治疗；而如果痫性发作有多个起源灶，或者起源于有重要功能的脑区，则很少考虑进行手术治疗。手术治疗最理想的适应证为癫痫放电自大脑皮层，可为手术所及而切除后不会产生严重功能缺陷的区域。术中，外科医生将切开头皮移去一片头骨。应用脑电图记录大脑活动，手术切除引起癫痫发作的大脑部分。手术后，多数患者还需继续服药物以预防癫痫发作。

（三）其他护理措施

对于各类癫痫发作时，护理人员必须仔细观察患者发作时的情况并及时记录以下情况：发作时间，躯体受累的部位，发作的过程，运动的类型或特点，眼球的背离，眼球震颤，瞳孔大小改变，发作过程中患者的状况，以及发作后患者的状况。

1. 防止损伤的护理措施　全身性强直-阵挛发作时常因强直-阵挛而出现舌、面部、肢体抓伤、淤血和擦伤。无张力性癫痫发作时也常有面部和颈部受伤。癫痫性发作时避免躯体受伤，扶持患者卧倒，防止跌伤或伤人。立即解开衣领、衣扣和腰带，迅速将缠有纱布的压舌板或小布卷置于患者一侧上、下白齿间，以防咬伤舌和面颊部。有假牙者必须取出。不可强行按压或用约束带捆扎抽搐的肢体以免造成骨折，可用枕头或其他柔软物保护大关节不至碰撞床栏等硬物，在背后垫一卷衣被之类的软物可以防止椎骨骨折。将患者的头部侧向一边，及时吸出呼吸道分泌物和呕吐物并给予吸氧，以减少呼吸道阻塞和改善缺氧。必要时配合行气管切开术或用人工呼吸机辅助呼吸。禁止口腔测温，应测腋温或肛温。少数患者在抽搐停止、意识恢复过程中有短时间的兴奋躁动，应防止自伤或伤人。

2. 饮食护理　评估患者的营养状况和营养需求。当癫痫发作时不能强行喂食，应用鼻饲。每日供给 8.4~16.8kJ（2 000~3 000kcal）热量，饮水量不超过 1 500ml。

3. 提供与疾病和治疗相关的知识　为患者提供足够的知识，对于提高药物治疗的依从性非常重要。患者能够理解药物治疗的目的和治疗的药物将有利于治疗方案的实施。通常患者需要很长的治疗期限，因此对患者的教育必须持续不断强化，教育内容还应包括生活习惯的改变以适应疾病所致的变化。

（四）健康教育

护理人员应制订全面详细的健康教育计划以帮助患者及其家属面对此病。健康教育计划需针对患者的情况进行全面的评估以确定患者的需求。教育计划需根据心理、生理、社会和职业以及所用药物的特性而定。

护理人员应提供详细的疾病和药物治疗的相关知识，不良反应的体征，患者必须明白每天按医嘱服药的必要性。

由于癫痫发作是慢性病症，不能完全治愈，因此患者必须理解疾病的相关知识、诱发因素和改变生活习惯的必要性。突然停药可致癫痫持续状态。癫痫发作时可有意识丧失，外出时随身携带癫痫诊疗卡，万一发作可得到及时的救助。

给家属提供建议，安排好患者的学习，选择可从事的职业和工作，但禁止参加带有危险的活动，如登高、游泳、驾驶以及在炉火或高压电机旁作业等。定期去医院随访。

六、护理评价

护理癫痫患者的目标是使患者：①发作时躯体受伤的危险减小甚至不受伤，无坠床、舌咬伤、窒息等发生。②摄入足够的营养。③对疾病的性质、治疗药物的方案和不良反应以及疾病影响生活、学习、工作的知识了解，能自觉坚持服药，学会调适心态平衡。

（闫　虹）

第三节　脑梗死

脑梗死（cerebral infarction，CI）又称缺血性脑卒中（cerebral ischemic stroke），包括脑血栓形成、腔隙性脑梗死和脑栓塞等，是指因各种原因导致脑部血液供应障碍，缺血、缺氧所致的局限性脑组织的缺血性坏死或软化。临床上最常见的有脑血栓形成、脑栓塞和腔隙性梗死。

脑血栓形成（cerebral thrombosis，CT）是脑梗死最常见的类型，约占全部脑梗死的60%，是在各种原因引起的血管壁病变基础上，脑动脉主干或分支动脉管腔狭窄、闭塞或血栓形成，引起脑局部血流减少或供应中断，使脑组织缺血、缺氧性坏死，出现局灶性神经系统症状和体征。

脑栓塞（cerebral embolism）是由各种栓子（血流中异常的固体、液体、气体）沿血液循环进入脑动脉，引起急性血流中断而出现相应供血区脑组织缺血、坏死及脑功能障碍。只要产生栓子的病原不消除，脑栓塞就有复发的可能。2/3的复发发生在第1次发病后的1年之内。脑栓塞急性期病死率与脑血栓形成大致接近，死因多为严重脑水肿引起的脑疝、肺炎和心力衰竭等。有10%～20%在10d内发生第2次栓塞，再发时病死率更高。约2/3患者留有偏瘫、失语、癫痫发作等不同程度的神经功能缺损。

腔隙性梗死是指大脑半球或脑干深部的小穿通动脉，在长期高血压基础上，血管壁发生病变，最终管腔闭塞，导致缺血性微梗死，缺血、坏死和液化的脑组织由吞噬细胞移走形成空腔，主要累及脑的深部白质、基底节、丘脑和脑桥等部位，形成腔隙性梗死灶。

一、病因与发病机制

（一）脑血栓形成

（1）脑动脉粥样硬化：是脑血栓形成最常见的病因，它多与主动脉弓、冠状动脉、肾动脉及其他外周动脉粥样硬化同时发生。但脑动脉硬化的严重程度并不与其他部位血管硬化完全一致。高血压常与脑动脉硬化并存、两者相互影响，使病变加重。高脂血症、糖尿病等则往往加速脑动脉硬化的进展。

（2）脑动脉炎：如钩端螺旋体感染引起的脑动脉炎。

（3）胶原系统疾病、先天性血管畸形、巨细胞动脉炎、肿瘤、真性红细胞增多症、血液高凝状态等。

（4）颈动脉粥样硬化的斑块脱落引起的栓塞称为血栓-栓塞：在颅内血管壁病变的基础上，如动脉内膜损害破裂或形成溃疡，在睡眠、失水、心力衰竭、心律失常等情况时，出现血压下降、血流缓慢，胆固醇易于沉积在内膜下层，引起血管壁脂肪透明变性、纤维增生、动脉变硬、纡曲、管壁厚薄不匀、血小板及纤维素等血液中有形成分黏附、聚集、沉着、形成血栓。血栓逐渐扩大，使动脉管腔变狭窄，最终引起动脉完全闭塞。缺血区脑组织因血管闭塞的快慢、部位及侧支循环能提供代偿的程度，而出现不同范围、不同程度的梗死。

脑部任何血管都可发生血栓形成，但以颈内动脉、大脑中动脉多见。血栓形成后，血流受阻或完全中断，若侧支循环不能代偿供血，受累血管供应区的脑组织则缺血、水肿、坏死。经数周后坏死的脑组织被吸收，胶质纤维增生或瘢痕形成，大病灶可形成中风囊。

（二）脑栓塞

脑栓塞的栓子来源可分为心源性、非心源性、来源不明性三大类。

1. 心源性　为脑栓塞最常见的原因。在发生脑栓塞的患者中约一半以上为风湿性心脏病二尖瓣狭窄并发心房颤动。在风湿性心脏病患者中有14%～48%的患者发生脑栓塞。细菌性心内膜炎心瓣膜上的炎性赘生物易脱落，心肌梗死或心肌病时心内膜病变形成的附壁血栓脱落，均可成为栓子。心脏黏液瘤、二尖瓣脱垂及心脏手术、心导管检查等也可形成栓子。

2. 非心源性　主动脉弓及其发出的大血管动脉粥样硬化斑块与附着物及肺静脉血栓脱落，也是脑栓塞的重要原因。其他如肺部感染、败血症引起的感染性脓栓；长骨骨折的脂肪栓子；寄生虫虫卵栓子；癌性栓子；胸腔手术、人工气胸、气腹以及潜水员或高空飞行员所发生的减压病时的气体栓子；异物栓子等均可引起脑栓塞。

3. 来源不明性　有些脑栓塞虽经现代先进设备、方法进行仔细检查仍未能找到栓子的来源。

（三）腔隙性梗死

主要病因为高血压导致小动脉及微小动脉壁脂质透明变性，管腔闭塞产生腔隙性病变。有资料认为舒张压增高对于多发性腔隙性梗死的形成更为重要。病变血管多为 $100 \sim 200\mu m$ 的深穿支，如豆纹动脉、丘脑穿通动脉及基底动脉中央支，多为终末动脉，侧支循环差。

二、临床表现

（一）脑血栓形成

（1）本病好发于中老年人，多见于 $50 \sim 60$ 岁以上的动脉硬化者，且多伴有高血压、冠心病或糖尿病；年轻发病者以各种原因的脑动脉炎为多见；男性稍多于女性。

（2）通常患者可有某些未引起注意的前驱症状，如头晕、头痛等；部分患者发病前曾有 TIA 史。

（3）多数患者在安静休息时发病，不少患者在睡眠中发生，次晨被发现不能说话，一侧肢体瘫痪。病情多在几小时或几天内发展达到高峰，也可为症状进行性加重或波动。多数患者意识清楚，少数患者可有不同程度的意识障碍，持续时间较短。神经系统体征主要决定于脑血管闭塞的部位及梗死的范围，常见为局灶性神经功能缺损的表现如失语、偏瘫、偏身感觉障碍等。

（4）临床分型：根据起病形式可分为以下几种。

1）可逆性缺血性神经功能缺损：此型患者的症状和体征持续时间超过 24h，但在 $1 \sim 3$ 周完全恢复，不留任何后遗症。可能是缺血未导致不可逆的神经细胞损害，侧支循环迅速而充分地代偿，发生的血栓不牢固，伴发的血管痉挛及时解除等。

2）完全型：起病 6h 内病情达高峰，为完全性偏瘫，病情重，甚至出现昏迷，多见于血栓 - 栓塞。

3）进展型：局灶性脑缺血症状逐渐进展，阶梯式加重，可持续 6h 至数日。临床症状因血栓形成的部位不同而出现相应动脉支配区的神经功能障碍。可出现对侧偏瘫、偏身感觉障碍、失语等，严重者可引起颅内压增高、昏迷、死亡。

4）缓慢进展型：患者症状在起病 2 周以后仍逐渐发展。多见于颈内动脉颅外段血栓形成，但颅内动脉逆行性血栓形成亦可见。多与全身或局部因素所致的脑灌流减少有关。此型病例应与颅内肿瘤、硬膜下血肿相鉴别。

（二）脑栓塞

1. 任何年龄均可发病　风湿性心脏病引起者以中青年为多，冠心病及大动脉病变引起者以中老年居多。

2. 通常发病无明显诱因　安静与活动时均可发病，以活动中发病多见。起病急骤是本病的主要特征。在数秒钟或很短的时间内症状发展至高峰。多属完全性脑卒中，个别患者可在数天内呈阶梯式进行性恶化，为反复栓塞所致。

3. 常见的临床症状　局限性抽搐、偏盲、偏瘫、偏身感觉障碍、失语等，意识障碍常较轻且很快恢复。严重者可突起昏迷、全身抽搐，可因脑水肿或颅内压增高，继发脑疝而死亡。

（三）腔隙性梗死

多见于中老年，男性多于女性，半数以上的患者有高血压病史，突然或逐渐起病，出现偏瘫或偏身感觉障碍等局灶症状。通常症状较轻、体征单一、预后较好，一般无头痛、颅高压和意识障碍，许多患者并不出现临床症状而由头颅影像学检查发现。

腔隙状态是本病反复发作引起多发性腔隙性梗死，累及双侧皮质脊髓束和皮质脑干束，出现严重精神障碍、认知功能下降、假性延髓性麻痹、双侧锥体束征、类帕金森综合征和尿便失禁等。

三、实验室检查

1. 血液检查　血常规、血生化（包括血脂、血糖、肾功能、电解质）血流动力学、凝血功能。

2. 影像学检查　如下所述。

（1）CT检查：是最常用的检查，发病当天多无改变，但可除外脑出血，24h以后脑梗死区出现低密度灶。脑干和小脑梗死CT多显示不佳。

（2）MRI检查：可以早期显示缺血组织的大小、部位，甚至可以显示皮质下、脑干和小脑的小梗死灶。

（3）血管造影CTA、MRA、DSA：可以发现血管狭窄、闭塞及其他血管病变，如动脉炎、脑底异常血管网、动脉瘤和动静脉畸形等。可以为脑卒中的血管内治疗提供依据。其中DSA是脑血管病变检查的金标准，缺点为有创，费用高，技术要求条件高。

3. TCD　对判断颅内外血管狭窄或闭塞、血管痉挛、侧支循环建立程度有帮助，还可用于溶栓监测。

4. 放射性核素检查　可显示有无脑局部的血流灌注异常。

5. 心电图检查　作为确定心肌梗死和心律失常的依据。超声心电图检查可证实是否存在心源性栓子，颈动脉超声检查可评价颈动脉管腔狭窄程度及动脉硬化斑块情况，对证实颈动脉源性栓塞有一定意义。

四、治疗要点

脑梗死患者一般应在卒中单元中接受治疗，由多科医师、护士和治疗师参与，实施治疗、护理康复一体化的原则，以最大限度地提高治疗效果和改善预后。

1. 一般治疗　主要为对症治疗，包括维持生命体征和处理并发症。主要针对以下情况进行处理：

（1）血压：缺血性脑卒中急性期血压升高通常不需特殊处理，除非收缩压>220mmHg或舒张压>120mmHg及平均动脉压>130mmHg。如果出现持续性的低血压，需首先补充血容量和增加心排血量，如上述措施无效，必要时可应用升压药。

（2）吸氧和通气支持：轻症、无低氧血症的患者无需常规吸氧，对脑干卒中和大面积梗死等病情危重或有气道受累者，需要气道支持和辅助通气。

（3）血糖：脑卒中急性期高血糖较常见，可以是原有糖尿病的表现或应激反应，当超过11.1mmol/L时应予以胰岛素治疗，将血糖控制在8.3mmol/L以下。

（4）脑水肿：多见于大面积梗死，脑水肿通常于发病后3～5d达高峰。治疗目标是降低颅内压、维持足够脑灌注和预防脑疝发生。可应用20%甘露醇125～250ml/次静点，6～8h1次；对心、肾功能不全者可改用呋塞米20～40mg静脉注射，6～8h1次；可酌情同时应用甘油果糖250～500ml/次静点，1～2/d；还用七叶皂苷钠和白蛋白辅助治疗。

（5）感染：脑组织患者（尤其存在意识障碍者）急性期容易发生呼吸道、泌尿系感染等，是导致病情加重的重要原因。患者采用适当体位，经常翻身叩背及防止误吸是预防肺炎的重要措施，肺炎的治疗主要包括呼吸支持（如氧疗）和抗生素治疗；尿路感染主要继发于尿失禁和留置导尿，尽可能避免插管和留置导尿，间歇导尿和酸化尿液可减少尿路感染，一旦发生应及时根据细菌培养和药敏试验应用敏感抗生素。

（6）上消化道出血：高龄和重症脑卒中患者急性期容易发生应激性溃疡，建议常规应用静脉抗溃疡药（H_2受体拮抗药）；对已发生消化道出血者，应进行冰盐水洗胃、局部应用止血药（如口服或鼻饲云南白药、凝血酶等）；出血量多引起休克者，必要时需要输注新鲜全血或红细胞成分输血。

（7）发热：由于下丘脑体温调节中枢受损、并发感染或吸收热、脱水引起，可增加患者死亡率及致残率。对中枢性发热患者应以物理降温为主，必要时予以人工亚冬眠。

（8）深静脉血栓形成：高龄、严重瘫痪和心房纤颤均增加深静脉血栓形成的危险性，也增加了发生肺栓塞的风险。应鼓励患者尽早活动，下肢抬高，避免下肢静脉输液（尤其是瘫痪侧）。对有发生血栓形成风险的患者可预防性药物治疗，首选低分子肝素4 000U皮下注射，1～2次/d。对发生近端深静脉血栓形成、抗凝治疗症状无缓解者应给予溶栓治疗。

（9）水电解质平衡紊乱：脑卒中时由于神经内分泌功能紊乱、进食减少、呕吐及脱水治疗常并发水电解质紊乱，主要包括低钾血症、低钠血症和高钠血症。应对患者常规进行水电解质监测并及时加以纠正，纠正低钠血症和高钠血症均不宜过快，防止脑桥中央髓鞘溶解和加重脑水肿。

（10）心脏损伤：脑卒中合并的心脏损伤是脑心综合征的表现之一，主要包括急性心肌缺血、心肌梗死、心律失常及心力衰竭。脑卒中急性期应密切观察心脏情况并及时治疗。慎用增加心脏负担的药物，注意输液速度及输液量，对高龄患者或原有心脏病者甘露醇用量减半或改用其他脱水药，积极处理心肌缺血、心肌梗死、心律失常或心功能衰竭等心脏损伤。

（11）癫痫：如有癫痫发作或癫痫持续状态时可给予相应处理。脑卒中2周后如发生癫痫，应长期抗癫痫治疗。

2. 特殊治疗　包括早期溶栓治疗、抗血小板治疗、抗凝治疗、血管内治疗、细胞保护治疗和外科治疗等。

（1）早期溶栓：脑血栓形成发生后，尽快恢复脑缺血区的血液供应是急性期的主要治疗原则。早期溶栓是指发病后6h内采用溶栓治疗使血管再通，可减轻脑水肿，缩小梗死灶，恢复梗死区血液灌流，减轻神经元损伤，挽救缺血半暗带。

1）重组组织型纤溶酶原激活剂（rt－PA）：可与血栓中纤维蛋白结合成复合体，后者与纤溶酶原有高度亲和力，使之转变为纤溶酶，以溶解新鲜的纤维蛋白，故rt－PA只引起局部溶栓，而不产生全身溶栓状态。其半衰期为3～5min，剂量为0.9mg/kg（最大剂量90mg），先静滴10%（1min），其余剂量连续静滴，60min滴完。

2）尿激酶：是目前国内应用最多的溶栓药，可渗入血栓内，同时激活血栓内和循环中的纤溶酶原，故可起到局部溶栓作用，并使全身处于溶栓状态。其半衰期为10～16min。用100万～150万U，溶于生理盐水100～200ml中，持续静滴30min。

3）链激酶：它先与纤溶酶原结合成复合体，再将纤溶酶原转变为纤溶酶，半衰期为10～18min，常用量10万～50万U。

（2）抗血小板治疗：常用抗血小板聚集剂包括阿司匹林和氯吡格雷。未行溶栓治疗的急性脑梗死患者应在48h内服用阿司匹林，但一般不在溶栓后24h内应用阿司匹林，以免增加出血风险。一般认为氯吡格雷的疗效优于阿司匹林，可口服75mg/d。

（3）抗凝治疗：主要包括肝素、低分子肝素和华法林。一般不推荐急性缺血性脑卒中后急性期应用抗凝药来预防脑卒中复发、阻止病情恶化或改善预后。但对于长期卧床，特别是并发高凝状态有形成深静脉血栓和肺栓塞的趋势者，可以用低分子肝素预防治疗。对于心房纤颤者可以应用华法林治疗。

（4）脑保护治疗：包括自由基清除药、阿片受体阻滞药、电压门控性钙通道阻断药、兴奋性氨基酸受体阻断药和镁离子等，可通过降低脑代谢、干预缺血引发细胞毒性机制减轻缺血性脑损伤。

（5）血管内治疗：包括经皮腔内血管成形术和血管内支架置入术等。对于颈动脉狭窄＞70%，而神经功能缺损与之相关者，可根据患者情况考虑行相应的血管内介入治疗。

（6）外科治疗：对于有或无症状、单侧重度颈动脉狭窄＞70%，或经药物治疗无效者可以考虑进行颈动脉内膜切除术，但不推荐在发病24h进行。幕上大面积脑梗死伴严重脑水肿、占位效应和脑疝形成征象者，可行去骨瓣减压术；小脑梗死使脑干受压导致病情恶化时，可行抽吸梗死小脑组织和颅后窝减压术。

（7）其他药物治疗：降纤治疗可选用巴曲酶，使用中注意出血并发症。

（8）中医药治疗：丹参、川芎嗪、葛根素、银杏叶制剂等可降低血小板聚集、抗凝、改善脑血流、降低血液黏度。

（9）康复治疗：应早期进行，并遵循个体化原则，制定短期和长期治疗计划，分阶段、因地制宜地选择治疗方法，对患者进行针对性体能和技能训练，降低致残率，增进神经功能恢复，提高生活质量。

五、护理措施

（一）基础护理

保持床单位清洁、干燥、平整；患者需在床上大小便时为其提供隐蔽、方便的环境，指导患者学会和配合使用便器；协助定时翻身、叩背；每天温水擦浴 1～2 次，大小便失禁者及时擦洗，保持会阴部清洁；鼓励患者摄取充足的水分和均衡的饮食，饮水呛咳或吞咽困难者遵医嘱予鼻饲；保持口腔清洁，鼻饲或生活不能自理者协助口腔护理；养成定时排便的习惯，便秘者可适当运动或按摩下腹部，必要时遵医嘱使用缓泻药；协助患者洗漱、进食、沐浴和穿脱衣服等。

患者卧床时上好床栏，走廊、厕所要装扶手，可便患者坐起、扶行；地面保持平整，防湿、防滑；呼吸器和经常使用的物品置于床头患者伸手可及处；患者穿防滑软底鞋，衣着宽松；行走不稳或步态不稳者有专人陪伴，选用三角手杖等辅助工具。

告知患者不要自行使用热水瓶或用热水袋取暖。

（二）疾病护理

观察意识、瞳孔、生命体征的变化；观察有无头痛、眩晕、恶心、呕吐等症状以及偏瘫、失语等神经系统体征的变化；观察有无癫痫发作，记录发作的部位、形式、持续时间；观察有无呕血或黑粪。

正确摆放患者的良肢位，并协助体位变换以抑制患侧痉挛；加强患侧刺激以减轻患侧忽视：所有护理工作及操作均在患者患侧进行，床头柜置于患侧，与患者交谈时在患者患侧进行，引导患者将头转向患侧；根据病情指导患者进行床上运动训练：如 Bobath 握手、桥式运动、关节被动运动、坐起训练；恢复期可指导患者进行转移动作训练、坐位训练、站立训练、步行训练、平衡共济训练、日常生活活动训练等；患者吞咽困难，不能进食时遵医嘱鼻饲流食，并做好胃管的护理；饮水呛咳的患者选择半流或糊状食物，进食时保持坐位或半坐位，进餐时避免分散患者注意力；如果患者出现呛咳、误吸或呕吐，立即让患者取头侧位，及时清除口鼻分泌物和呕吐物，预防窒息和吸入性肺炎。

失语或构音障碍的患者应鼓励其采取不同方式向医护人员或家属表达自己的需要，可借助卡片、笔、本、图片、表情或手势等进行简单有效的交流；运动性失语者尽量提一些简单的问题让患者回答"是""否"或点头、摇头表示，与患者交流时语速要慢；感觉性失语的患者与其交流时应减少外来干扰，避免患者精神分散；听力障碍的患者可利用实物或图片与其交流；对于有一定文化，无书写障碍的患者可用文字书写法进行交流；护士可以配合语言治疗师指导患者进行语言训练。

加强用药护理：使用溶栓抗凝药物时应严格把握药物剂量，密切观察意识和血压变化，定期进行神经功能评估，监测出凝血时间、凝血酶原时间，观察有无皮肤及消化道出血倾向，有无头痛、急性血压升高、恶心、呕吐和颅内出血的症状；有无栓子脱落引起的小栓塞，如肠系膜上动脉栓塞可引起腹痛，下肢静脉栓塞可出现皮肤肿胀、发红及肢体疼痛、功能障碍等；使用钙通道阻滞药如尼莫地平时，因能产生明显的扩血管作用，可导致患者头部胀痛、颜面部发红、血压降低等，应监测血压变化，控制输液滴速，一般小于每分钟 30 滴，告知患者和家属不要随意自行调节输液速度；使用低分子右旋糖酐时应密切观察有无发热、皮疹甚至过敏性休克的发生。

大脑左前半球受损可以导致抑郁，加之由于沟通障碍，肢体功能恢复的过程长，日常生活依赖他人照顾，如果缺少家庭和社会支持，患者可能产生焦虑或抑郁，而焦虑和抑郁情绪阻碍了患者的有效康复，从而严重影响患者的生活质量。因此应重视对精神情绪变化的监控，提高对抑郁、焦虑状态的认识，及时发现患者的心理问题，进行针对性心理治疗（解释、安慰、鼓励、保证等），以消除患者思想顾虑，稳定情绪，增强战胜疾病的信心。

（三）健康指导

1. 疾病知识和康复指导　指导患者和家属了解本病的基本病因、主要危险因素和危害，告知本病的早期症状和就诊时机，掌握本病的康复治疗知识与自我护理方法，帮助分析和消除不利于疾病康复的因素，落实康复计划；鼓励患者树立信心，克服急于求成心理，循序渐进，坚持锻炼，增强自我照顾的能力；鼓励家属关心体贴患者，给予精神支持和生活照顾，但要避免养成患者的依赖心理。

2. 合理饮食　进食高蛋白、低盐低脂、低热量的清淡饮食，多吃新鲜蔬菜、水果、谷类、鱼类和豆类，戒烟、限酒。

3. 日常生活指导　适当运动，如慢跑、散步等，每天 30min 以上，合理休息和娱乐；日常生活不要依赖他人，尽量做力所能及的家务；患者起床、坐起或低头系鞋带等体位变换时动作宜缓慢，转头不宜过猛过急，洗澡时间不宜过长，平时外出时有人陪伴，防止跌倒；气候变化时注意保暖，防止感冒。

4. 预防复发　遵医嘱正确服用降压、降糖和降脂药物；定期门诊检查，了解血压、血糖、血脂和心功能情况，预防并发症和脑卒中复发。当患者出现头晕、头痛、一侧肢体麻木无力、讲话吐词不清或进食呛咳、发热、外伤时应及时就诊。

（闫　虹）

第四节　帕金森病

帕金森病（Parkinson disease，PD）又称震颤麻痹（paralysis agitans），是一种中老年常见的神经系统变性疾病，以黑质多巴胺能神经元变性缺失和路易小体形成为病理特性，以静止性震颤、运动迟缓、肌强直和姿势步态异常为临床特征。本病起病缓慢，逐渐进展。男性稍多于女性。65 岁以上的老年人群患病率为 2%。目前，我国帕金森病患者人数已超过 200 万。高血压脑动脉硬化、脑炎、外伤、中毒、基底核附近肿瘤以及吩噻嗪类药物等所产生的震颤、强直等症状，称为帕金森综合征。

一、病因

本病的病因未明，目前认为 PD 非单因素引起，可能为多因素共同参与所致，可能与下列因素有关。

1. 年龄老化　本病 40 岁以前极少发病，主要发生于 50 岁以上的中老年人，60 岁以上发病明显增多，提示年龄老化与发病有关。实际上，只有当黑质多巴胺能神经元数目减少 50% 以上，纹状体多巴胺递质含量减少 80% 以上，临床才会出现帕金森病的运动障碍症状。正常神经系统老化并不会达到这一水平，故年龄老化只是帕金森病发病的一个促发因素。

2. 环境因素　流行病学调查显示，长期接触环境中与吡啶类衍生物 1 - 甲基 - 4 - 苯基 1，2，3，6 - 四氢吡啶（MPTP）分子结构类似的杀虫剂、除草剂或某些工业化学品等可能是 PD 发病的危险因素。MPTP 本身并无毒性，但在脑内经 B 型单胺氧化酶（MAO - B）的作用转变成有毒性的甲基苯基吡啶离子（MPP +），后者被多巴胺转运载体选择性摄入黑质多巴胺能神经元内，抑制线粒体呼吸链复合物 I 型的活性，抑制细胞的能量代谢，从而导致细胞死亡。故 PD 的发病与工业、农业毒素有关。

3. 遗传因素　本病在一些家族中呈聚集现象，有报道 10% 左右的 PD 患者有家族史，包括常染色体显性遗传或常染色体隐性遗传。目前分子遗传学的研究证明导致 PD 发病的重要致病基因有：PARK1、PARK2、PARK5、PARK7 等。

二、发病机制

1. 神经递质的平衡受到破坏　多巴胺和乙酰胆碱是纹状体内两种重要的神经递质，功能互相拮抗，维持二者之间的平衡对于基底节环路活动起着重要的调节作用。脑内多巴胺递质主要是黑质 - 纹状体通路。帕金森病时由于黑质多巴胺能神经元变性、缺失，纹状体多巴胺含量显著降低（超过 80%），造成乙酰胆碱系统功能相对亢进，导致肌张力增高、运动减少等临床表现。

— 172 —

2. 发病机制　导致黑质多巴胺能神经元变性死亡的确切发病机制目前尚不完全清楚，但已知氧化应激、线粒体功能缺陷、蛋白错误折叠和聚集、胶质细胞增生和炎性反应等在黑质多巴胺能神经元变性死亡中起着重要作用。

三、临床表现

1. 静止性震颤　常为本病的首发症状。多自一侧上肢远端开始，表现为规律性手指屈曲和拇指对掌运动，类似"搓丸样"动作。具有静止时明显、精神紧张时加重、做随意动作时减轻、睡眠时消失等特征。震颤可逐渐扩展至四肢，但上肢通常比下肢明显，下颌、口、唇、舌及头部受累较晚。少数患者无震颤，尤其是发病年龄在 70 岁以上者。

2. 肌强直　本病肌强直系锥体外系性肌张力增高，即伸肌和屈肌的张力同时增高。当腕、肘关节被动运动时，检查者感受到的阻力增高是均匀一致的，称为"铅管样肌强直"。如患者合并有震颤，则在伸屈肢体时可感到在均匀阻力上出现断续的停顿，如同齿轮转动一样，称为"齿轮样肌强直"。另外，有一种具有早期诊断价值的体征称为"路标现象"，即嘱患者将双肘关节立于桌面上，使前臂和桌面呈垂直位置，双臂及腕部肌肉放松，正常人腕关节和前臂成 90°角，而 PD 患者由于腕部肌肉强直而使腕关节呈伸直位置，很像铁路上竖立的路标。

3. 运动迟缓　患者可表现多种动作的减慢、随意运动减少，尤其以开始动作时为明显。如坐下时不能起立，起床、翻身、解系纽扣或鞋带、穿鞋、穿衣、洗脸、刷牙等日常活动均发生困难。有书写时字越写越小的倾向，称为"写字过小征"。面部表情肌少动，表现为面部无表情、不眨眼、双眼凝视，称为"面具脸"。

4. 姿势步态异常　由于颈肌、躯干肌强直而使患者站立时呈特殊屈曲体态，表现头前倾、躯干俯屈、肘关节屈曲、腕关节伸直、前臂内收、髋、膝关节略弯曲等。步态异常最为突出，表现为走路拖步，迈步时身体前倾，行走时步距缩短，上肢协同摆动的联合动作较少或消失。"慌张步态"是帕金森患者特有的体征，表现为行走时起步困难，一迈步时即以极小的步伐前冲，越走越快，不能立刻停下脚步。

5. 其他症状　①口、咽和腭肌运动障碍表现为：讲话缓慢、语调低、吐字不清、流涎和吞咽困难等；②自主神经紊乱表现为：顽固性便秘、夜间大量出汗、直立性低血压；③精神症状表现为：抑郁症、幻觉、思维迟钝等；④疾病晚期可出现智力衰退现象。

四、实验室检查

1. 生化检测　采用高效液相色谱（HPLC）可检测到脑脊液和尿中高香草酸（HVA）含量降低。

2. 基因诊断　采用 DNA 印记技术、PCR、DNA 序列分析等可能发现基因突变。

3. 功能显像诊断　采用 PET 或 SPECT 进行特定的放射性核素检测，可显示脑内多巴胺转运体（DAT）功能显著降低，多巴胺递质合成减少以及 D2 型多巴胺受体活性早期超敏、晚期低敏等，对早期诊断、鉴别诊断及监测病情有一定价值。

五、治疗要点

（一）药物治疗

目前，药物治疗是 PD 最主要的治疗方法。通过维持纹状体内的乙酰胆碱和多巴胺两种神经递质的平衡，使临床症状得以改善。患者需长期或终身服药，遵循从小剂量开始，缓慢递增的原则，尽量以较小的剂量取得较满意的疗效。

1. 抗胆碱药　对震颤和肌强直有效，对运动迟缓疗效较差。适用震颤突出且年龄较轻的患者。常用药物有：苯海索（安坦）、甲磺酸苯扎托品等。合并有青光眼和前列腺肥大者禁用。

2. 金刚烷胺　能促进神经末梢释放多巴胺，并阻止其再吸收。能改善震颤、肌强直、运动迟缓等症状，适用于轻症患者，可单独使用，但维持时间短，常与左旋多巴等药合用。癫痫患者慎用。

3. 多巴胺替代治疗　可补充黑质纹状体内多巴胺的不足，是 PD 最重要的治疗方法。由于多巴胺不能透过血－脑屏障，常用左旋多巴替代治疗，可增强疗效和减少外周反应，主要复方左旋多巴制剂药物有：美多巴（由左旋多巴 200mg 和苄丝肼 50mg 组成）及息宁（由左旋多巴 200mg 和卡比多巴 20mg 组成）。

4. 多巴胺受体激动剂　通过直接刺激突触后膜多巴胺受体而发挥作用，已逐渐成为治疗 PD 的另一大类重要药物。主要药物有：溴隐亭、吡贝地尔（泰舒达）、普拉克索等。

5. 单胺氧化酶 B（MAO－B）抑制药　可阻止多巴胺降解，增加脑内多巴胺含量。主要药物有：司来吉米。精神病患者慎用，不宜与氟西汀合用。

6. 儿茶酚－氧位－甲基转移酶抑制药（COMTI）　通过抑制左旋多巴在外周代谢，维持左旋多巴血浆浓度的稳定，加速通过血－脑屏障，增加脑内纹状体多巴胺的含量。该药单独使用无效，需与美多巴或息宁等合用方可增强疗效，减少症状波动反应。主要药物有：托卡朋（答是美）和恩托卡朋（柯丹）。

（二）外科治疗

适用于药物治疗无效或不良反应严重患者。手术治疗可改善症状，但术后仍需继续服药，故不能作为首选治疗方法。目前开展的手术有：苍白球毁损术、丘脑毁损术、脑深部电刺激术等。

（三）细胞移植治疗及基因治疗

目前尚处在动物实验阶段，是在探索中具有广阔前景的治疗方法。

（四）康复治疗

对改善 PD 症状有一定作用，通过进行语言、进食、肢体运动等训练和指导，改善患者生活质量，减少并发症发生。

六、护理措施

（一）基础护理

1. 皮肤护理　①预防压疮：注意保持床铺清洁、平整、干燥，协助翻身，避免长时间坐位；②促进舒适：出汗多患者，穿柔软、宽松的棉布衣裤，协助勤换衣服、被褥，勤洗澡。

2. 提供生活方便　①注意床的高度适中，方便患者上下床，两边有床栏保护；②呼叫器、茶杯、纸巾、便器、手杖等放于患者伸手可触及处，方便取用；③室内或走道配备扶手等辅助设施。

3. 饮食护理　给予高热量、高维生素、高纤维素、低盐、低脂、适量优质蛋白质的易消化饮食。

4. 心理护理　PD 患者常常有自卑、焦虑、忧郁、恐惧甚至绝望心理。①应细心观察患者的心理反应，鼓励患者表达并注意倾听其心理感受；②与患者讨论身体健康状况改变所造成的影响，及时给予正确的信息和引导；③鼓励患者尽量维持过去的兴趣和爱好，帮助培养和寻找新的简单易做的嗜好；④鼓励患者多与人交往并指导家属关心体贴患者，以创造良好的亲情和人际关系氛围。

（二）疾病护理

1. 对症护理　如下所述。

（1）运动护理：目的在于防止和推迟关节僵直和肢体挛缩，克服运动障碍的不良影响。①尽量参与各种形式的活动，如散步、太极拳等，注意保持身体和各关节的活动强度和最大活动范围。②有目的、有计划地锻炼，鼓励患者自主活动及做力所能及的事情，尽可能减少对他人的依赖，如患者起坐有困难，应每天做完一般运动后反复练习起坐动作。③注意头颈部直立姿势，预防畸形。④有起步困难和步行时突然僵住不动者，指导其思想放松，目视前方，双臂自然摆动，脚抬高，足跟先着地，家属不要强行拖曳；感到脚沾地时，可先向后退一步，再往前走，比直接向前容易。⑤过度震颤者，可坐在有扶手的椅子上，手抓住椅臂，控制震颤。⑥有显著运动障碍而卧床不起者，应帮助患者采取舒适体位，被动活动，按摩四肢肌肉，注意动作轻柔，避免造成疼痛和骨折。

（2）安全护理：①防烫伤和烧伤，如对上肢震颤未能控制、日常生活动作笨拙的患者，应避免患者自行使用液化气和自行从开水瓶倒水，让患者使用带有大把手且不易打碎的不锈钢饭碗、水杯和汤勺等；②防自伤、自杀、走失、伤人等意外发生，如患者有幻觉、错觉、忧郁、欣快等精神症状或意识模糊、智能障碍，应专人陪护；严格交接班制度，禁止患者自行使用锐利器械和危险品；按时服药，送服到口等。

2. 并发症护理　PD常需要长期或终身服药，做好用药指导及护理可有效预防并发症发生。

（1）根据患者的年龄、症状类型、严重程度、就业情况、药物价格和经济承受能力等选择药物。

（2）注意药物疗效观察：服药过程中要仔细观察震颤、肌强直和其他运动功能、语言功能的改善程度、观察患者起坐的速度、步行的姿势，讲话的音调与流利程度、写字、梳头、扣纽扣、系鞋带以及进食动作，以确定药物疗效。

（3）药物不良反应的观察及处理

1）胃肠道反应：如服用复方多巴制剂、多巴胺受体激动药等常可出现食欲减退、恶心、呕吐、腹痛、便秘等不适。在吃药前吃一点面包、饼干等面食或者服用多潘立酮对抗，可有效缓解胃肠道反应。

2）体位性低血压：抗PD药物几乎都能导致体位性低血压。注意起床或由坐位起立时动作缓慢，遵医嘱减少服药剂量或改用影响血压较小的药物。

3）精神、神经系统症状：多数抗PD药物可出现兴奋、失眠、幻觉、错觉、妄想等不良反应，应注意观察，做好安全护理并遵医嘱对症处理、调整药物剂量或种类。

4）开－关现象：是长期服用复方左旋多巴制剂后出现的不良反应。指患者突然出现症状加重，全身僵硬，寸步难行，但未进行任何治疗，症状数分钟后又突然消失的现象。此现象可在患者日常生活的任何时间和状态下发生，与服药时间和剂量无关。可能是由多巴胺受体的功能失调引起。在每天保持总药量不变的前提下，通过减少每次剂量、增加服药次数或适当加用多巴胺受体激动剂，减少左旋多巴用量，可以减少该现象发生。

5）剂末现象：又称疗效减退。指每次服药后作用时间逐渐缩短，表现为症状有规律性的波动，即刚服药后不久症状最轻，几小时后症状逐渐加重，直到下一顿药服下后症状才又减轻。与有效血药浓度有关，可以预知，增加每天总剂量并增加服用次数可以预防。

6）异动症：是长期左旋多巴治疗中常见的不良反应。表现舞蹈症或手足徐动样不自主运动，如肢体的舞动、躯干的摇摆、下颌的运动、做各种姿势和痉挛样活动等。一般在服药后1~2h或清晨服药前出现。减少左旋多巴单次剂量或睡前服用多巴胺受体激动剂可缓解症状。

（三）健康指导

1. 预防便秘　应指导患者多食含纤维素多、新鲜的蔬菜、水果，多喝水，指导腹部按摩，促进肠蠕动，每日养成定时排便的习惯以促进排便。如有顽固性便秘，可遵医嘱使用果导、番泻叶等缓泻剂或给予开塞露塞肛、灌肠、人工排便等。

2. 服药指导　①左旋多巴：一般每天三餐前1h的空腹状态下服用，可以保证药物充分的吸收，并发挥最大效果。每天服药的时间应该相对固定，要尽量避免忽早忽晚，甚至漏服、多服的不规则用药方式。美多巴和息宁两种药物不能同时服用，以避免左旋多巴过量。避免在每次吃药前，进食高蛋白食物，如牛奶、豆浆、鱼类、肉类，更不能用牛奶、豆浆替代开水服药（蛋白质在肠道内分解成氨基酸，妨碍左旋多巴的吸收，影响疗效）。可以在服药起药物疗效后，适当补充蛋白质食物。②金刚烷胺：不能与酒同时服用；对于失眠者，建议早、中各服1片，尽量避免晚上睡前服用，以免影响睡眠。③单胺氧化酶B型（MAO－B）抑制药：早、中餐后服用可避免恶心和失眠。④儿茶酚氧位－甲基转移酶抑制药：部分患者尿液可变成深黄色或橙色，与药物的代谢产物本身颜色有关，对健康无害。⑤抗胆碱药：槟榔是拟胆碱能食物，可降低该药疗效，应避免食用。

3. 照顾者指导　①应关心体贴患者，协助进食、服药和日常生活的照顾；②督促患者遵医嘱正确服药，防止错服和漏服，细心观察，积极预防并发症和及时识别病情变化，及时就诊；③患者外出有专人陪伴，如患者有精神、智能障碍，可在患者衣服口袋放置写有患者姓名、住址、联系电话的"安全卡片"，或佩带手腕识别牌、以防走失。

（李　赫）

第五节 多发性神经病

多发性神经病（polyneuropathy）又称末梢神经病，以往也称为周围神经炎、末梢神经炎。是不同病因引起的，表现为四肢远端对称性的或非对称性的运动、感觉以及自主神经功能障碍性疾病。

一、病因与发病机制

1. 感染 如下所述。

（1）周围神经的直接感染：如麻风、带状疱疹。

（2）伴发或继发于各种急性和慢性感染：如流行性感冒、麻疹、水痘、腮腺炎、猩红热、传染性单核细胞增多症、钩端螺旋体、疟疾、布氏杆菌病、AIDS 病等。

（3）细菌分泌的毒素对周围神经有特殊的亲和力：如白喉、破伤风、菌痢等。

2. 代谢及内分泌障碍 糖尿病、尿毒症、血卟啉病、淀粉样变性、痛风、甲状腺功能减退、肢端肥大症，各种原因引起的恶病质。

3. 营养障碍 B 族维生素缺乏，慢性酒精中毒、妊娠、胃肠道的慢性疾病及手术后。

4. 化学因素 药物、化学品、重金属。

5. 感染后或变态反应 吉兰 - 巴雷综合征、血清注射或疫苗接种后、注射神经节苷脂等。

6. 结缔组织疾病 如红斑狼疮、结节性多动脉炎、硬皮病、巨细胞性动脉炎、类风湿关节炎、结节病、干燥综合征等。

7. 遗传 遗传性共济失调性周围神经病、进行性肥大性多发性神经病、遗传性感觉性神经根神经病等。

8. 其他 原因不明、癌瘤性、动脉粥样硬化性、慢性、进行性、复发性或多发性神经病。

多发性神经病的病理改变主要是周围神经的节段性脱髓鞘和轴突变性或两者兼有，少数病例可伴有神经肌肉连接点的改变。

二、临床表现

1. 感觉障碍 受累肢体远端感觉异常，如针刺、蚁走、烧灼感、触痛等。与此同时或稍后出现肢体远端对称性深浅感觉减退或缺失，呈或长或短的手套袜子样分布。

2. 运动障碍 肢体远端对称性无力，轻重不等，可有轻瘫甚至全瘫。肌张力低下，腱反射减弱或消失。肌肉萎缩，在上肢以骨间肌、蚓状肌、鱼际肌；下肢以胫前肌、腓骨肌明显。可出现垂腕与垂足。后期可出现肌肉萎缩、肢体挛缩及畸形。

3. 自主神经障碍 肢体末端皮肤对称性菲薄、光亮或脱屑、变冷、苍白或青紫、汗多或无汗、指（趾）甲粗糙、松脆，甚至溃烂。

上述症状通常同时出现，呈四肢远端对称性分布，由远端向近段扩展。

三、实验室检查

1. 实验室检查 除个别患者可有脑脊液蛋白含量轻度增高外，一般均正常。

2. 肌电图 可见神经源性改变，不同神经传导速度检查可见不同程度的传导阻滞。

3. 神经组织活检 可有不同程度的髓鞘脱失或轴突变性。

四、治疗要点

1. 病因治疗 根据不同病因采取不同的方法。如铅中毒应立即脱离中毒环境、阻止毒物继续进入体内，及时应用特殊解毒剂治疗。异烟肼中毒除立即停药，加大输液量、利尿、通便外，大剂量维生素 B_6 的应用，具有重要的治疗意义。乙醇中毒者，禁酒是治疗的关键，并应用大剂量维生素 B_1 肌内注射。糖尿病性者应调整控制糖尿病的药物用量、严格控制病情发展。结缔组织疾病及变态反应性可应用皮质类固醇治疗。因营养缺乏及代谢障碍或感染所致者，应积极治疗原发疾病。

2. 一般治疗 急性期应卧床休息。各种原因引起的多发性神经炎，均应早期足量地应用维生素 B_1、维生素 B_2、维生素 B_6、维生素 B_{12} 及维生素 C 等。尚可根据情况选用 ATP、辅酶 A、地巴唑、肌苷等药物。疼痛剧烈者可选用止痛药、卡马西平、苯妥英钠或阿米替林。

五、护理措施

（一）基础护理

1. 生活护理 如下所述。

（1）评估患者的生活自理能力，满足患者的生活所需，给予进食、穿衣、洗漱、大小便及个人卫生等生活上照顾。

（2）做好口腔护理，以增进患者舒适感。

（3）做好皮肤护理，勤换衣服、被褥，勤洗澡，保持皮肤清洁，指导涂抹防裂油膏，预防压疮发生。

2. 饮食护理 如下所述。

（1）戒烟、戒酒。

（2）给予高热量、高维生素、清淡易消化饮食，多吃新鲜水果、蔬菜，补充 B 族维生素。

3. 环境护理 如下所述。

（1）床铺要有保护性床栏，防止患者坠床。

（2）走廊厕所要装有扶手，以方便患者起坐、扶行。

（3）地面要保持平整干燥，去除门槛，防潮湿。

4. 心理护理 如下所述。

（1）给患者提供有关疾病、治疗及预后的可靠信息。

（2）关心、尊重患者，多与患者交谈，鼓励患者表达自己的感受，指导患者克服焦虑、悲观情绪，适应患者角色。

（3）鼓励患者正确对待康复过程中遇到的困难，增强患者自我照顾能力与自信心。

（二）疾病护理

（1）指导患者进行肢体的主动和被动运动，并辅以针灸、理疗、按摩，防止肌肉萎缩和关节挛缩，促进知觉恢复。

（2）鼓励患者在能够承受的活动范围内坚持日常生活活动锻炼，并为其提供宽敞的活动环境和必要的辅助设施。

（3）避免高温或过冷刺激：谨慎使用热水袋或冰袋，防止烫伤或冻伤。

（三）健康指导

1. 疾病知识指导 告知患者及家属疾病相关知识与自我护理方法，帮助患者分析寻找病因和不利于恢复的因素，指导患者保持平衡心态，积极治疗原发疾病。

2. 合理饮食 多吃富含 B 族维生素的食物，如绿叶蔬菜、新鲜水果、大豆、谷类、蛋、瘦肉、肝等，戒烟酒，保证营养均衡。

3. 自我护理指导 生活有规律，经常适当运动和肢体功能锻炼，注意防止跌倒、坠床和烫伤。每晚睡前用温水泡脚，以促进血液循环和感觉恢复，增进睡眠。糖尿病周围神经病者应特别注意保护足部，预防糖尿病足。

4. 就诊指导 定期门诊复查，当感觉和运动障碍症状加重或出现外伤、感染、尿潴留或尿失禁时立即就诊。

（李 赧）

第七章

急重症护理

第一节　休克

休克（Shock）即由于各种严重创伤、失血、感染等导致神经体液因子失调，心输出量及有效循环血容量不足，微循环灌注量明显下降，因而无法维持重要生命脏器的灌流，以致缺血、缺氧、代谢紊乱等引起一系列病理、生理变化的综合征。休克的原因很多，有效循环血容量锐减是其共同特点。

一、休克分类

休克可因病因不同分为以下6种。

（1）低血容量休克：包括失血、失液、烧伤、过敏、毒素、炎性渗出等。

（2）创伤性休克：创伤后除血液丢失外，组织损伤大量液体的渗出，毒素的分解释放、吸收，以及神经疼痛因素等，都可导致休克。

（3）感染性休克：多见于严重感染，体内毒素产物吸收所致等。

（4）心源性休克：见于急性心肌梗死，严重心肌炎，心律失常等。

（5）过敏性休克：为药物或免疫血清等过敏而引起。

（6）神经源性休克：见于外伤，骨折和脊髓麻醉过深等。

二、休克病理机制

各种原因引起的休克虽各有特点，但最终导致的生理功能障碍大致相同，有效循环血容量不足是重要因素，心输出量下降是直接过程，血管床的容积扩大，微循环淤血，器官功能障碍是最终结果。

（1）休克早期又称缺血性缺氧期：此期实际上是机体的代偿期，微循环受休克动因的刺激，使儿茶酚胺、血管紧张素、加压素、TXA等体液因子大量释放，导致末梢小动脉、微循环、毛细血管前括约肌、微静脉持续痉挛，使毛细血管前阻力增加，大量真毛细血管关闭，故循环中灌流量急剧减少。上述变化使血液重新分布，以保证心脏等重要脏器的血供，故具有代偿意义。随着病情的发展，某些血管中的微循环动静脉吻合支开放，使部分微循环血液直接进入微静脉（直接通路）以增加回心血量。此期患者表现为精神紧张，烦躁不安，皮肤苍白、多汗，呼吸急促，心率增速，血压正常或偏高，如立即采取有效措施容易恢复，若被忽视，则病情很快恶化。

（2）休克期又称淤血期或失代偿期：此期系小血管持续收缩，组织明显缺氧，经无氧代谢后大量乳酸堆积，毛细血管前括约肌开放，大量血液进入毛细血管网，造成微循环淤血，血管通透性增强，大量血浆外渗，此外，白细胞在微血管上黏附，微血栓形成，使回心血量明显减少，故血压下降，组织细胞缺氧及血管受损加重。除儿茶酚胺，血管加压素等体液因素外，白三烯（LTS）纤维连接素（Fn），肿瘤坏死因子（TNF），白介素（TL），氧自由基等体液因子均造成细胞损害，也为各种原因休克的共同规律，被称为"最后共同通路"。临床表现为表情淡漠，皮肤黏膜发绀，中心静脉压降低，少尿或无尿，及一些脏器功能障碍的症状。

（3）休克晚期又称DIC期：此期指在毛细血管淤血的基础上细胞缺氧更重，血管内皮损伤后胶原暴露，血小板聚集，促发内凝及外凝系统，在微血管形成广泛的微血栓，细胞经持久缺氧后胞膜损伤，溶酶体释放，细胞坏死自溶，并因凝血因子的消耗而播散出血，同时，因胰腺、肝、肠缺血后分别产生心肌抑制因子（MDF）、血管抑制物质（VDM）及肠因子等物质，最终导致重要脏器发生严重损伤，功能衰竭，此为休克的不可逆阶段。

三、主要临床表现

（1）意识和表情：休克早期，脑组织血供尚好，缺氧不严重，神经细胞反应呈兴奋状态，患者常表现为烦躁不安。随着病情的发展，脑细胞缺氧加重，患者的表情淡漠，意识模糊，晚期则昏迷。

（2）皮肤和肢端温度：早期因血管收缩口唇苍白，四肢较冷、潮湿。后期因缺氧或淤血口唇发绀，颈静脉萎缩，甲床充盈变慢。

（3）血压：是反映心输出压力和外周血管的阻力，不能代表组织的灌流情况。在休克早期，由于外周血管阻力增加，可能有短暂的血压升高现象，此时舒张压升高更为明显，心输出量低，收缩压相对减低，因而脉压减小，这是休克早期较为恒定的血压变化，只有代偿不全时，才出现血压下降。

（4）脉搏：由于血压低，血容量不足，心搏代偿增快，以维持组织灌流，但由于每次心搏出量都较少，这样更加重心肌缺氧，心肌收缩乏力，所以在临床常常是脉搏细弱。

（5）呼吸：多由缺氧和代谢性酸中毒引起呼吸浅而快，晚期由于呼吸中枢受抑制，呼吸深而慢甚至不规则。

（6）尿量：早期是肾前性，尿量减少反映血容量不足，肾血灌注不足，后期有肾实质性损害，不但少尿，重者可发生无尿。

以上为各类休克共同的症状和体征，临床上战创伤休克突出的表现有"5P"。即皮肤苍白（pallor），冷汗（prespiration），虚脱（prostration），脉搏细弱（pulselessness），呼吸困难（pulmonary deficiency）。

四、病情评估

评估的目的是根据临床各项资料，及早发现休克的前期表现及病情的变化情况，为休克的早期诊治争取有利时机。

1. 病情判断　如下所述。

（1）病史收集：重点了解休克发生的时间、程度、受伤史、伴随症状；是否进行抗休克治疗；目前的治疗情况等。

（2）实验室检查：需测量以下数据。

1）测量红细胞计数，血红蛋白和血细胞比容，可了解血液稀释或浓缩的程度。

2）测量动脉血气分析和静脉血二氧化碳结合力，帮助了解休克时酸碱代谢变化的过程和严重程度。

3）测定动脉血乳酸含量，反映细胞内缺氧的程度，也是判断休克预后的一个重要指标，正常值为1.3mmol/L。

4）测定血浆电解质，有助于判断休克时机体内环境与酸碱平衡是否稳定。

5）测定肝、肾功能，有助于了解休克状态下肝肾等重要脏器的功能。

6）测定血小板计数，凝血酶原时间与纤维蛋白原以及其他凝血因子等，有助于了解是否有发生DIC的倾向。

（3）失血量的估计可通过以下3种方法估计

1）休克指数：脉率／收缩压，正常值0.5左右。休克指数为1，失血量约1 000ml；指数为2，失血量约2 000ml。

2）收缩压10.7kPa（80mmHg）以下，失血量为1 500ml以上。

3）凡有以下一种情况，失血量约1 500ml以上：①苍白口渴。②颈外静脉塌陷。③快速输入平衡液1 000ml，血压不回升。④一侧股骨开放性骨折或骨盆骨折。

（4）休克程度估计：临床上可将休克分为轻、中、重三度（表7-1）。

表7-1 休克的程度估计

休克程度	估计出血量（ml）（占全身血容量%）	皮肤温度	肤色	口渴	神志	血压（mmHg）	脉搏（次/分）	血细胞比容	中心静脉压	尿量（ml）
休克前期	760（<15%）	正常	正常	轻	清楚	正常或增高	正常或略快	0.42	正常	正常或略少
轻度休克	1 250（15%~25%）	发凉	苍白	轻	神志清楚，精神紧张	90~100/60~70	100~120	0.38	降低	少尿
中度休克	1 750（25%~35%）	发凉	苍白	口渴	神志尚清楚，表情淡漠	60~90/40~60	>120	0.34	明显降低	5~15
重度休克	2 250（35%~45%）	冷湿	发绀	严重口渴	意志模糊甚至昏迷	40~60/15~40	>120	<0.3	0	0

（5）休克早期诊断：休克早期表现为：①神志恍惚或清醒而兴奋。②脉搏>100次/分，或异常缓慢。③脉压2.6~4.0kPa（<20~30mmHg）。④换气过度。⑤毛细血管再充盈时间延长。⑥尿量<30ml/h（成人）。⑦直肠与皮温差3℃以上。若以上一项须警惕，两项以上即可诊断。

有明确的受伤史和出血征象的伤员出现休克，诊断为休克并不困难。对伤情不重或无明显出血征象者，可采用一看（神志、面色），二摸（脉搏、肢温），三测（血压），四量（尿量），等综合分析。

2. 临床观察 如下所述。

（1）神志状态：反映中枢神经系统血流灌注情况，患者神志清楚，反应良好表示循环血量已能满足机体需要。休克早期可表现为兴奋状态，随着休克程度的加重，可转为抑制状态，甚至昏迷。

（2）肢体温度、色泽：肢体温度和色泽能反映体表灌流的情况，四肢温暖，皮肤干燥，轻压指甲或口唇时局部暂时苍白而松压后迅速转为红润，表示外周循环已有改善，黏膜由苍白转为发绀，提示进入严重休克；出现皮下瘀斑及伤口出血，提示DIC的可能。

（3）体温不升或偏低：但发生感染性休克时，体温可高达39℃。

（4）脉搏：休克时脉搏细速出现在血压下降之前，是判断早期休克血压下降的可靠依据。

（5）呼吸浅而快，伴有酸中毒时呼吸深而慢。晚期可出现进行性呼吸困难。

（6）尿量：观察尿量就是观察肾功能的变化，它是反映肾脏毛细血管灌注的有效指标，也是反映内脏血流灌注情况的一个重要指标。早期肾血管收缩，血容量不足，可出现尿量减少；晚期肾实质受损，肾功能不全，少尿加重，甚至出现无尿。

（7）血压与脉压差：观察血压的动态变化对判断休克有重要作用。休克早期由于外周血管代偿性收缩，血压可暂时升高或不变，但脉压差减小；失代偿时，血压进行性下降。脉压差是反映血管痉挛程度的重要指标。脉压差减小，说明血管痉挛程度加重，反之，说明血管痉挛开始解除，微循环趋于好转。

五、治疗

由于休克可危及生命，应紧急采取有效的综合抢救措施以改善血管的组织灌流，防止生命攸关的器官发生不可逆的损害，其治疗原则必须采取综合疗法，尽早去除病因，及时、合理、正确地选用抗休克药物，以尽快恢复有效循环血量，改善组织灌流，恢复细胞功能。

（1）紧急处理和急救：对心跳、呼吸停止者立即行心肺复苏术。对严重的战创伤者采取边救治边检查边诊断或先救治后诊断的方式进行抗休克治疗。同时采取：

1）尽快建立 2 条以上静脉通道补液和血管活性药。

2）吸氧，必要时气管内插管和人工呼吸。

3）监测脉搏、血压、呼吸、中心静脉压、心电图等生命体征及测量指标。

4）对开放性外伤立即行包扎、止血和固定。

5）镇痛：肌注或静注吗啡 5～10mg，但严重颅脑外伤，呼吸困难，急腹症患者在诊断未明时禁用。

6）尽快止血：一般表浅血管或四肢血管出血，可能采用压迫止血或止血带方法进行暂时止血，待休克纠正后再行根本性止血；如遇内脏破裂出血，可在快速扩容的同时积极进行手术止血。

7）采血标本送检，查血型及配血。

8）留置导尿管监测肾功能。

9）全身检查，以查明伤情，必要时进行胸、腹腔穿刺和做床旁 B 超，X 线摄片等辅助检查明确诊断，在血压尚未稳定前严禁搬运患者。

10）对多发伤原则上按胸、腹、头、四肢顺序进行处置。

11）确定手术适应证，作必要术前准备，进行救命性急诊手术，如气管切开，开胸心脏按压，胸腔闭式引流，剖腹止血手术等。

12）适当的体位，取休克位即头和腿部各抬高 30°，以增加回心血量及减轻呼吸时的负担，要注意保暖。

13）向患者或陪伴者询问病史和受伤史做好抢救记录。

（2）液体复苏

1）复苏原则：休克液体复苏分为 3 个阶段，根据各阶段的病理、生理特点采取不同的复苏原则与方案。

第一阶段为活动性出血期：从受伤到手术止血约 8h，此期的重要病理生理特点是急性失血（失液）。治疗原则主张用平衡盐液和浓缩红细胞复苏，比例为 2.5∶1，不主张用高渗盐液，全血及过多的胶体溶液复苏，不主张用高渗溶液是因为高渗溶液增加有效循环血容量升高血压是以组织间液、细胞内液降低为代价的，这对组织细胞代谢是不利的，不主张早期用全血及过多的胶体是为了防止一些小分子蛋白质在第二期进入组织间，引起过多的血管外液体扣押，同时对后期恢复不利，如患者大量出血，血色素很低，可增加浓缩红细胞的输注量。

第二阶段为强制性血管外液体扣押期：历时 1～3d。此期的重要病理生理特点是全身毛细血管通透性增加，大量血管内液体进入组织间，出现全身水肿，体重增加。此期的治疗原则是在心肺功能耐受情况下积极复苏，维持机体足够的有效循环血量。同样此期也不主张输注过多的胶体溶液，特别是清蛋白。此期关键是补充有效循环血量。

第三阶段为血管再充盈期：此期集体功能逐渐恢复，大量组织间液回流入血管内。此期的治疗原则是减慢输液速度，减少输液量。同时在心肺功能监护下可使用利尿剂。

2）复苏液体选择：一个理想的战创伤复苏液体应满足以下几个要素：①能快速恢复血浆容量，改善循环灌注和氧供。②有携氧功能。③无明显不良反应，如免疫反应等。④易储存、运输，且价格便宜。

A. 晶体液：最常用的是乳酸钠林格液，钠和碳酸氢根的浓度与细胞外液几乎相同，平衡盐溶液和生理盐水等也均为常用。

扩容需考虑 3 个量，即失血量，扩张血管内的容积，丢失的功能细胞外液，后者必须靠晶体纠正，休克时宜先输入适量的晶体液以降低血液黏稠度，改善微循环。但由于晶体液的缺陷在于它不能较长时间停留在血管内以维持稳定的血容量，输入过多反可导致组织水肿，故应在补充适量晶体液后应补充适量的胶体液如清蛋白、血浆等。

B. 胶体液：常用的有 706 代血浆，中分子右旋糖酐，全血，血浆，清蛋白等，以全血为最好。全血有携氧能力，对失血性休克改善贫血和组织缺氧特别重要。补充血量以维持人体血细胞比容 0.30 左右为理想，但胶体液在血管内只维持数小时，同时用量过大可使组织间液过量丢失，且可发生出血倾向，常因血管通透性增加而引起组织水肿。故胶体输入量一般为 1 500 ~ 2 000ml。中度和重度休克应输一部分全血。右旋糖酐 40 也有扩容，维持血浆渗透压，减少红细胞凝聚及防治 DIC 的作用。但它可干扰血型配合和凝血机制，对肾脏有损害，且可引起变态反应，故不宜大量应用，每天 500 ~ 1 000ml 即可。晶体液体和胶体液他们有各自的优势，也有自己的不足（表 7 - 2）。

表 7 - 2　几种复苏液体的优劣

种类	常见液体	适应证	优点	不足
晶体液	生理盐水林格氏液 7.5% NaCl 溶液	低血容量休克，脱水	等渗，易储存，价格便宜	输入量多，为失血量的 3 倍，易致血液稀释，水肿、凝血功能障碍，过量使用有高氯血症危险
		失血性休克	小量高效，有增心肌收缩力作用，作用时间长于生理盐水	
高渗盐胶体混合液	高渗盐右旋糖酐（HSD）、高渗盐羟乙基淀粉	失血性休克	小量高效，有增心肌收缩力作用，作用时间长于生理盐水，高渗盐羟乙基淀粉小量高效	过量使用有高氯血症危险，影响凝血功能，有过敏反应，影响配血
胶体液	清蛋白、右旋糖酐、6% 羟乙基淀粉、明胶基质液	失血性休克	扩容作用强，1 : 1 替代血液，作用时间较长	清蛋白过量使用，漏入组织，影响组织功能；其他影响凝血功能，有过敏反应，影响配血
血液	出血		携氧	储存，血型，交叉配血，输血反应，感染，免疫原性
人造血	血红蛋白溶液、氟碳代血液	出血	易储存，无血型	仅在实验阶段

3）液体补充量：常为失血量的 2 ~ 4 倍，不能失多少补多少。晶体与胶体比例 3 : 1。中度休克直输全血 600 ~ 800ml，当血球比积低于 0.25 或血红蛋白低于 60g/L 时应补充全血。

4）补液速度：原则是先快后慢，第一个 30min 输入平衡液 1 500ml，右旋糖酐 500ml，如休克缓解可减慢输液速度，如血压不回升，可再快速输注平衡液 1 000ml，如仍无反应，可输全血 600 ~ 800ml，或用 7.5% 盐水 250ml，其余液体在 6 ~ 8h 内输入。在抢救休克患者时，不仅需要选择合适的液体，还需以适当的速度输入，才能取得满意的效果，然而，快速输液的危险性易引起急性左心衰竭和肺水肿，故必须在输液的同时监测心脏功能，常用的方法是监测中心静脉压（CVP）与血压或肺动脉楔压（PAWP）。

5）监测方法：临床判断补液量主要靠监测血压、脉搏、尿量、中心静脉压、血细胞比容等。有条件应用 Swan - Ganz 导管行血流动力学监测。循环恢复灌注良好指标为尿量 300ml/h；收缩压 > 13.3kPa（100mmHg）；脉压 > 4kPa（30mmHg）；中心静脉压为 0.5 ~ 1kPa（5.1 ~ 10.2mmHg）。

（3）抗休克药物的应用

1）缩血管药物与扩血管药物的应用：缩血管药物可以提高休克伤员的血压，以受体兴奋为主的去甲肾上腺素 3mg 左右或间羟胺（阿拉明）10 ~ 20mg，加在 500ml 液体内静脉滴注，维持收缩压在 12 ~ 13.3kPa（90 ~ 100mmHg）左右为宜，如组织灌注明显减少，仅为权宜之计，仅用于血压急剧下降，危及生命时，应尽快输血输液恢复有效血容量。

扩血管药物可在扩容的基础上扩张血管以增加微循环血容量，常用的有：异丙肾上腺素，多巴胺，妥拉唑啉，山莨菪碱，硝普钠等，尤其适用于晚期休克导致心力衰竭的伤员。

血管活性药物必须在补足血容量的基础上使用，应正确处理血压与组织灌注流量的关系。血管收缩剂虽可提高血压，保证心脑血流供应，但血管收缩本身又会限制组织灌流，应慎用。血管扩张剂虽使血管扩张血流进入组织较多，但又会引起血压下降，影响心脑血流供应。在使用时应针对休克过程的特点灵活应用。例如使用适量的阿拉明等既有 α 受体，又有 β 受体作用的血管收缩剂，维持灌流压，同时使用小剂量多巴胺维持心、脑、肾血流量是较为合理而明智的。

2）肾上腺皮质激素：肾上腺皮质激素可改善微循环，保护亚细胞结构，增强溶酶体膜的稳定性，并有抗心肌抑制因子的作用，严重休克时主张大剂量、早期、静脉、短期使用肾上腺皮质激素。常用甲基强的松龙，每次 200~300mg；地塞米松，每次 10~20mg；氢化可的松，每次 100~200mg，隔 4~6h 静脉注射 1 次。应注意的是大剂量糖皮质激素会使机体抗感染能力下降，延迟伤口愈合，促进应激性溃疡的发生，故应限制用药时间，一般为 48~72h，有糖尿病或消化道溃疡出血危险者应慎用。

3）盐酸钠洛酮：盐酸钠洛酮具有阻断 β 内啡肽的作用，可使休克时血压回升，起到良好的抗休克作用。此外，它还能稳定溶酶体膜，抑制心肌抑制因子，增加心输出量。其主要的不良反应为疼痛，一定程度上限制了休克的治疗。

（4）纠正酸中毒和电解质紊乱：酸中毒贯穿于休克的始终，因此，应根据病理生理类型结合持续监测的血气分析，准确掌握酸中毒及电解质的异常情况，采取措施。

1）代谢性酸中毒：缺碱 HCO_3^- >5mmol/L 时，常非单纯补液能纠正，应补充碱性药物，常用的药物为碳酸氢钠，乳酸钠和氨丁三醇。

2）呼吸性酸中毒合并代谢性酸中毒：一般暂不需要处理，若同时伴有血中标准碳酸盐（SB）和 pH 值增高时则需要处理。对气管切开或插管的患者，可延长其外管以增加呼吸道的无效腔，使 PCO_2 增至 4kPa（30mmHg）以上以降低呼吸频率。

3）呼吸性酸中毒：常为通气不足并发症进行性充血性肺不张所致。应早清理气道以解除呼吸道梗阻，及早行气管切开术，启用人工呼吸器来维持潮气量 12~15ml/kg，严重时应采用呼气末正压呼吸（PEEP）。

休克时酸中毒重要是乳酸聚积引起的乳酸性酸中毒，故二氧化碳结合力作为判定酸中毒和纠正酸中毒的指标可能更为合理，也可采用碱剩余计算补碱量，计算公式如下。

所需补碱量 =（要求纠正的二氧化碳结合力 - 实测的二氧化碳结合力）×0.25×千克体重

所需补碱量 =（2.3 - 实测碱剩余值）×0.25×千克体重

由于缺氧和代谢性酸中毒，容易引起细胞内失钾，尽管血钾无明显降低，但机体总体仍缺钾，因此应在纠酸的同时补钾。

（5）对症治疗

1）改善心功能：由于各类休克均有不同程度的心肌损害，除因急性心肌梗死并发休克者外，当中心静脉压和肺动脉楔压升高时可考虑使用洋地黄强心药，并应注意合理补液，常用药为毛花甙 C（西地兰）0.2~0.4mg 加入 25% 葡萄糖液 20ml 内，静脉缓慢推注。

2）DIC 的防治：DIC 的治疗原则以积极治疗原发病为前提，改善微循环应尽早使用抗凝剂以阻止 DIC 的发展。常用的药物为肝素。此药物可阻止凝血酶原转变为凝血酶，从而清除血小板的凝集作用，DIC 诊断一经确定，即应尽早使用，用量为 0.5~1mg/kg，加入 5% 葡萄糖液 250ml 中，静脉滴注每 4~6h 1 次。以便凝血时间延长至正常值的 1 倍（即20~30min）为准。

3）氧自由基清除剂：休克时组织缺氧可产生大量氧自由基（OFR），它作用于细胞膜的类脂，使其过氧化而改变细胞膜的功能，并能使中性白细胞凝聚造成微循环的损害。在休克使用的 OFR 清除剂有：超氧化物歧化酶（super oxide dismutase，SOD），过氧化氢酶（CAT），维生素 C 和 E，谷胱甘肽与硒等。

4）抗休克裤：它能起到"自身输血"作用，自身回输 750~1 000ml 的储血，以满足中枢循环重要脏器的血供。同时还有固定骨折、防震，止痛及止血的作用，一般充气维持在 2.7~5.3kPa（20~40mmHg）即可，是战时现场休克复苏不可缺少的急救设备。

5）预防感染：休克期间人体对感染的抵抗力降低，同时还可以发生肠道细菌易位，肠道内的细菌通过肠道细菌屏障进入人体循环引起全身感染等。对严重挤压伤或多处伤，合并胸腹部创者应在抢救开始即开始早期大剂量应用抗生素，预防损伤部位感染。

六、监护

1. 一般情况监护　观察患者有无烦躁不安，呼吸浅快，皮肤苍白，出冷汗，口渴，头晕，畏寒，休克的早期表现，加强体温、脉搏、呼吸、血压的监护，尤其要重视脉压的变化。

2. 血流动力学监测　如下所述。

（1）心电监测：心电改变显示心脏的即时状态。在心功能正常的情况下，血容量不足及缺氧均会导致心动过速。

（2）中心静脉压（CVP）监测：严重休克患者应及时进行中心静脉压的监测以了解血流动力学状态。中心静脉压正常值为 $0.49 \sim 1.18$ kPa（$5 \sim 12$ cmH$_2$O），低于 0.49 kPa（5 cmH$_2$O）时常提示血容量不足；>1.47 kPa（15 cmH$_2$O）则表示心功能不全，静脉血管床收缩或肺静脉循环阻力增加；>1.96 kPa（20 cmH$_2$O）时，提示充血性心力衰竭。在战伤休克情况下，应注意中心静脉压和动脉压以及尿量三者的关系，决定血容量补足与否，扩容速度快慢，右心排血功能，是否应该利尿。中心静脉压是休克情况下补液或脱水的重要指标。

（3）肺动脉楔压（PAWP）及心排量（CO）监测：肺动脉楔压有助于了解肺静脉，左心房和左心室舒张末期的压力以此反映肺循环阻力的情况；有效的评价左右心功能。为使用心肌收缩药，血管收缩剂或扩张剂等心血管药物治疗提供依据及判断疗效。肺动脉楔压正常值为 $0.8 \sim 2$ kPa（$6 \sim 15$ mmHg），增高表示肺循环阻力增高。肺水肿时，肺动脉楔压大于 3.99 kPa（30 mmHg）。当肺动脉楔压升高，即使中心静脉压无增高，也应避免输液过多，以防引起肺水肿。

心排量一般用漂浮导管，测出心血排量。休克时心排量通常降低，但在感染性休克有时较正常值增高。

（4）心脏指数监测：心脏指数指每单位体表面积的心输出量可反映休克时周围血管阻力的改变及心脏功能的情况。正常值为 $3 \sim 3.5$ L/（min·m^2）。休克时，心脏指数代偿性下降，提示周围血管阻力增高。

3. 血气分析监测　严重休克由于大量失血，使伤员处于缺氧及酸中毒状态，如伴有胸部伤，可以导致呼吸功能紊乱。因此，血气分析监测已成为抢救重伤员不可缺少的监测项目。随着休克加重，会出现低氧血症，低碳酸血症，代谢性酸中毒，可以多种情况复合并发出现，故而需多次反复监测血气分析才能达到治疗的目的。

4. 出凝血机制监测　严重休克时，由于大量出血，大量输液，大量输注库存血，常导致出血不止，凝血困难，出现 DIC。故应随时监测凝血酶原时间，纤维蛋白原及纤维蛋白降解产物等，帮助诊断。

5. 肾功能监测　尿量反映肾灌注情况的指标，同时也反映其他血管灌注情况，也是反映补液及应用利尿，脱水药物是否有效的重要指标。休克时，应动态监测尿量，尿比重，血肌酐，血尿素氮，血电解质等，应留置导尿管，动态观察每小时尿量，抗休克时尿量应 >20 ml/h。

6. 呼吸功能监测　呼吸功能监测指标包括呼吸的频率，幅度，节律，动脉血气指标等，应动态监测。使用呼吸机者根据动脉血气指标调整呼吸机使用。

7. 微循环灌注的监测　微循环监测指标如下：①体表温度与肛温：正常时两者之间相差 0.5℃，休克时增至 $1 \sim 3$℃，两者差值越大，预后越差。②血细胞比容：末梢血比中心静脉血的血细胞比容大 3% 以上，提示有周围血管收缩，应动态观察其变化幅度。③甲皱微循环：休克时甲皱微循环的变化为小动脉痉挛，毛细血管缺血，甲皱苍白或色暗红。

七、预防

（1）对有可能发生休克的伤病员，应针对病因，采取相应的预防措施。活动性大出血者要确切止血；骨折部位要稳妥固定；软组织损伤应予包扎，防止污染；呼吸道梗阻者需行气管切开；需后送者，应争取发生休克前后送，并选用快速而舒适的运输工具，运送途中注意保暖。

（2）充分做好手术患者的术前准备，包括纠正水与电解质紊乱和低蛋白血症；补足血容量；全面了解内脏功能；选择合适的麻醉方法。

(3) 严重感染患者，采用敏感抗生素，静脉滴注，积极清除原发病灶，如引流排脓等。

（李 赪）

第二节　急性重症哮喘

一、疾病介绍

1. 定义　急性重症哮喘（acute severe asthma）是指哮喘持续发作，出现急性呼吸困难，用一般支气管舒张剂无效，引起严重缺氧，导致血压下降、意识障碍甚至昏迷、死亡。严重的哮喘发作持续 24h 以上者称为哮喘持续状态。急性重症哮喘病死率高达 1%～3%，近年来有逐年增高趋势。

2. 急性重症哮喘的病因

(1) 遗传因素：遗传因素在哮喘的发病中起重要作用，具体机制不明确，可能是通过调控免疫球蛋白 E 的水平及免疫反应基因发挥作用，二者互相作用、互相影响，导致气道受体处于不稳定状态或呈高反应性，而使相应的人群具有可能潜在性发展为哮喘的过敏性或特应性体质。

(2) 外源性变应原

1) 吸入性变应原：一般为微细颗粒，如衣物纤维、动物皮屑、花粉、油烟，空气中的真菌、细菌和尘螨等，另外还有职业性吸入物如刺激性气体。

2) 摄入性变应原：通常为食物和药物，如海鲜、牛奶、鸡蛋、药物和食物添加剂等。

3) 接触性变应原：外用化妆品、药物等。

3. 发病机制

(1) 进行性加重气道炎症。

(2) 气道炎症持续存在且疗效不佳，同时伴有支气管痉挛加重。

(3) 在相对轻度炎症状的基础上骤发急性支气管痉挛。

(4) 重症哮喘导致气道内广泛黏液性形成。

4. 临床表现

(1) 主要表现

1) 呼吸困难：严重喘憋、呼吸急促、呼气费力、端坐呼吸，出现"三凹"征，甚至胸腹矛盾运动。

2) 精神及意识状态：焦虑恐惧、紧张、烦躁，重者意识模糊。

3) 肺部体征：胸廓饱满呈吸气状态，呼吸幅度减小，两肺满布响亮哮鸣音，有感染时可闻及湿啰音；亦可因体力耗竭或小气道广泛痰栓形成而出现哮鸣音明显减弱或消失，呈"寂静肺"，提示病情危重。

4) 脉搏：脉率常 >120 次/分，有奇脉；危重者脉率可变慢，或不规则，奇脉消失。

5) 皮肤潮湿多汗，脱水时皮肤弹性减低。危重者可有发绀。

(2) 患者主诉：患者出现严重的呼气性呼吸困难，吸气浅，呼气时相延长且费力，强迫端坐呼吸，不能讲话，大汗淋漓，焦虑恐惧，表情痛苦，严重者出现意识障碍，甚至昏迷。

5. 治疗要点

(1) 吸氧：低氧血症是导致重症哮喘死亡的主要原因。如果患者年龄在 50 岁以下，给予高浓度面罩吸氧（35%～40%）。给氧的目的是要将动脉血氧分压至少提高到 8kPa，如果可能应维持在 10～14kPa。入院后首次血气分析至关重要，并应严密随访，以了解低氧血症是否得到纠正，高碳酸血症是否发生，从而相应调整吸氧浓度和治疗方案。

(2) 药物治疗：首先要建立静脉通道，遵医嘱用药。

1) 肾上腺皮质激素：皮质激素为最有效的抗炎药。急性重症哮喘诊断一旦成立，应尽早大剂量使用激素，一般选用甲泼尼龙 40～125mg（常用 60mg），每 6h 静脉注射 1 次或泼尼松 150～200mg/d，分次口服。

2) β 受体激动剂：沙丁胺醇（舒喘灵）和特布他林（博利康尼）是目前国内外较为广泛使用的 β

— 185 —

受体激动剂，能迅速解除由哮喘早期反应所致支气管平滑肌痉挛，但对支气管黏膜非特异性炎症无效。在治疗急性重症哮喘时，多主张雾化吸入或者静脉注射。雾化装置以射流雾化器为佳，用氧气作为气源。超声雾化器对于严重缺氧患者可以进一步加重低氧血症，推荐剂量沙丁胺醇或特布他林溶液 1ml（5mg）＋生理盐水 4ml 雾化吸入，氧流量 8～10L/min，嘱咐患者经口潮气量呼吸，每 4～6h 重复 1 次。静脉注射沙丁胺醇 1mg 溶于 100ml 液体内，在 30～60min 内滴完，每 6～8h 重复 1 次。

3）茶碱：具有舒张支气管平滑肌作用，并具有强心、利尿、扩张冠状动脉作用，此外还可兴奋呼吸中枢和呼吸肌，为常用平喘药物。一般用法为氨茶碱＋葡萄糖液稀释后缓慢静脉注射或静脉滴注，首剂量 4～6mg/kg，继而以每小时 0.6～0.8mg/kg 的速度做静脉滴注以维持持续的平喘作用。应注意药液浓度不能过高，注射速度不能过快（静脉注射时间不得少于 10min），以免引起严重毒性反应。

4）抗生素：在哮喘的急性发作期应用抗生素并非必要，但患者如有发热、脓痰，提示有呼吸道细菌继发感染时需应用抗生素，如静脉滴注哌拉西林每次 3～4g，1 次/2h。或头孢呋辛，静脉滴注每次 1.5g，1 次/8h。或根据痰涂片和细菌培养，药敏试验结果选用。

（3）机械通气：重症哮喘常因严重的支气管痉挛、黏膜充血水肿及黏液大量分泌，使气道阻力和内压骤增，引起严重的通气不足，导致严重的呼吸性酸中毒和低氧血症，最终可造成机体多器官功能衰竭而死亡。如不能短时间内控制病情进展，病死率极高。患者经过临床药物治疗，症状和肺功能无改善，甚至继续恶化，应及时给予机械通气。其指征主要包括：意识改变、呼吸肌疲劳、$PaCO_2 \geq 6kPa$（45mmHg）等。可先采用经鼻（面）罩无创机械通气，若无效应，及早行气管插管机械通气。

机械通气注意事项：①注意观察、调节、记录呼吸器通气压力的变化，以防止气胸等并发症。②根据 $PaCO_2$ 数值调节呼吸器通气量。③意识清醒者需要全身麻醉，以配合气管插管和呼吸协调。使用呼吸器时可给予适量镇静剂或麻醉药。④注意气道湿化。⑤每隔 3～4h 充分吸痰一次，吸引时间勿超过 15s，以防缺氧。吸痰前后要密切观察病情，严防因积痰大量上涌或脱管等引起窒息。⑥吸痰时注意无菌操作，以减少呼吸道感染。

（4）做好急诊监护

1）对危重患者应持续心电监护，定时进行动脉血气检查，需要时胸部摄片。注意观察血压，有无吸停脉及意识状态的改变。酌情测定中心静脉压、肺动脉压及嵌顿压。为了判断气道阻塞程度及治疗效果，酌情进行简便肺功能测定。

2）感染的预防及处理：感染是哮喘患者发作加重的重要因素。在实际工作中对治疗装置进行严格消毒、灭菌处理，及时更换呼吸管路，倾倒集液瓶内雾化液，吸痰、鼻饲的无菌操作，气囊的空气密闭气道都可以极大避免交叉感染和医院感染。病情允许时应及时翻身，以利痰液流出。

二、护理评估与观察要点

（一）护理评估

（1）既往史及有无哮喘家族史。

（2）发病的诱因及是否接触致敏原。

（3）咳嗽，痰液的颜色、性质、量和黏稠度。

（4）生命体征、意识状态。

（5）各项检查结果，如肺功能测定、痰液检查、动脉血气分析等。

（6）药物治疗的效果及不良反应，如各种吸入剂及糖皮质激素的应用。

（7）心理状况。

（二）观察要点

1. 现存问题观察　重症哮喘患者多表现为极度呼吸困难，焦虑不安，大汗淋漓，明显发绀，心动过速（心率可达 140 次/分），甚至出现呼吸障碍而危及患者的生命，因此必须严密观察病情变化，准确监测体温、血压、脉搏、呼吸、意识等生命体征。观察氧疗效果：指（趾）甲、口唇、耳垂颜色变化情况。观察心率、心律变化，注意有无奇脉。在临床工作中，特别要注意以下几点：①患者呼吸频率>35次/分，则是呼吸衰竭的先兆，其呼吸衰竭特征是呼吸频率突然由快变慢，吸呼比延长；②对于病情危重则哮鸣音消失，并不是病情好转的征象，而是一种危象；③如呼吸音很弱或听不到，则说明呼吸道阻塞严重，提示病情十分危重，有可能危及生命。

2. 并发症的观察

（1）肺炎、肺不张或支气管扩张症：哮喘常因感染而诱发，又因气道痉挛、痰液引流不畅使感染迁延不愈，造成恶性循环。除并发支气管炎外，因痰栓也可致肺段不张与肺炎。反复发生肺炎的部位可有支气管扩张。

（2）自发性气胸：一旦发生气胸，往往可导致死亡。当哮喘患者突然发生严重的呼吸困难时，应立即做胸部X线检查，以确定是否并发气胸，如患者主诉胸闷不适，有憋气感，同时发现有呼吸急促、烦躁不安、血氧饱和度下降、冷汗、脉速，伴随胸痛出现，经医生确诊后，立即于患侧第二肋间行胸腔闭式引流，及时处理。观察呼吸的频率、节律、血氧饱和度。

（3）肺气肿、肺源性心脏病：经常发作哮喘持续状态，易出现肺气肿，进而发展成肺源性心脏病。这可能是因为低氧血症累及小血管，使小血管痉挛而造成肺动脉高压，逐渐成为肺源性心脏病。严密观察患者神志、精神、呼吸频率、节律，定期监测血气分析，观察生命体征的变化。

（4）呼吸衰竭：严重哮喘时，由于气道阻塞，发生严重通气障碍，使PaO_2明显降低，$PaCO_2$升高，发生呼吸衰竭。密切观察病情，监测呼吸与心血管系统，包括观察全身情况、呼吸频率、节律、类型、心率、心律、血压以及血气分析结果，观察皮肤颜色、末梢循环、肢体温度等变化。

（5）电解质紊乱与酸碱失衡：哮喘持续状态时，由于通气功能发生明显障碍，可引起高碳酸血症和低氧血症。临床表现为呼吸性酸中毒和缺氧状态，特别是由于黏液栓堵塞气道，严重时可以发生呼吸暂停。经积极抢救又可能由于吸氧过多，换气过度，产生呼吸性碱中毒，血气分析可出现低$PaCO_2$和高PaO_2的情况。一般建议pH值<7.25以下时可应用5%碳酸氢钠溶液100～150ml/次静脉滴注。由于进食欠佳及缺氧所造成的胃肠道反应，患者常有呕吐，从而出现低钾、低氯性碱中毒，应予以及时补充，及时抽血查血电解质。

三、急诊救治流程

急性重症哮喘急诊救治流程详见图7-1。

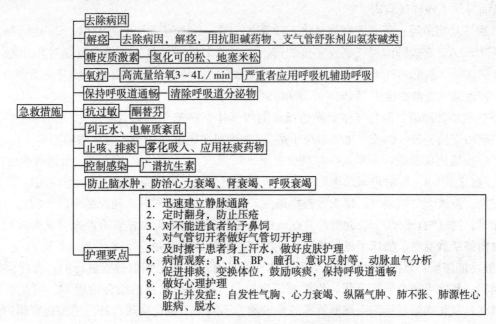

图7-1 急性重症哮喘急诊救治流程图

（李 赫）

第三节　急性呼吸衰竭

一、定义

急性呼吸衰竭（acute respiratory failure）是各种原因引起的肺通气和（或）换气功能严重障碍，以致不能进行有效的气体交换，导致缺氧伴（或不伴）二氧化碳（CO_2）潴留，从而引起一系列生理功能和代谢紊乱的临床综合征。在海平面大气压下，于静息条件下呼吸室内空气，并排除心内解剖分流和原发于心输出量降低等情况后，动脉血氧分压（PaO_2）<8kPa（60mmHg），或伴有二氧化碳分压（$PaCO_2$）>6.65kPa（50mmHg），即为呼吸衰竭（简称呼衰）。因起病急骤，病变发展迅速，机体未能有很好的代偿，如不采取及时而有效的抢救，会危及患者生命。

二、病因与发病机制

1. 病因　引起呼吸衰竭的病因很多，参与肺通气和肺换气的任何一个环节的严重病变，都可导致呼吸衰竭。

（1）各种导致气道阻塞的疾病：如急性病毒或细菌性感染或烧伤等物理、化学性因子等造成的上气道急性梗阻，异物阻塞也是一项引起急性呼吸衰竭的原因。

（2）肺实质病变：各种类型的肺炎包括细菌、病毒、真菌等引起的肺炎，误吸胃内容物，淹溺或化学毒性物质以及某些药物也可引起严重肺实质性炎症而发生急性呼吸衰竭。

（3）肺水肿：由各种严重心脏病（如心肌梗死、二尖瓣或主动脉瓣疾患等）、心力衰竭引起的心源性水肿。非心源性水肿，有人称之为通透性肺水肿如急性高山病、复张性肺水肿、成人呼吸窘迫综合征（ARDS）。

（4）肺血管疾患：肺血栓栓塞，空气、脂肪栓塞等。

（5）神经肌肉系统疾患：脑血管疾病、脊髓颈段或高位胸段损伤、重症肌无力等。

（6）胸壁与胸膜疾病：胸壁外伤、自发性气胸或创伤性气胸、大量胸腔积液等。

2. 发病机制　当上述各种原因导致肺通气或（和）肺换气功能受损时，即可导致低氧血症和高碳酸血症，从而导致急性呼吸衰竭。

（1）肺通气功能障碍：正常人在静息状态呼吸空气时，总肺泡通气量约为4L/min能维持正常肺泡 PaO_2 和肺泡 $PaCO_2$。有效肺泡通气需要完整的解剖生理链来保证，包括脑桥和延髓呼吸中枢与胸部神经肌肉的有机连接、胸廓和呼吸肌状态、气道通畅和肺泡的完整性。上述任何一环节受损即会导致肺泡通气不足。肺泡通气量减少会引起 PaO_2 下降和 $PaCO_2$ 升高。

（2）肺换气功能障碍：肺的气体交换是指肺泡内气体与肺泡毛细血管血液中气体的交换，主要是氧和二氧化碳的交换。肺气体变换主要取决于通气/血流灌注比值（V/Q）与弥散功能。

1）通气/血流比例失调：正常人在静息状态下，肺通气/血流比例约为0.8。当通气量大于肺血流量时，通气/血流>0.8，此时进入肺泡的气体不能完全充分地与肺泡毛细血管内血液接触，从而得不到充分气体交换，造成无效腔通气，即无效腔样通气。临床上见于肺气肿，肺栓塞等。当肺血流量比肺泡通气量增加时，通气/血流<0.8，此时静脉血流经通气不良的肺泡毛细血管未经充分氧合返回左心，形成了动脉血内掺杂静脉血。临床上见于重症慢性阻塞性肺病、肺不张等。

2）弥散功能障碍：肺泡和肺毛细血管间气体交换是通过肺泡毛细血管膜进行的，凡能影响肺泡毛细血管膜面积、肺泡毛细血管床容积、弥散膜厚度以及气体与血红蛋白结合的因素，均能影响弥散功能。但是氧和二氧化碳通过肺泡毛细血管膜的弥散能力不同，二氧化碳通过肺泡毛细血管膜的能力是氧的2倍，所以弥散功能障碍主要影响氧的交换而致低氧血症。在临床实践中，弥散功能障碍极少是唯一的病理因素，往往是弥散功能障碍与通气/血流比例失调同时存在。

三、临床表现与诊断

1. 临床表现　除呼衰原发疾病的症状、体征外，主要为缺氧和二氧化碳潴留所引起的低氧血症、高碳酸血症或二者兼有，主要表现为呼吸困难和多脏器功能障碍。

（1）低氧血症：神经与心肌组织对缺氧十分敏感，缺氧时常出现中枢神经系统和心血管系统功能异常的临床征象，如判断力障碍、运动功能失常、烦躁不安等中枢神经系统症状。严重缺氧时，可表现为精神错乱、狂躁、昏迷、癫痫样抽搐。在心血管系统方面表现为血压下降、心律失常、心脏停搏等。缺氧患者的呼吸系统表现也是一项重要的临床征象，可表现为呼吸急促、辅助呼吸肌活动加强、鼻翼扇动、发绀、呼吸节律紊乱等。

（2）高碳酸血症：由于急性呼吸衰竭时二氧化碳的蓄积不仅程度严重且发生时间短促，因此可产生严重的中枢神经系统和心血管功能障碍。心血管方面表现为外周体表静脉充盈、皮肤充血、多汗、球结膜充血、血压升高、心率加快等。中枢神经系统出现先兴奋后抑制的现象，兴奋时表现为失眠、烦躁、躁动等，而后出现昏睡甚至昏迷等。

（3）其他重要器官功能受损：严重缺氧和二氧化碳潴留可导致肝、肾或胃肠功能障碍。部分患者可出现黄疸、肝功能异常；尿中可出现蛋白、红细胞和管型，血浆尿素氮、血肌酐增高。另外，也可能表现为应激性溃疡而致上消化道出血。

（4）水、电解质和酸碱平衡的失调：缺氧和二氧化碳潴留均伴随着酸碱平衡失调。因缺氧而通气过度可发生急性呼吸性碱中毒；急性二氧化碳潴留则表现为呼吸性酸中毒。严重缺氧时无氧代谢引起乳酸堆积，肾功能障碍使酸性物质不能排出，二者均可导致代谢性酸中毒。代谢性和呼吸性酸碱失衡又可同时存在，表现为混合性酸碱失衡。在酸碱平衡失调的同时，还可发生体液和电解质的代谢障碍。

2. 诊断　有导致呼吸衰竭的病因或诱因；有低氧血症或伴高碳酸血症的临床表现；在海平面大气压下，静息状态呼吸空气时，$PaO_2 < 8kPa$（60mmHg），或伴 $PaCO_2 > 6.67kPa$（50mmHg），并排除心内解剖分流或原发性心输出量降低时，呼吸衰竭的诊断即可成立。

四、急救配合与护理

1. 急救处理　急性呼吸衰竭作为临床常见危重症，直接危及伤病员的生命，只有采取及时有效的抢救措施，为原发病的治疗争取时间和创造条件，才能降低病死率。急性呼吸衰竭的治疗原则是：首先在保持呼吸道通畅条件下，迅速纠正缺氧、二氧化碳潴留、酸碱失衡和代谢紊乱，防治多器官功能受损；其次是明确病因、治疗原发病及严密监测病情的发展，预防和治疗并发症。

（1）保持呼吸道通畅：保持呼吸道通畅是进行各种呼吸支持治疗的必要条件，是急性呼吸衰竭处理的第一步。在重症急性呼吸衰竭尤其是意识不清的患者，显得尤为重要。

（2）氧疗：缺氧是引起急性呼吸衰竭的直接原因，任何类型的呼吸衰竭都存在低氧血症，故积极纠正缺氧是治疗急性呼衰患者的重要措施，但不同类型的呼吸衰竭其氧疗的指征和给氧的方法不同。原则是Ⅱ型呼吸衰竭应给予低浓度（＜35％）持续吸氧；Ⅰ型呼吸衰竭则给予较高浓度（＞35％）吸氧。国外氦-氧混合气已较广泛地用于治疗呼吸系统疾病，可增加肺泡有效通气量，降低气道阻力，降低呼吸功耗，增大呼气流速，减少肺过度充气，促进二氧化碳的排出，减轻呼吸衰竭症状，但在国内广泛应用还存在一定的问题。

（3）增加通气量，减少二氧化碳潴留

1）呼吸兴奋剂：呼吸兴奋剂通过刺激呼吸中枢或外周化学感受器，增加呼吸频率和潮气量，改善通气，但是会同时增加呼吸做功，增加氧耗量和二氧化碳的产生量。所以必须在保持气道通畅的前提下使用，否则会促发和（或）加重呼吸肌疲劳，加重二氧化碳潴留。主要用于以中枢抑制为主所致的呼吸衰竭，不宜用于以换气功能障碍为主所致的呼吸衰竭。常用药物有尼可刹米、洛贝林、多沙普仑等，以尼可刹米最常用，既能改善通气，还有一定的苏醒作用。多沙普仑除直接兴奋中枢外，还可刺激末梢化学感受器，反射性兴奋中枢，作用强，安全范围大。

2）机械通气：对于呼吸衰竭严重，经上述处理不能有效地改善缺氧和二氧化碳潴留时，需考虑机械通气。

（4）控制感染：控制感染是急性呼吸衰竭治疗的一个重要方面，感染时需合理选用抗生素。抗生素的选择应根据细菌培养结果选用敏感抗生素。但临床上，首先根据病情，经验性选用抗生素，以免延误治疗。

（5）纠正酸碱平衡失调：急性呼吸衰竭患者常容易合并代谢性酸中毒，且多为乳酸性酸中毒，缺氧纠正后即可恢复。必要时可给予5%碳酸氢钠纠正酸中毒，但如果合并呼吸性酸中毒时不宜使用，因碳酸氢钠分解后形成二氧化碳，可使二氧化碳进一步增高。呼吸性酸中毒多通过改善通气促进二氧化碳的排出来纠正，在纠正呼吸性酸中毒的同时需给予盐酸精氨酸和氯化钾，以防止代谢性酸中毒的发生。

（6）病因治疗：由于引起急性呼吸衰竭的原因很多，因此在解决其本身造成危害的同时，须采取适当的措施消除病因，此乃治疗急性呼吸衰竭的根本所在。

（7）一般支持治疗：在ICU的患者需进行严密监测，预防和治疗肺动脉高压、肺源性心脏病、肺性脑病、肾功能不全和消化道功能障碍，尤其要注意防治多器官功能障碍综合征（multiple organ dysfunction syndrome，MODS）。

2. 护理

（1）正确的体位：对急性呼吸衰竭的患者立即将头部取侧卧位，颈部后仰，抬起下颌。此种体位可以解除部分患者上气道的梗阻。

（2）保持气道通畅：协助患者咳痰，给予雾化吸入，湿化气道，使痰液稀释易于咳出。以负压吸引清除堵塞于呼吸道内的分泌物，血液或误吸的呕吐物，淹溺时的淡、海水等，通过气管内负压吸引有时可立即解除梗阻，改善通气。

（3）氧疗：急性呼吸衰竭重症，可用面罩法或经气管内插管、气管切开给予高浓度（＞50%）吸氧，但不可长期使用严防氧中毒。

（4）建立静脉通道：迅速建立静脉通道，用于药物治疗。

（5）监测和记录液体出入量：根据情控制液体入量，需要时，应予记录出入量或填写护理记录单。注意电解质尤其是血钾的变化。

（6）监测呼吸、脉搏、意识状态等体征的变化：通过物理检查手段对患者临床情况进行仔细检查和连续观察是最简单、最基本和有价值的监测方法，任何先进监护仪往往也无法取代。

（7）监测动脉血气分析值的变化：动脉血气分析是诊断急性呼吸衰竭的关键，对指导机械通气和酸碱失衡的治疗具有重要意义。PaO_2对诊断缺氧和判断缺氧程度有重要价值。$PaCO_2$是判断肺通气功能的重要参数。在开始机械通气15~30min后复测血气分析，可了解治疗效果。根据动脉血气分析结果可对通气方式、通气量、吸入氧气浓度和呼气末正压等进行适当调整。病情稳定后可每天测定1~2次。

（8）气道口护理：观察呼吸频率、呼吸深度和节律。记录气道分泌物的量、性状及颜色。检查气管造口伤口有无出血、渗出、皮下气肿和腥臭气味。保持伤口敷料清洁、干燥。每日更换或消毒内套管1~2次。更换套管或气管内抽吸时均应遵循无菌操作原则。

（9）湿化气道：应对放置人工气道或呼吸机治疗患者的吸入气体进行加温和湿化，避免气管内干燥、纤毛运动障碍、痰痂形成或气道阻塞、感染加剧及肺不张发生。

（10）心理护理：对急性呼吸衰竭的患者不仅要注意躯体功能的改变，也要重视心理情绪的变化。患者常对病情和预后有顾虑、心情忧郁、对治疗丧失信心。护理人员应经常巡视，积极采用语言与非语言的沟通方式，及时满足其需求。并教会患者自我放松等各种缓解焦虑的办法，以缓解呼吸困难，改善通气。

五、常见护理问题和护理措施

（1）气体交换受损：与呼吸道痉挛、换气功能障碍有关。

1）环境与休息：提供安静舒适、空气洁净的环境，温度和湿度要适宜。

2）病情观察：观察患者呼吸状况，判断呼吸困难类型。有条件可监测血氧饱和度、动脉血气变化，及时发现和解决患者异常情况。

3）心理护理：呼吸困难可引起患者烦躁不安、恐惧，不良情绪反应可进一步加重呼吸困难。因此，医护人员应陪伴患者身边，安慰患者，使其保持情绪稳定，增强安全感。

4）保持呼吸道通畅。

5）用药护理：遵医嘱应用支气管舒张剂、呼吸兴奋剂等，观察药物疗效和不良反应。

6）氧疗和机械通气的护理：根据呼吸困难类型、严重程度不同，进行合理氧疗或机械通气，以缓解症状。

（2）活动无耐力：与呼吸功能受损导致机体缺氧状态有关。

1）休息和活动：合理安排休息和活动量，调整日常生活方式，如病情许可，有计划地增加运动量和改变运动方式，如室内走动、室外活动、散步、快走、慢跑、太极拳、体操等，逐渐提高肺活量和活动耐力。

2）舒适体位：患者采取身体前倾坐位或半卧位，可使用枕头、背靠架或床边桌等支撑物，以患者自觉舒适为原则。避免紧身衣服或过厚盖被而加重胸部压迫感。

3）呼吸训练：指导患者做缓慢深呼吸、腹式呼吸、缩唇呼吸等，训练呼吸肌，延长呼气时间，使其能完全呼出。

（高　翔）

第四节　急性肾功能衰竭

急性肾功能衰竭简称急性肾衰是指各种病因导致的肾功能急骤减退，以肾小球滤过率明显降低所致的进行性氮质血症，以及肾小管功能障碍所致的水、电解质、酸碱平衡紊乱为临床表现的一组综合征，本综合征可分为肾前性、肾后性、肾实质性急性肾衰竭。如果及时诊治和除去病因，肾功能可完全恢复。

一、护理评估

1. 健康史　起病前有无肾前性、肾实质性、肾后性因素存在。

（1）肾前性：主要为有效循环血容量减少，肾脏灌注不足、肾缺血，但不伴肾组织学损伤。常见的肾前性因素有：

1）血容量不足：出血；胃肠道丢失（呕吐、腹泻）；皮肤丢失（烧伤、发热、出汗等）；肾脏丢失（多尿、利尿、糖尿病、渗透性利尿、失盐性肾病）；血容量转移如腹膜炎时水渗漏到腹膜腔。

2）心输出量减少：严重心力衰竭或低心排出量综合征（心肌、心瓣膜或心包疾病、心包填塞、严重心律失常等）；肺动脉高压；全身血管扩张（应用降压药、过敏性休克、麻醉意外、败血症等）。

（2）肾实质性

1）急性肾小管坏死：是最常见的急性肾衰竭类型，大多数是可逆性的。引起急性肾小管坏死的原因有：缺血性病变：为急性肾小管坏死最常见的原因。各种肾前性因素未能及时得到纠正，继续发展成为肾小管坏死。肾毒素：包括内、外源性毒素。常见的有：细菌内毒素、鱼胆、蛇毒、汞、铅、铜、甲醇、氨基糖苷类抗生素、X线造影剂、环孢素等。血红蛋白尿：见于血管内溶血血红蛋白尿、横纹肌溶解综合征和肌红蛋白尿。创伤。

2）急性肾间质病变：①过敏性：主要为药物引起急性间质性肾炎；②感染性：为病原菌直接侵犯

肾实质或毒素致间质性肾炎；③代谢性：如尿酸性肾病、高钙血症等；④肿瘤性：如多发性骨髓瘤、淋巴瘤、白血病细胞浸润等。

3）肾小球和肾小血管疾病：各种急性肾炎、急进性肾炎、多发性小血管炎、肾皮质坏死等。

（3）肾后性：多见于急性尿路梗阻，如结石、肿瘤、输尿管瘢痕收缩等。

2. 身体状况　急性肾衰（急性肾小管坏死）根据临床表现可分为少尿型和非少尿型，典型的少尿型急性肾衰可分为三期：少尿期、多尿期和恢复期。

（1）少尿或无尿期

1）尿量减少：尿量骤减或逐渐减少，每天尿量持续少于400ml者，称为少尿，少于100ml者，称为无尿。少尿持续时间一般为1~2周。持续时间长者预后较差。

非少尿型急性肾衰，指患者在氮质血症期内每日尿量持续在500ml以上，甚至1 000~2 000ml。

2）进行性氮质血症：每日尿素氮可升高10.7~17.9mmol/L（30~50mg/dl），血肌酐每日升高176.8μmol/L（2mg/dl）或以上。

3）水、电解质、酸碱平衡失调：其中高钾血症和代谢性酸中毒最为常见。

A. 高钾血症：可致严重心律失常，心室颤动或心跳骤停。

B. 代谢性酸中毒：常表现为呼吸深大而快，严重代谢性酸中毒可致呼吸肌麻痹、低血压、休克等并可导致患者死亡。

C. 水过多：由于水分控制不严，摄入或补液量过多尿量减少所致，进行性水过多可导致稀释性低钠血症、水肿、体重增加、高血压、急性左心衰竭和脑水肿。严重者患者可死亡。

D. 其他：可有低钙、高磷、低钠、低氯血症等。

4）消化系统表现：为最早出现的系统症状，患者表现为恶心、呕吐、食欲低下等，严重者有消化道出血，少数可出现肝功能衰竭、黄疸等，为预后不良征象。

5）心血管系统表现

A. 高血压：除肾缺血、肾素分泌增多因素外，水过多引起容量负荷过多可加重高血压。严重时可发生高血压脑病，伴有妊娠者尤应密切观察。

B. 心力衰竭：主要与水钠潴留有关，另外高血压、严重心律失常和酸中毒等均为影响因素。

C. 心律失常：除高钾血症引起窦性静止、窦房传导阻滞、不同程度房室传导阻滞和束支传导阻滞、室性心动过速、心室颤动外，尚可因病毒感染和洋地黄应用等引起室性期前收缩等。

D. 心包炎：多表现为心包摩擦音和胸痛。罕见大量心包积液。

6）其他：常伴有肺部、尿路感染，感染是急性肾衰竭的主要死因之一，还可伴有其他重要脏器衰竭。

7）原发疾病的表现。

（2）多尿期：此期肾小管上皮细胞功能已有一定程度的好转，但由于近端肾小管重吸收功能未完全恢复，加之肾小球滤过功能有一定改善，故此期出现进行性尿量增多，每日尿量可达3 000~5 000ml，甚至更多。进入多尿期后，肾功能并不立即恢复，存在高分解代谢的患者血浆肌酐和尿素氮仍可上升，当肾小球滤过率明显增加时，血氮质逐渐下降。多尿期早期可发生高钾血症，多尿期后期易发生低钾血症。另外，此期仍易发生感染、心律失常、低血压和上消化道出血。多尿期持续时间多为1~3周或更长。

（3）恢复期：自我感觉良好，血尿素氮、肌酐接近正常，尿量逐渐恢复。肾小球滤过功能多在3~12个月内恢复正常，但部分病例肾小管浓缩功能降低可持续1年以上。若肾功能持久不恢复，提示肾脏遗留永久性损害。

3. 实验室及其他检查　如下所述。

（1）血液检查：少尿期可有轻、中度贫血，白细胞增多；血浆肌酐、尿素氮进行性上升，血清钾大于5.5mmol/L，血气分析示代谢性酸中毒，血钠、血钙可降低、血磷增高。

（2）尿液检查：尿液外观浑浊、尿色深，可有红细胞、蛋白质等。尿渗透浓度低于350mmol/L，尿与血渗透压之比小于 1 ：1。尿钠含量增高，多在 60mmol/L 以上。

（3）肾活检组织病理学检查：对于肾小球疾病、肾间质疾病即原因不明的急性肾衰具有诊断意义。

二、治疗原则

重点是维持水、电解质、酸碱平衡，控制氮质血症，治疗原发病和防止各种并发症，必要时透析治疗。避免使用肾毒性药物。

三、护理措施

1. 病情观察　一旦急性肾衰竭诊断成立，患者应绝对卧床休息以减轻肾脏负担。定时监测患者神志、生命体征、尿量、尿常规、肾功能，注意血电解质如血钠、血钾、血钙、血磷，血 pH 值等的变化，观察有无头晕、乏力、心悸、胸闷、气促等高血压或急性左心衰竭的征象；有无出现水中毒或稀释性低钠血症的症状，如头痛、嗜睡、意识障碍、共济失调、昏迷、抽搐等。

2. 饮食护理　患者应进食高效价蛋白质、含钾量低和含水量少的食物。

（1）蛋白质摄入量：能进食的非透析患者蛋白质摄入量为 $0.5 \sim 0.6g/$ （$kg \cdot d$）；患者有部分肾功能，无高分解代谢时摄入蛋白质为 $0.8g/$ （$kg \cdot d$），接受血液透析患者应给高蛋白饮食，蛋白质摄入量为 $1.0 \sim 1.2g/$ （$kg \cdot d$），腹膜透析为 $1.2 \sim 1.3g/$ （$kg \cdot d$），同时给予高碳水化合物、高脂肪，以供给充足的热量，保持机体正氮平衡。所供给的热量一般为 $126 \sim 188kj/$ （$kg \cdot d$），必要时静脉补充营养物质。

（2）保持水、电解质平衡：准确记录 24h 出入液量，按照"量出为入"的原则补充入液量。

1）入液量的计算：每日入液量 = 前一日出液量 + 500ml。入液量若大于出液量随时报告医师。

2）观察补液量合适的指标：①皮下无水肿或脱水征；②每日体重不增加，若体重增加 0.5kg 或以上，提示补液过多；③血钠浓度正常，若偏低，且无失盐基础，提示体液潴留；④中心静脉压在 $6 \sim 10cmH_2O$ （$0.59 \sim 0.98kPa$），若高于 $12cmH_2O$ （$1.17kPa$），提示体液过多；⑤胸部 X 片血管影正常，若显示肺充血征象，提示体液潴留；⑥心率快、血压增高、呼吸加速，若无感染征象，应怀疑体液过多。

3）少尿期应低盐、低钾饮食：食盐摄入量为 $1 \sim 2g/d$，高钾血症时避免进食含钾丰富的食物和药物，如：蘑菇、冬菇、榨菜、荠菜、马铃薯、橙、香蕉、橘子、钾盐、中药如金钱草、夏枯草、丝瓜络、木通、牛膝等。多尿期则根据血电解质情况适当摄入含钾、钠的食物。

（3）预防感染：做好口腔、皮肤、泌尿道等部位的护理，保持清洁，防止压疮发生。

（4）做好心理疏导：急性肾衰是急危重病，患者可有濒死感、恐惧感。护士要将急性肾衰的疾病发展过程告知患者会有助于减轻其不安情绪。另外，应告诉患者家属早期透析的重要性，以取得他们的支持与理解。

（5）做好透析护理：急性肾衰时多数需要透析治疗，做好透析护理是一项重要措施。

四、健康教育

（1）恢复期患者应加强营养，适当锻炼，增强体质；注意个人清洁卫生，注意保暖，防止受凉；避免妊娠、手术、外伤等。定期门诊随访，监测肾功能、尿量等，避免使用肾毒性药物、食物。

（2）预防措施：慎用氨基糖甙类等肾毒性药物；尽量避免使用大剂量造影剂的 X 线检查，尤其是老年人和肾灌注不良者（如脱水、失血、休克）。加强劳动防护，避免接触重金属、工业毒物等。误服或误食毒物，应立即进行洗胃或导泻，并采用有效解毒剂。

（高　翔）

第五节　多器官功能障碍综合征

一、定义

多器官功能障碍综合征（multiple organ dysfunction syndrome，MODS）是指机体遭受严重创伤、休克、感染及外科大手术等机械损伤24h后，2个或2个以上的器官或系统同时或序贯发生功能障碍或衰竭，不能维持自身的生理功能，从而影响全身内环境稳定的临床综合征群。本综合征在概念上强调原发致病因素是急性的，器官功能不全是多发的、进行的、动态的，器官功能障碍是可逆的，可在其发展的任何阶段进行干预治疗，功能可望恢复。

二、病因与发病机制

1. 病因　任何可引起全身炎症反应的疾病均可发生MODS，如严重创伤、心脏骤停复苏后、严重急腹症、脓毒血症、妇科急症等。患者如患有冠心病、肝硬化、慢性肾衰竭、糖尿病、系统性红斑狼疮、营养不良等时，更易发生MODS；输血、输液、用药或呼吸机使用不当也是MODS的诱因。

（1）严重创伤：严重的创（烧、战）是诱发MODS的基本因素之一。严重创伤、大面积烧伤和侵袭性大手术、冻伤、挤压综合征导致的组织损伤常引起急性肺、心、肾、肝、消化道和凝血等脏器、系统功能衰竭。

（2）休克：各脏器常因血流不足而呈低灌流状态，组织缺血、缺氧、毒性物质蓄积等影响、损害各器官的功能，尤其是创伤大出血和严重感染引起的休克更易发生MODS。

（3）严重感染：败血症时菌群紊乱、细菌移位及局部感染病灶也是发生MODS的主要因素之一。

（4）大量输血、输液及药物使用不当：大量输血后微小凝集块可导致肺功能障碍，凝血因子的缺乏能造成出血倾向；输液过多可使左心负荷增加，严重时能引起急性左心功能衰竭、肺水肿；长期、大量使用抗生素能引起肝、肾功能损害、菌群紊乱；大量去甲肾上腺素等血管收缩药可引起血管的强烈收缩，造成组织灌注不良。

（5）心脏、呼吸骤停：造成各脏器缺血、缺氧，而复苏后又可引起"再灌注"损害，这样可发生MODS。随着CPR技术的不断发展，心肺复苏的成功率日渐提高，自主循环恢复后常发生心血管功能和血流动力学的紊乱，表现为低血容量休克、心源性休克和全身炎症反应综合征（SIRS）。复苏后出现的MODS及复苏后多器官功能障碍综合征（post－resuscitation MODS，PR－MODS/PRM）在临床上也越发常见。

2. 发病机制

（1）炎症失控假说：炎症反应学说是MODS最基本的发病机制。MODS是由于机体受到创伤和感染刺激而发生的炎症反应过于强烈以至促炎－抗炎失衡，从而损伤自身细胞的结果。MODS发病过程中除感染或创伤引起的毒素释放和组织损伤外，主要通过内源性介质的释放引起全身炎症反应，目前把这些统称为SIRS。

（2）缺血－再灌注损伤与自由基学说：缺血再灌注和自由基损伤是MODS的重要机制之一。近年来，人们在缺血－再灌注损伤学说中，又引入了内皮细胞与白细胞相互作用引起器官实质细胞损伤的观点，即血管内皮细胞（EC）能通过多种凝血因子和炎症介质，与多形核白细胞（PMN）相互作用，产生黏附连锁反应，导致器官微循环障碍和实质器官损伤。

（3）肠屏障功能损伤及肠道细菌移位：胃肠道是创伤、急腹症及大手术患者等危重患者并发脓毒血症的重要细菌和（或）内毒素来源，是MODS中始动器官之一。由于禁食、制酸剂、抗生素等的不合理应用，肠道菌群失调，肠道屏障功能破坏，通透性升高，动力丧失，细菌移位，均成为MODS患者菌血症来源。

（4）应激基因理论：应激基因反应是指一类由基因程序控制，能对环境应激刺激作出反应的过程，如热休克反应、氧化应激反应、紫外线反应、急性期反应等。应激基因反应能促进创伤、休克、感染、炎症等应激打击后细胞代谢所需的蛋白合成。应激基因引起的细胞功能改变的最终后果，是导致机体不再能对最初或以后的打击作出反应，而发生 MODS。

（5）两次打击和双击预激假说：最早的严重损伤可被视为第一次打击，在该次打击时，可使全身免疫系统处于预激状态，此后，如果病情平稳，则炎症反应逐渐消退，损伤的组织得以修复。当受到再次打击时，全身炎症反应将成倍扩增，可超大量地产生各种继发性炎症介质。

三、临床表现与诊断

1. 临床表现 主要临床表现为各系统器官的功能变化。肺脏是衰竭发生率最高、发生最早的器官。肠黏膜屏障功能在 MODS 发病过程中较早受损或衰竭，特别是在严重创伤并发休克和再灌流损伤时表现突出。由于胃肠道是人体内最大的细菌和内毒素库，肠屏障受损能引起肠道细菌移位和门静脉内毒素血症，从而激活肝脏单核－巨噬细胞系统，启动全身炎症反应。随着 MODS 的进展，常可出现肝肾衰竭及胃肠道出血，而心血管或血液系统通常是 MODS。

2. 诊断 MODS 的主要诊断依据包括：①存在诱发 MODS 的病史或病症；②存在全身炎症反应综合征和（或）代偿性抗炎反应综合征的临床表现，脓毒血症或免疫功能障碍的表现及相应的临床症状；③存在 2 个或 2 个以上系统或器官功能障碍。

四、救护原则

对于 MODS 目前尚缺有效治疗方法。一旦发生 MODS，病死率极高，处理 MODS 的关键是预防。因此应尽早识别 MODS 的高危因素，如原发疾病的严重性、严重创伤、脓毒症或严重感染等，进行动态观察和监测。对高危患者早期给予免疫治疗、抗炎药和其他支持疗法。MODS 发生后，应以维持内环境稳定、纠正低氧血症和低蛋白血症，提供充分营养代谢支持，予以救治。对 MODS 应积极寻找感染灶，选用高效广谱抗生素控制感染。

五、救护措施

（一）预防

目前对 MODS 的治疗主要是进行综合治疗和器官功能的支持。因对其病理过程缺乏有效的遏制手段，一旦发生 MODS，病死率极高，处理 MODS 的关键在于预防。预防 MODS 的基本要点主要包括以下几点。

（1）提高复苏质量，重视患者的循环和呼吸，尽可能及早纠正低血容量，组织低灌流和缺氧。现场急救和住院治疗过程中，应及时处理失血、失液、休克、气道阻塞、换气功能低下等。各项措施都要强调时间性，因为组织低灌流和缺氧的时间愈久，组织损害就愈重，缺血的再灌注损伤也更严重。

（2）防治感染：是预防 MODS 极为重要的措施。明确的感染灶必须及时引流，彻底清除坏死组织。尽可能使感染病变局限化，减轻毒血症。应根据致病菌和药物敏感试验选用有效抗生素。

（3）尽可能改善全身情况：如体液、电解质和酸碱度的平衡、营养状态等，酸中毒可影响心血管和肺；碱中毒可影响脑；营养不良可降低免疫功能、消耗肌组织等。

（4）及早治疗任何一个首先继发的器官功能障碍，阻断病理的连锁反应，以免形成 MODS。临床经验证明，治疗单一器官功能障碍，胜过治疗 MODS。早期识别器官功能障碍，就可做到在出现明显的器官衰竭以前进行早期治疗干预。

（5）处理各种急症时应有整体观点，尽可能达到全面的诊断和治疗。诊断不但要明确主要的病变，还要了解主病以外其他重要器官的功能有无改变。治疗要根据具体病情的轻重缓急采取措施，首先是抢救患者生命。要全面考虑不能顾此失彼而诱发 MODS。

（二）治疗

1. 病因治疗，控制感染 积极治疗原发疾病，避免和消除诱发因素，清除病灶，彻底排脓，早期细致清创。如感染诱发者，根据感染部位、致病菌流行病学与培养、药敏试验结果选用广谱有效抗生素控制感染；腹腔脓肿者，积极引流和进行腹腔冲洗。

2. 对抗炎症介质　目前应用较广泛的有抗氧化药，如维生素 A、维生素 C、维生素 E、辅酶 Q_{10} 和半胱氨酸等。还有肿瘤坏死因子 α 单克隆抗体、黄嘌呤氧化酶抑制药也已应用于临床，尚能改善 MODS 患者的预后。

3. 营养和代谢支持　MODS 患者的代谢特点是处于持续的高分解代谢状态、耗氧量增加，胰岛素阻抗，葡萄糖的利用受到限制，蛋白质的急性丢失使器官功能受损，严重的营养不良导致免疫功能低下。营养支持的目的是：①补充蛋白质及能量的过度消耗；②维持或增强机体抗感染能力；③维持器官功能和创伤后期组织修复的需要。代谢支持治疗目标包括：①纠正代谢功能紊乱；②提供合理营养底物；③通过特殊营养物调节机体免疫反应。代谢支持的着眼点在于保持正氮平衡，而非普通热能平衡。合理的代谢支持，可提供足够的热量，减少氨基酸作为能量的消耗，减少肌肉蛋白质分解，促进蛋白质的合成。

4. 中和毒素　内毒素血症是 MODS 的主要始动因素，应积极清除，从而阻断疾病进展。常用的方法有控制感染、防止肠道细菌和内毒素易位等。

5. 器官功能支持　对于 MODS 由于缺乏特殊治疗，因此器官功能支持可以说是最基本的治疗，使受累的器官能度过危险期而趋向恢复，保护尚未受累的器官免受损害。

（1）心脏和循环的支持：维持有效循环血容量，保证重要器官灌注。必要时应用血流导向气囊导管（Swan - Ganz 导管）监测心输出量和肺毛细血管楔压，据此调整输液速度、种类和指导血管活性药（多巴胺、多巴酚丁胺和酚妥拉明）的应用。根据心律失常类型应用相应抗心律失常药物，有心功能不全者可使用正性肌力药物去乙酰毛花苷（西地兰）。

（2）肺的支持：肺是最敏感的器官。MODS 时肺是最早受累器官，表现为 ARDS。积极控制和治疗 ARDS 是治疗 MODS 的关键。维持呼吸道通畅，吸痰、雾化吸入，必要时气管切开吸痰。据情况给予面罩或鼻导管给氧；难治性低氧血症者行高频通气，必要时机械通气。但在吸氧治疗中必须注意防止氧中毒。

（3）肾的支持：保证和改善肾脏灌注，维持尿量在 30ml/h 以上。应用多巴胺和酚妥拉明保护肾脏，防止肾功能恶化，避免应用肾脏毒性药物。少尿者应用呋塞米。经适当补液和应用利尿药后仍持续少尿或无尿时，及时采取血液净化技术。伴有急性肾衰竭、严重高钾血症和代谢性酸中毒的 MODS 患者，首选血液透析。

（4）肝的支持：补充足够的热量及能量合剂（辅酶 A/ATP），维持正常血容量，纠正低蛋白血症。应用适量葡萄糖液，防止低血糖。并发肝性脑病者，应用支链氨基酸，纠正氨基酸代谢紊乱。适量补充新鲜血浆，加强单核 - 吞噬细胞功能。

（5）胃肠道的支持：应激性溃疡出血是 MODS 常见的胃肠功能衰竭症状。临床常规应用抗酸药（H_2 受体阻断药、胃黏膜质子泵抑制药）、胃黏膜保护药（硫糖铝、生长抑素）和止血药（凝血酶）。MODS 患者胃黏膜 pH 值升高，应用抗酸药可促使肠道细菌繁殖、黏膜屏障破坏、毒素吸收、细菌易位，加速 MODS 的发展。可选用中药大黄。

（6）血液系统支持：主要治疗 DIC。早期及时应用抗凝、溶栓治疗。抗凝药常选用肝素、双嘧达莫（潘生丁）、阿司匹林等；溶栓药有尿激酶、链激酶及重组组织型纤溶酶原激活剂（rt - PA）。纤溶期时，在肝素治疗基础上配合应用抗纤溶药，如 6 - 氨基乙酸和氨甲环酸等。根据病情输注血小板悬液、凝血酶原复合物和各种凝血因子。

（7）中枢神经系统支持：纠正低血压，改善脑血流。头部局部采用低温疗法，降低脑代谢率。选用甘露醇、呋塞米、地塞米松等防治脑水肿，可交替使用或联用。应用胞二磷胆碱、脑活素等促进脑代谢。

（三）监测

1. 血流动力学监测　监测血压、中心静脉压、肺毛细血管楔压和心输出量。

2. 呼吸功能监测　MODS 时肺脏常是最先受累的器官。监测呼吸功能有助于及时发现肺脏功能障碍。

（1）严密观察呼吸频率、节律和幅度：呼吸频率超过 35 次/分，伴有呼吸困难者，应考虑机械呼吸。

（2）呼吸机械力学监测：包括监测潮气量（V_A）、功能残气量、每分钟通气量（V_E）、肺泡通气量、气道压力、肺顺应性、呼吸功、肺泡通气血流之比（V_A/Q）等。肺顺应性低于 50ml/kPa 时必须使用呼吸机。

（3）动脉血气分析：包括动脉血氧分压（PaO_2）、动脉二氧化碳分压（$PaCO_2$）、pH 值、BE 等。吸入氧浓度为 50% 时，如 PaO_2 低于 8.0kPa（60mmHg），应行机械通气支持。

（4）肺毛细血管嵌压监测：呼气末正压通气（PEEP）时监测肺毛细血管嵌压（PCMP）。

（5）胸部 X 线检查：显示肺野点状阴影，提示散在肺泡内渗出。

3. 肾功能监测

（1）尿液监测：包括尿量、尿比重、尿钠、尿渗透压、尿蛋白等。其中尿量是监测肾功能最简单和敏感的指标。应精确记录每天尿量。

（2）生化检查：尿素氮、肌酐、渗透清除量等。当血尿素氮 > 17.8mmol/L，血肌酐 > 177 ~ 381.2μmol/L，并有逐渐增高趋势时，或原有肾脏病史，血肌酐增加 2 倍以上者，考虑急性肾功能障碍，必要时进行血液透析治疗。

4. 肝功能监测　前清蛋白、视黄醇结合蛋白、胆红素的亚成分、吲哚花氰绿清除试验、苯丙氨酸以及酮体比例是肝功能的临床监测指标。

5. 凝血功能监测　主要包括血小板计数、凝血时间、纤维蛋白原、凝血因子Ⅶ、凝血因子Ⅴ、凝血酶原等，动态测定这些指标有利于早期发现和处理凝血功能障碍。

6. 中枢神经系统功能监测　包括神志、神经系统定位体征。重症患者可以有嗜睡甚至昏迷。

（四）护理重点

1. 了解 MODS 发生病因　尤其是了解严重多发伤、复合伤、休克、感染等是常见发病因素，做到掌握病程发展规律性并有预见性地护理。

2. 了解系统脏器衰竭的典型表现和非典型变化　如非少尿性肾衰竭、非心源性肺水肿、非颅脑疾病的意识障碍、非糖尿病性高血糖等。

3. 加强病情观察

（1）体温：MODS 多伴各种感染，一般情况下血温、肛温、皮温间各差 0.5 ~ 1.0℃。当严重感染并发脓毒血症休克时，休温可高达 40℃以上，而当体温低于 35℃以下，提示病情十分严重，常是危急或临终表现。

（2）脉搏：观察脉搏快慢、强弱、规则情况和血管充盈度及弹性，其常反映血容量和心脏、血管功能状态；注意交替脉、短绌脉、奇脉等表现，尤其要重视细速和缓慢脉象其提示心血管衰竭。

（3）呼吸：观察呼吸的快慢、深浅、规则情况等，观察是否伴有发绀、哮鸣音、"三凹"征（胸骨上窝、锁骨上窝、肋间隙）、强迫体位及胸腹式呼吸等，观察有否深大 Kussmaul 呼吸、深浅快慢变化的 Cheyne - Stokes 呼吸、周期性呼吸暂停的 Biot 呼吸、胸或腹壁出现矛盾活动的反常呼吸以及点头呼吸、鱼嘴呼吸等，这些均属垂危征象。

（4）血压：血压能反应器官的灌注情况，尤其血压低时注意重要器官的保护。MODS 时不但要了解收缩压，亦要注意舒张压和脉压，因其反映血液的微血管冲击力。重视测血压时听声音的强弱，此亦反映心脏与血管功能状况。

（5）意识：注意观察意识状况及昏迷程度。MODS 时，脑受损可出现嗜睡、朦胧、谵妄、昏迷等，观察瞳孔大小、对光和睫毛反射。注意识别中枢性与其他原因所造成的征象。

（6）心电监测：密切观察心率、心律和心电图（ECG）变化并及时处理。尤其心律失常的心电图表现。

（7）尿：注意尿量、色、比重、酸碱度和血尿素氮、肌酐的变化，警惕非少尿性肾衰竭。

（8）皮肤：注意皮肤颜色、湿度、弹性、皮疹、出血点、瘀斑等，观察有无缺氧、脱水、过敏、DIC 等现象。加强皮肤护理，防治压疮发生。

（9）药物反应：注意观察洋地黄中毒、利尿剂所致电解质紊乱、降压药所致晕厥，抗生素过敏等药物反应。

4. 特殊监测的护理 MODS 的患者多为危重患者，较一般普通患者有特殊监测手段，如动脉血压的监测、中心静脉压监测，在护理此类管道时严格无菌操作原则；保证压力传感器在零点；经常肝素化冲洗管路，保证其通畅；随时观察参数变化及时与医生取得联系。

5. 保证营养与热量的摄入 MODS 时机体处于高代谢状态，体内能量消耗很大，患者消瘦，免疫功能受损，代谢障碍，内环境紊乱，故想方设法保证营养至关重要。临床上常通过静脉营养和管饲或口服改善糖、脂肪、蛋白质、维生素、电解质等供应。长链脂肪乳剂热量高但不易分解代谢，对肺、肝有影响，晚期应用中长链脂肪乳剂可避免以上弊端。微量元素（镁、铁、锌、硒等）和各种维生素的补充亦应予以一定重视。

6. 预防感染 MODS 时机体免疫功能低下，抵抗力差，极易发生感染，尤其是肺部感染，应予高度警惕。压疮是发生感染的另一途径。为此，MODS 患者最好住单人房，严格执行床边隔离和无菌操作，防止交叉感染。注意呼吸道护理，定时翻身拍背，有利于呼吸道分泌物排出和 ARDS 的治疗，室内空气要经常流通，定时消毒，医护人员注意洗手，杜绝各种可能的污染机会。

7. 安全护理 MODS 患者病情危重，时有烦躁，再加上身上常带有许多管道，所以要注意保护好管道，防止管道脱落和患者意外受伤显得非常重要，尤其在 ICU，没有家属的陪伴，应根据病情给予患者适当的约束，注意各种管道的刻度和接头情况。

8. 人工气道和机械通气的护理 保持呼吸道通畅，及时吸取气道分泌物，掌握吸痰时机和技巧；注意呼吸道湿化，常用的方法有呼吸机雾化、气道内直接滴住、湿化器湿化等；机械通气时注意血气分析结果调整呼吸机参数。

9. 心理护理 心理护理强调多与患者交流，了解其心理状况和需求后给予相应的护理措施，建立良好的护患关系；护士要具备过硬的业务技术水平和高度的责任心，能获得患者的信任，使患者树立战胜疾病的信心，积极配合治疗和护理。

（高　翔）

参考文献

[1] 申文江，朱广迎．临床医疗护理常规．北京：中国医药科技出版社，2013．

[2] 屈红，秦爱玲，杜明娟．专科护理常规．北京：科学出版社，2016．

[3] 潘瑞红．专科护理技术操作规范．湖北：华中科技大学出版社，2016．

[4] 沈翠珍．内科护理．北京：中国中医药出版社，2016．

[5] 孟共林，李兵，金立军．内科护理学．北京：北京大学医学出版社，2016．

[6] 陆一春，刘海燕．内科护理学．北京：科学出版社，2016．

[7] 王骏，万晓燕，许燕玲．内科护理学．大连：大连理工大学出版社，2016．

[8] 游桂英，方进博．心血管内科护理手册．北京：科学出版社，2015．

[9] 赵爱萍，吴冬洁，张凤芹．心内科临床护理．北京：军事医学科学出版社，2015．

[10] 李娟．临床内科护理学．西安：西安交通大学出版社，2014．

[11] 徐燕，周兰姝．现代护理学．北京：人民军医出版社，2015．

[12] 姜安丽．新编护理学基础．第2版．北京：人民卫生出版社，2013．

[13] 李小寒．基础护理学．第5版．北京：人民卫生出版社，2012．

[14] 尤黎明，吴瑛．内科护理学．北京：人民卫生出版社，2006．

[15] 黄人健，李秀华．现代护理学高级教程．北京：人民军医出版社，2014．

[16] 王爱平．现代临床护理学．北京：人民卫生出版社，2015．

[17] 李淑迦，应岚．临床护理常规．北京：中国医药科技出版社，2013．

[18] 尹安春，史铁英．内科疾病临床护理路径．北京：人民卫生出版社，2014．

[19] 史淑杰．神经系统疾病护理指南．北京：人民卫生出版社，2013．

[20] 于为民．肾内科疾病诊疗路径．北京：军事医学科学出版社，2014．

[21] 蔡金辉．肾内科临床护理思维与实践．北京：人民卫生出版社，2013．

[22] 张静芬，周琦．儿科护理学．北京：科学出版社，2016．

[23] 武君颖，王玉玲．儿科护理．北京：科学出版社，2016．

[24] 陈玉瑛．儿科护理学．北京：科学出版社，2015．

[25] 胡莹．儿科护理学实训指导．杭州：浙江大学出版社，2012．

[26] 张敏．儿科护理技术实训．北京：人民军医出版社，2012．

[27] 范玲．儿童护理学实践与学习指导．北京：人民卫生出版社，2012．

[28] 崔焱．儿科护理学（第2版）．北京：人民卫生出版社，2012．

[29] 马宁生．儿科护理学（第2版）．上海：同济大学出版社，2012．

[30] 陶红．儿科护理查房．上海：上海科学技术出版社，2011．